金匮浅析：

师徒临证问答实录

万　鹏　郭　铁　李荣华　主编

中医古籍出版社
Publishing House of Ancient Chinese Medical Books

图书在版编目（CIP）数据

金匮浅析：师徒临证问答实录 / 万鹏，郭铁，李荣华主编 . -- 北京：中医古籍出版社，2025. 1. -- ISBN 978-7-5152-2953-9

Ⅰ. R222.39

中国国家版本馆 CIP 数据核字第 20246H43U5 号

金匮浅析：师徒临证问答实录

万 鹏 郭 铁 李荣华 主编

策划编辑 张 威
责任编辑 刘 婷
封面设计 艺点锦秀
出版发行 中医古籍出版社
社 址 北京市东城区东直门内南小街 16 号（100700）
电 话 010-64089446（总编室） 010-64002949（发行部）
网 址 www.zhongyiguji.com.cn
印 刷 北京市泰锐印刷有限责任公司
开 本 880mm×1230mm 1/32
印 张 10.75
字 数 251 千字
版 次 2025 年 1 月第 1 版 2025 年 1 月第 1 次印刷
书 号 ISBN 978-7-5152-2953-9
定 价 52.00 元

《金匮浅析：师徒临证问答实录》
编 委 会

主编 万　鹏　郭　铁　李荣华

编委 杨明芳　王雄文　王　佾　李　常

闫　慧　黄玉梅　张　鑫　刘文华

万佳颖　刘明静　龚树材　黄万洋

陈　苹

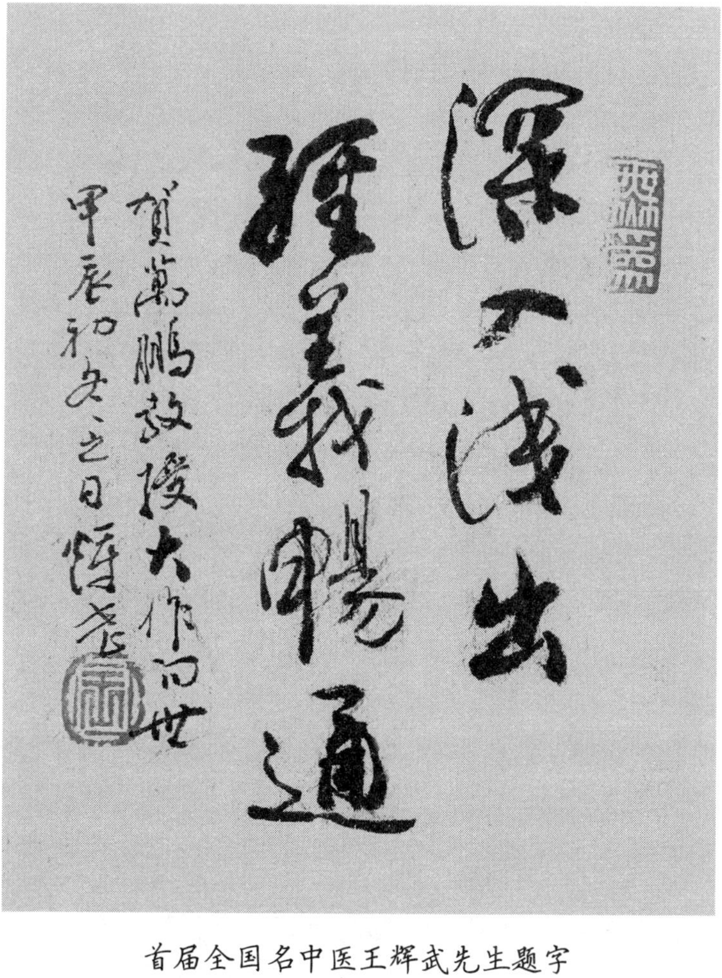

首届全国名中医王辉武先生题字

李序

我是在第五届国际经方班上认识万鹏大夫的，当时他是承办方重庆市北碚区中医院的副院长，那一届经方班办得非常成功。当时万鹏大夫的交流题目是《临床质难与伏邪思辨》，内容很有深度，给我留下了深刻的印象。八年后，第十三届国际经方班再次在重庆市北碚区中医院举办，他分享的题目是《破解指标中的阴阳格局》，观点很有见解，颇见中医功底。万鹏大夫先是跟随国医大师郭子光先生学习，之后又到广州随我跟师。他谦虚好学，善于从中医经典理论中吸取精华，能熟练运用伤寒学六经辨证及温病学伏邪理论治疗疑难杂症。此外，他还热衷于中医经典教学，勤于笔耕，在繁忙的临床工作中挤出时间先后完成《伤寒浅析：师徒临证问答实录》及这部《金匮浅析：师徒临证问答实录》，实属难能可贵。

继上一部著作之后，作者在序言中再次对“为什么要学习经典”这个问题展开讨论，其中一些观点我是非常赞同的。我认为学习经典不仅仅是简单地学习、理解原文，更重要的是培养一种临证思维，最终达到回归中医原创思维的目的。之前有青年同道问过我这样一个问题：学习中医的方法有很多，比如查阅各种中医临床的书籍，参加各种中医学术交流，也能学到很多治疗疑难杂症的方法，但我们在临证中仍然会遇到很多疾病无从下手，这时该怎么办呢？对于这样的问题，我的看法是临床医生不缺方药，缺的是中医思维。我们在老师那里学了很多的经方、验方，但不知道怎么去用好它，那又怎能提高临床水平呢？其实，学习中医经典是培养中医思维最直接的方法。

关于《金匮要略》的学术地位，中医界都知道《金匮要略》和《伤寒论》是姊妹篇，均出自张仲景撰写的《伤寒杂病论》。由于宋代条件所限，医家先整理出《伤寒论》，后整理出《金匮要略》，所以它们成为两部书。其实，张仲景并没有把它们分开，外感病和内伤病能分开吗？患者会只得内伤病不得外感病吗？外感病患者就从来没得过内伤病吗？所以，我赞同作者在本书中用六经辨证的视角为内伤杂病分类并加以解读，这也符合我们在临床中把六经辨证与脏腑辨证结合起来进行论治。

六经辨证与脏腑经络辨证密不可分，六经辨证又为所有辨证体系之基础。它具有脏腑经络辨证之雏形，反映了疾病由表而里、由寒化热，再由热转寒、由实转虚、由轻转重的纵向发展过程，因而具有普遍的指导价值。而《金匮要略》强调了杂病辨治方法，以类相论，尤重鉴别诊断。《黄帝内经》作为中医理论的根源，从预防、保健到治疗、康复，提出了大法和准则。《黄帝内经》的问世，代表着中医理论体系的形成；《伤寒论》和《金匮要略》的问世，代表着中医学由“理”到“治”的飞跃；温病学说的形成，标志着中医外感病辨证体系的完成。这期间还有金元四大家等各种学术流派形成，汲古纳今，学术传承，不断超越，代有新人。这是仲景之道，也是外感病与内伤病融合之道。

另外，《金匮要略》的学术价值，远远超越了我们所学的中医内科学概念。当前我们所用的中医内科学教材虽然能够让学生尽快地掌握中医学的基本理论框架，但真正到了临床应用时却往往不能见到很好的疗效。这是因为在临证时很难见到书本上的典型案例。而在《金匮要略·痰饮咳嗽病脉证并治》中就详细记载了患者服用小青龙汤后的一系列病情变化及药物的加减运用方法。这些描述虽然看上去较为复杂多变，却更符合临床实际，所以更能指导临床。此外，书中还详细论述了诸如“奔豚气”等临床常见但又让医者棘手的疾病，不仅给出了一系列解决方案，还详细标注了药物使用剂量、煎服方法等，这些都是教材中不具备的。此外，书中还专列“疮痈肠痈浸淫病”及“妇人妊娠病”“妇人产后病”“妇人杂病”等篇，充分体现了中医整体思维、跨学科思维的优势，也更加符合中医复杂病治疗思维的原貌。所以，无论是为了培养中医思维，还是为了提高临床疗效，回归经典都是我们最佳的选择。

本书中，作者多次从现代医学的角度来分析和解读条文，这一点我非常赞同。在当今的医疗背景下，想做纯中医似乎有些困难，因为老百姓对西医也是有需求的。但我们在学习西医知识的同时，中医的核心内容不能丢，甚至要做得更好，达到“你有我有，你无我有，你有我优”的境界。可能有同行会问，现代医学的诊疗设备那么先进，临床上还会有误诊吗？我认为，随着诊疗技术的不断进步，西医的误诊会越来越少，但再先进的设备都不能准确告诉我们疾病的寒热、表里、虚实。如果我们掌握不好中医四诊及中医辨证思维，就必然会产生误诊、误治。所以在当下中西医融合的大背景下，我们务必学好中医经典。

中医经典是中医的根，根深才能叶茂！中医离不开经典，就如同中华民族离不开中华文化！中医的生命力扎根于临床，而经典的魅力在于推动中医临床疗效的提高和辨证思维的拓展。经典的传承和创新属于过去，更属于现在和未来！希望与本书作者有共同愿景的铁杆中医们继续实践经典，弘扬经典，推广经典，这大概是我们中医人的历史责任和神圣使命吧！

广州中医药大学　李赛美

甲辰年小雪于广州

自序

学生们常问我，为什么要学习经典？首先，这是一个知识大爆炸的年代，要学的东西太多。走进书店，各种书籍浩如烟海，使人不知从何下手。而且，中医学术流派太多，不知如何取舍。每当面临这样的问题，我都会建议从经典学起，这样做能提高学习中医的效率。其次，中医比西医更难学。因为中医不仅流派众多，更有成千上万的方剂及治疗方法。所以中医入门都难，更不要说成为中医大家。所以，只有中医经典才能成为领路人，为中医学习者指点迷津。当然，医生都想在行业内有所建树，那就必须不断磨炼自己的核心技术。只有在传承经典的基础上不断创新，才能在学术道路上不断进阶。

本书是我在上一本学术专著《伤寒浅析：师徒临证问答实录》之后，与学生一起共同学习《金匮要略》原著的成果。为了保持学习的延续性，我要求自己及同学们每周集中讨论学习20条原文。在学习前，要求每一位学生提前回答我为其准备的条文相关问题。在学习时，我会用点评、答疑等方式进行逐条解析。

《金匮要略》一书与《伤寒论》同为张仲景所著之作，

后世大多数学者认为《伤寒论》为六经学说，而《金匮要略》为杂病学说，故后者的结构应以脏腑经络为主。但笔者有不同观点。此书应与《伤寒论》一脉相承，可补伤寒之不足，同时也延伸了《伤寒论》六经辨证中的一些内容。《金匮要略》以疾病分类为导向进行内容编排，相对于《伤寒论》更好理解。但《金匮要略》的亮点不仅在于从脏腑经络及杂病的角度去阐释疾病，同时也可将它当作一本“临床实用中医内科学”来理解。此次解读力求将《伤寒论》的相关内容及其本义与之对照，将六经学说贯穿其中，并结合临床实际，力求拓展、解读出一些实用的理论。

举例来说，我把“痉病”从六经的角度来划分，分别引申出“太阳痉病”为“太阳伤寒”或是“太阳中风”误治伤阴后演变而成，对应的方剂为栝楼桂枝汤或葛根汤，“阳明痉病”伤阴更重，当急下存阴，对应的方剂为大承气汤。此外，我还根据原文及相关知识，将“痉病”归类于少阳、少阴及厥阴病，并列出相应治疗方剂。同理，我在分析“腹满寒疝宿食病脉证治”篇时，也是频繁使用六经辨证的思想来理解原书条文，这样相对显得更有条理性和相关性。所以，我们在涉及“消渴”“黄疸”“瘀血”“呕吐”“下利”等篇章的学习中直接给出了以六经划分的观点。实践证明，这种划分方式既能充分地指导临床，又有助于经典条文的学习和理解。

在学习中，对于一些较难理解的病名，我常从中西医汇通角度来解读，如“百合病”通常类似于部分围绝经期综合征患者、老年病患者以及重病恢复期患者的表现。因为这三类患者都会出现一些似有若无的症状，或是兼有幻觉、幻听等。所以，我们不应把“百合病”看作一个单独的疾病，更应将其视为一种体质。而“狐惑病”“蚀于喉为惑，蚀于阴为狐”的特点与白塞氏综合征以口腔溃疡、生殖器溃疡、眼炎三联征为临床特征类似。“阳毒”类似于现代医学的红斑狼疮，也可能类似于某些肿瘤晚期的并发症；“阴毒”可能对应多发性骨髓瘤等。

此外，我还通过打通某些章节间的联系，来加深读者对一些相关条文的理解。如关于“妇人则半产漏下，男子则亡血失精”的条文先后在“血痹虚劳病脉证并治”“惊悸吐衄下血胸满瘀血病脉证治”“妇人杂病脉证并治”篇出现，揭示其“厥阴瘀血”的共同病机。另外，对比分析“中风历节病脉证并治”篇中桂枝芍药知母汤与“痉湿暍病脉证治”篇中甘草附子汤的结构基本类似，主要用于“寒湿型历节”；对比分析“中风历节病脉证并治”中的附方《近效方》术附汤方与“痉湿暍病脉证治”篇中白术附子汤架构类似，从而说明这两篇多有相似之处，两篇之方可互用。

在一些疑难条文的理解上，我常用“伏邪”思想来解释条文。如“脏腑经络先后病脉证”篇里第11条“血气入脏即死，入腑即愈，此为卒厥，何谓也”。解读这里的“脏”和“腑”，要结合六经辨证中的三阴、三阳去考虑。“入脏”指病邪已伏于三阴，预后较差；“入腑”指病邪初入三阳，相对于三阴内伏来说，三阳之病无伏邪干扰，通常预后较好。讲到“疟病脉证并治”篇时，指出“疟疾病”的本质是伏邪为病。“疟疾”之邪可从少阳出，因此可见脉弦。若邪仍在三阴，则脉象兼见迟、紧、小紧、数，提出“牝疟”多与痰结，其邪主要伏在少阴。再如讲到“中风历节病脉证并治”篇中的《千金》三黄汤时，指出该方是一个治疗“伏风”致病的方剂，方中用麻黄、黄芩、大黄祛三阳之邪，而细辛、独活为少阴肾之引经药，故可引少阴经伏邪从三阳经而出。

对于一些行文比较难理解的篇章，如“五脏风寒积聚病脉证并治”篇中频繁出现有症无方的现象，学习中，我先后参考《脉经》《三因极一病证方论》《诸病源候论》《伤寒论（桂林古本）》等相关内容来注解和拓展条文本意，并且根据条文方证推测，给出了对应方剂，以供学习参考。如推测“肺中风”为风邪犯肺之意，推荐其“经证”用桔梗甘草枳实芍药汤，如果入肠道则变为“腑证”，用桔梗甘草枳实芍药加地黄牡丹汤。如果夹饮则类似于风水，可使用越婢汤、越婢加半夏汤、小青龙汤等来治疗。

对于原文中一些药物的选择，我常常借助《本经疏证》等著作来探究药物的本意。如分析妇人杂病中用甘麦大枣汤所治“脏躁”之症，参考《本经疏证》：“妇人脏躁悲伤，欲哭数欠伸，用甘麦大枣汤，是入肺而其用在心。”方中以小麦为主，用了一斤的量，远远超过甘草、大枣，而小麦之用在于心，故而推测此“脏躁”病位在心。又如“血痹虚劳病脉证并治”篇论及小建中汤中的饴糖为方中要药，来源于《本经疏证》中所论：“是故桂枝加芍药汤，无饴糖即不名建中；桂枝加黄芪汤，不加芍药不用饴糖，即不名黄芪建中；而蜀椒、干姜、人参协以饴糖即名大建中，是知建中固以饴糖得名耳。”

对我来说，与学生共同学习经典是教学相长的过程，一方面可加深对中医理论的理解，另一方面也促进临证中尽量用经方。我在本书最后另附学生们总结的经方临床医案及经方学习心得体会，目的是为后学者做出一些探索。现在的年轻医师经常会开一些大处方，这种合方、大方药味众多，很难配平兼顾，所以难以驾驭。建议年轻医师多用经方、小方，更能观测疗效，锻炼好自己的中医技术。

我院为国家级中医师临床规培基地，目前国内尚无针对规培生的《金匮要略》学习用书。该书出版后可作为规培生教学用书，对于培养中医人才具有一定现实意义。下一步，我将以此为方向，继续完成《温病条辨》等经典著作的临证解析，为中医经典传承及人才培养尽微薄之力。

万　鹏

2024 年 12 月于重庆北碚

目录

脏腑经络先后病脉证第一

《金匮要略》一书与《伤寒论》同为张仲景所著之作，后世大多数解读者认为《伤寒论》论述的是六经学说，而《金匮要略》论述的是杂病诊治，故后者以脏腑经络为大纲结构。但笔者有不同观点。《金匮要略》应当与《伤寒论》一脉相承，补伤寒之不足，也发挥了《伤寒论》中的一些内容。此书以疾病分类为导向进行内容编排，相对于《伤寒论》更好理解。

《金匮要略》的亮点不仅在于从脏腑经络及杂病的角度去阐释疾病，读者还可以将它当作一本普通的“内科学”来理解。此次解读力求将《伤寒论》内容、真义与之对照，将六经学说思想贯穿其中，结合临床实际，解读出一些实用的理论。

开篇“脏腑经络先后病脉证”在全书内容中有总则、总纲之地位，对于病因、病机、诊断、预防、调护等多个方面均有所阐述。其主旨贯穿全书，对于后面的篇章以及临床治病有着重要的指导作用。

问曰：上工治未病，何也？师曰：夫治未病者，见肝之病，知肝传脾，当先实脾。四季脾王不受邪，即勿补之。中工不晓相传，见肝之病，不解实脾，惟治肝也。

夫肝之病，补用酸，助用焦苦，益用甘味之药调之。酸入肝，焦苦入心，甘入脾。脾能伤肾，肾气微弱，则水不行；水不行，则心火气盛，则伤肺；肺被伤，则金气不行；金气不行，则肝气盛。故实脾，则肝自愈。此治肝补脾之要妙也。肝虚则用此法，实则不在用之。经曰“虚虚实实，补不足，损有余”，是其义也。余脏准此。（1）

【提问】如何理解本条文“治未病”的内涵意义？如何理解“补用酸，助用焦苦”的治疗原则？如何理解“肝虚则用此法，实则不在用之”？

【回答】第一条的内容是全书的一条总则，它表达了三层含义。第一层含义是“治未病”。上工、中工分别指高明的医生和普通的医生，原文中以肝病为例，高明的医生在治疗肝病之时，知道肝病会传至脾，所以先把脾胃保护起来。本条亦是治未病理念的来源之一。逍遥散一方（柴胡、白术、白芍、当归、生姜、薄荷、甘草、茯苓）为疏肝常用处方，但其组方中蕴含大量健脾之药，是“见肝之病，知肝传脾，当先实脾”最为典型的实例之一。很多痛经的患者同时都伴有呕吐、泄泻等症，此因“肝郁而乘土也”，逍遥散也是较好的应对处方，在疏泄肝郁的同时给予大量健脾之品，可以帮助缓解呕吐、泄泻。

第二层含义则在于“补用酸，助用焦苦”这一段上。“脾能伤肾，肾气微弱，则水不行；水不行，则心火气盛，则伤肺；肺被伤，则金气不行；金气不行，则肝气盛”。这段原文讲土克水、水克火、火克金、金克木的循环，导致脾越虚则肝越旺。所以在临床上，即使见到以肝病为主的患者，我们也要兼顾“焦苦入心，甘入脾”的五行用药原则。中医治病从来不是无章法、无道理的，更不是伪科学行为。中医历史悠久，起初受中国古代哲学影响颇重。现代大多数人都疏于这方面的学习，故而不理解中医。中医治病的理论基础是阴阳五行理论等，此处便揭示了五行理论在中医学里的运用。方剂的构成也是离不开五行的，根据酸、苦、甘、辛、咸对应木、火、土、金、水的原则进行组方。金元四大家中的李东垣更是按五行理论组方的佼佼者，不过方式稍有变换。他是通过五行立极的方式以脾土为中轴来组方遣药的。此外，亦有另一流派专注于药味五行理论进行遣方用药。这可以参考陶弘景所著《辅行诀脏腑用药法要》。

第三层含义则是虚实鉴别。“故实脾，则肝自愈。此治肝补脾之要妙也，肝虚则用此法，实则不在用之”。这段原文不太好理解，本意是指肝旺克脾，用补脾之法使肝旺自愈。其实，肝体阴而用阳，肝阳有余则肝阴不足，所以这里的“肝虚”指肝阴不足。虚实之间的区别非常重要，一定要仔细地去鉴别。辨别虚实应当是临床中医工作者必须掌握的内容。比如很多人都知道银翘散可用于治疗感冒，适合50岁以下且无基础疾病的患者，但若是年老体弱者还用银翘散，那就容易出问题了。虚证、实证的用药区别是很大的，银翘散主要用于实证，虚证患者往往不适合使用。这里应该考虑患者本虚的体质，改用人参败毒散类方剂。当然证候虚实不只体现在患者体质上，也体现在疾病病程上。慢性病迁延不愈、病程日久者，多数属于虚证，如慢性咳嗽。骤发之病，病程尚短，大多都属于实证，如外感疾病。

夫人禀五常，因风气而生长，风气虽能生万物，亦能害万物，如水能浮舟，亦能覆舟。若五脏元真通畅，人即安和。客气邪风，中人多死。千般疢难，不越三条：一者，经络受邪，入脏腑，为内所因也；二者，四肢九窍，血脉相传，壅塞不通，为外皮肤所中也；三者，房室、金刃、虫兽所伤。以此详之，病由都尽。

若人能养慎，不令邪风干忤经络，适中经络，未流传脏腑，即医治之；四肢才觉重滞，即导引、吐纳、针灸、膏摩，勿令九窍闭塞；更能无犯王法、禽兽灾伤，房室勿令竭乏，服食节其冷、热、苦、酸、辛、甘，不遗形体有衰，病则无由入其腠理。腠者，是三焦通会元真之处，为血气所注；理者，是皮肤脏腑之文理也。（2）

【提问】本条讲述疾病的病因有哪些？如何理解“五脏元真通畅”“三焦通会元真之处”？

【回答】第 2 条着重讲述病因病机与预防调理等方面，让读者知道“病是怎么来的”，同时知道如何做到“让病不来”。文中列举了生病的一些因素，并将其分为了三大类：内因、外因、不内外因。南宋陈言所著《三因极一病证方论》亦将疾病分为此三大类别，不过具体细节有所不同。根据文中讲述不难知晓，“五脏元真通畅”是一个非常关键的因素，“元真”即是真气、元气，是先天之物。

随着年龄增长，先天之精会不断地被人体所消耗。大部分年轻人不易得病，即使得病也会很快痊愈，因为他先天之精充足，也就是“五脏元真通畅”。《黄帝内经》有云，女子“六七，三阳脉衰于上，面皆焦，发始白”，男子“六八，阳气衰于上，面焦，发鬓颁白”。一般 40 ～ 50 岁的人患病以外因居多，因其元气还未衰竭，阳气仍然可以畅达于周身、充于皮肤，将大部分邪气挡于皮肤肌表，所以生病多以外感为主。通常 50 岁以上的人元气已经开始衰退了，周身皮肤已经缺乏阳气护卫，邪气可直接入里化为伏邪。此时可以不见症状，等一段时间后直接发为表里两感之病。慢性病毒性肝炎就是一个很典型的例子。年轻人多患急性肝炎，起病急，病去同样也快；而年老者很少会有急性肝炎发作，多是肝炎病毒伏于体内，慢慢地损害肝脏，之后引发更多的并发症。不内外因则是一些意外因素，如房事不节等。本书中有金疮、虚劳等专篇论述。

列举完病因之后，下面是预防以及调护的问题。人们在平时生活中应当处处小心，需避外感六淫，假使中病，应当在第一时间进行治疗，在疾病停留于体表之时便及时处理。养生当随四时变化而调整，同时要学会从饮食、劳作、房事等各方面去调养自己，这些知识可参考《汉书·艺文志》。秦汉之时医学分为四大门类：医经、经方、房中、神仙。可见，房事养生在那时便已受到了人们的重视。但是，自宋代提出“存天理，灭人欲”后，这方面的内容逐渐转入地下，不为大众接受。我们要用辩证的眼光去看待，要学会房事有节，合理地调养自己的身体。治疗疾病不是中医的第一目的，避免生病才是中医的第一目的。

本条还有一个重点——“三焦通会元真之处”。刚才已经讲过，“元真”就是先天元气、真气，它本存于下焦之中，正常的运行应是从下焦而出，最终随阳气达于体表，这个过程就涉及三焦。三焦包括气道、水道、谷道。阳气若想达表，必须依赖于三焦。所以三焦畅通也是很关键的，它影响着水液、元气的输布。本书关于气、血、水运行障碍的疾病亦有专篇讨论，笔者在临床中一般常用小柴胡汤类方开通三焦。

问曰：病人有气色见于面部，愿闻其说。师曰：鼻头色青，腹中痛，苦冷者死（一云腹中冷，苦痛者死）。鼻头色微黑者，有水气；色黄者，胸上有寒；色白者，亡血也。设

微赤，非时者死。其目正圆者，痉，不治。又色青为痛，色黑为劳，色赤为风，色黄者便难，色鲜明者有留饮。（3）

【提问】本条讲述疾病望诊的要点有哪些？如何理解“微赤，非时者死”？

【回答】中医讲求望、闻、问、切四诊合参，本条即是中医望诊相关内容的阐述。人之气色见于面部，面部之中首见明堂（即鼻部）。鼻部现青色多提示腹痛，在小儿之中较为常见。这是一种紧张性的腹痛，与情绪有非常大的关系，比如因考试紧张情绪而出现的腹痛。一般这样的患儿腹部多有冰凉之感，所以我们可通过腹诊来判断。日本汉医传承比较重视中医腹诊，亦会体察患者腹部温度等相关体征。青为肝色，鼻主脾胃，这是肝木乘脾土之象，故而腹部痛而不温。这种腹部冷痛的症状在痛经患者身上也是很常见的。痛经的患者可以在经前灸关元穴，当腹部寒邪减少时，痛经亦会有明显改善。至于“苦冷者死”在临床中则较难看到。

“微黑”则是肾水之主色。脾土本克肾水，现在鼻部微黑，则是肾水反侮脾土之象，临床中常可予以真武汤。江尔逊用真武汤加胡芦巴治疗小儿脐周腹痛的思路便基于此。面黄提示胸上有寒。黄为脾色，面黄示脾土衰，因而生痰于胸上，故胸上有寒，治疗可予以理中汤。这里的“色白者，亡血也”多是急性失血导致面色苍白。“微赤非时”是一种虚阳上脱的表现，也是病情危重的征兆。“目正圆”同时伴痉，即眼睛瞪大直视而不能偏移，同时抽搐痉挛，类似于现代医学的阿－斯综合征，所以这说明疾病处于非常危重的阶段。“又色青为痛”是指面色发青可能是疼痛所致，“色黑为劳”则多指房劳伤肾。“色赤为风”应是指阳明中风而言，表现为赤色。“色黄”提示脾虚，表现为大便难。“鲜明”是皮下微有水肿，皮肤看起来透亮鲜明，提示水饮为病。

师曰：病人语声寂然，喜惊呼者，骨节间病；语声喑喑然不彻者，心膈间病；语声啾啾然细而长者，头中病（一作痛）。（4）

【提问】本条讲述的疾病闻诊要点有哪些？临床如何通过语声判断病机？

【回答】第3条着重讲述了望诊，第4条着重讲述了闻诊。从原文“病人语声寂然，喜惊呼者”的描述看来，可能这是个外伤骨折患者。原文“喑喑然”“啾啾然”等描述其实对于现今临床指导意义并不大。时过境迁，当代语言习惯与东汉时期多有变化，如今的读者很难去体会这些词在临床中究竟是怎么样的表现。况且，闻诊有一定的主观性，需在临床多加实践才能掌握。临床中最常用到闻诊的疾病便是咳嗽。很多高明的中医可以做到一听患者咳声便知其病机，开方即愈。中医望、闻、问、切缺一不可，临床看病一定要四诊合参。现代科技不断发展，有录音功能的设备也越来越高级，或许有一天也可以记录并传承中医闻诊过程。

师曰：息摇肩者，心中坚；息引胸中上气者，咳；息张口短气者，肺痿唾沫。（5）

【提问】本条讲述呼吸望诊的要点有哪些？“息摇肩”“息引胸”“息张口”分别提示什么？

【回答】本条还是在讲望诊，主要是以呼吸间的形态来判断患者的病情。此条一定要结合临床实际情况来看，不然不能理解其中真义。“息摇肩”应为喘病之意，其人呼吸之间肩部轻抬。“心中坚”应是胸中壅塞胀闷（或因痰，或因气），痰者导痰，气者肃气，以实证居多。“息引胸”为咳病，应为胸中气上冲咽喉而咳，患者自觉咽喉不舒、不爽，咳以顺气。“息张口”是慢性咳嗽的特点，再加“唾沫”，即白色泡沫样痰，这是非常明确的慢性阻塞性肺疾病。有言道：“望而知之谓之神。”望、闻、问、切是中医特有的、不依赖现代医学检查的诊察手段，年轻医生更不能忽略这方面训练。

师曰：吸而微数，其病在中焦，实也，当下之即愈，虚者不治。在上焦者，其吸促；在下焦者，其吸远。此皆难治。呼吸动摇振振者，不治。（6）

【提问】本条讲述的呼吸望诊要点有哪些？如何通过呼吸判断疾病所在的三焦部位？

【回答】本条紧承上条，亦是望呼吸形态来判断患者病情。病中焦多见于大便难解，日久腹压逐渐上升，以致膈肌上抬，肺部呼吸空间受限，所以要用下法来治疗。这也可见于急性胰腺炎并发急性呼吸窘迫综合征（ARDS）的情况，所以一定要早用下法。若等生命体征不稳定后就会错失用下法的时机，病情也会变得更加复杂。

“吸促”“吸远”“动摇”“振振”均是在描述呼吸动态，需放在一起并结合临床实例进行理解分析。促在上焦，呼吸浅快；远在下焦，呼吸深长。患者呼吸动摇振振，促后深长。这非常符合现今潮式呼吸的特点。这类患者通常合并呼吸性碱中毒，若是多种情况下的酸碱失衡，就算给予纠正酸碱治疗，效果恐怕也不会太好。

师曰：寸口脉动者，因其王时而动，假令肝王色青，四时各随其色。肝色青而反色白，非其时色脉，皆当病。（7）

【提问】如何理解条文中的“肝色青而反色白”？

【回答】本条重点在切诊。寸口并非指寸脉，而是相对人迎、趺阳来说，指的是寸、关、尺三部脉。《素问·玉机真脏论》提示：春脉如弦、夏脉如钩、秋脉如浮、冬脉如营。人体脉象并非一成不变的，四时之脉各有不同，且不同地域的脉象亦会有所改变，这是中医的因时制宜，因地制宜。

文中“寸口脉动者，因其王时而动，假令肝王色青，四时各随其色”，是指每个时节的脉象及面色都有相应特点。比如春天属肝，脉象应偏弦，面色应偏青，这为正常脉象及面色；夏天属心，诊脉偏洪数，面色偏红……以此类推。“肝色青而反色白，非其时色脉，皆当病”，是指春天时人们的面色本来该偏青，现患者面色白，为冬日之面色，则说明患病。

问曰：有未至而至，有至而不至，有至而不去，有至而太过，何谓也？师曰：冬至之后，甲子夜半少阳起，少阳之时，阳始生，天得温和。以未得甲子，天因温和，此为未至而至也；以得甲子，而天未温和，此为至而不至也；以得甲子，而天大寒不解，此为至而不去也；以得甲子，而天温如盛夏五六月时，此为至而太过也。（8）

【提问】如何理解条文中所述气候与病机的关系？如何理解“未至而至”与“至而不至”？

【回答】第一个“未至而至”应该是指时令还未到，但与时令相应的气候已经出现，属于时令气候的太过。“至而不至”是说时令到了但与其相应的气候没到，属于时令气候的不及。另外，条文还讲了“至而不去”“至而太过”，共四种情况。《素问·六节脏象论》云：“五日谓之候，三候谓之气，六气谓之时，四时谓之岁。”中国传统历法（阴历）非常值得重视，学中医的人也应该学学历法。二十四节气各有其特点，我们在治疗上要做到因时制宜。人生长于大自然环境之中，要顺应四时自然变化，顺天而为，如天寒加衣等。实时气候与运气规律相符合才是正常的气候，对人体最为有利；若是实时气候与运气规律相悖，人是比较容易生病的。此条文也涉及五运六气基础知识。

师曰：病人脉浮者在前，其病在表；浮者在后，其病在里，腰痛背强不能行，必短气而极也。(9)

【提问】如何通过脉象判断疾病部位？

【回答】本条为脉诊条文。前、后指代的是寸与尺的部位，所以寸脉浮可判定病多在表，而尺脉浮可以大致确定其人病位偏于里。“腰痛背强不能行”，这句话是问诊所得到的信息。患者尺脉浮，同时腰痛背强不能行，可知患者必定短气。临床上一定要注重四诊合参，而不是单独以脉诊论断，否则容易出现漏诊、误诊等问题。医生诊病一定要细致，因为他面对的是一个个鲜活的生命。脉诊和闻诊一样，带有一些主观性，有时特别难以描述，所以传承非常不易。初学者单凭看书很难明白，一定要结合临床，多练、多实践。

中医的问诊也是十分重要。问诊是医生可以得到患者最多信息的方式，而且从问诊可以看出一个中医的经验和水平。高明的医生往往通过与患者短暂接触就能问出患者身上关键性的症状。特别是对于年轻医生，问诊尤为重要，因为他的望诊、闻诊、切诊水平往往还不够优秀。

问曰：经云“厥阳独行”，何谓也？师曰：此为有阳无阴，故称厥阳。(10)

【提问】如何理解“厥阳”？

【回答】厥阳是个非常抽象的概念。《素问·生气通天论》曰：“阳气者，大怒则形气绝，而血菀于上，使人薄厥。”厥阳与薄厥应该是相似的，大致类似于现今的脑出血。患者血压突然非常高，但治疗又不能立即把血压降得太低。这是一种比较危急的疾病。我们应该把治疗的重点放在预防上，在出现这种情况之前先来干预，让疾病不发展至危重阶段。

患者中风前一般都会存在一些先兆表现，如脉象应该是浮大且重按无力、无根，这是因为其病机为有阳无阴。望诊可见其人面赤、眼部有抽动，这些都是虚阳在上之象，还可能伴有一过性黑蒙等症状。患者出现这一系列表现的时候就一定要警惕，等疾病到了“厥阳”阶段再干预就太晚了，因此提前就要开始治疗。这也符合前文所述“四肢才觉重滞，即导引、吐纳、针灸、膏摩，勿令九窍闭塞”的预防调护之法。

厥阳类似于中风、脑出血，但却并不仅限于中风、脑出血范围，同样有可能发生在心血管系统方面，比如突然出现的心源性晕厥一类疾病。

问曰：寸脉沉大而滑，沉则为实，滑则为气，实气相搏，血气入脏即死，入腑即愈，此为卒厥。何谓也？师曰：唇口青，身冷，为入脏即死；如身和，汗自出，为入腑，即愈。(11)

【提问】如何理解病“入脏即死，入腑即愈”？

【回答】此条文承接上文所讲。卒厥实质上指的就是厥阳，脉象沉大提示病在里，滑脉等脉象多提示痰湿。关于“入脏即死，入腑即愈”，这里的脏、腑要结合六经中的三阴、三阳去考虑。入脏指病邪已入三阴，但并非绝对死证，只是预后较差。入腑指病邪初入三阳，相对于三阴来说，三阳之邪预后通常较好。“身和”是同前文“身冷”对比而言，指身体温和；“汗自出”是一种排邪的方式，提示外邪出于三阳，疾病将愈。外邪伏于三阴虽预后不好，但也可通过助伏邪出三阴，再从三阳排邪的方式来缓解。

问曰：脉脱，入脏即死，入腑即愈，何谓也？师曰：非为一病，百病皆然。譬如浸淫疮，从口起流向四肢者可治，从四肢流来入口者不可治。病在外者可治，入里者即死。（12）

【提问】如何理解病“入脏”与“入腑”的预后？

【回答】“脉脱”在这里应该指的是阳脱，脏、腑之辨本质上还是上条所说的三阴三阳之辨。10条、11条、12条都是紧密连接在一起的，讲述的都是急证的相关预后判断。条文中列举了一个浸淫疮的例子（后面有专篇讨论）。按照皮肤病的治疗原则，病势从内向外，为顺，预后较好；若病势从外向内，则为邪毒攻心，为难治。因为四肢为阳，躯干为阴。三阳证预后好，三阴证预后差。阴病阴证出现三阳证表现，就是伏邪慢慢从三阴转至三阳，也是条文讲的“入腑”，提示疾病趋于治愈。但若疾病由三阳转入三阴，则疾病将进一步加重，可导致病情危重，甚至有死亡可能。

问曰：阳病十八，何谓也？师曰：头痛，项、腰、脊、臂、脚掣痛。阴病十八，何谓也？师曰：咳、上气、喘、哕、咽、肠鸣、胀满、心痛、拘急。五脏病各有十八，合为九十病；人又有六微，微有十八病，合为一百八病，五劳、七伤、六极、妇人三十六病，不在其中。

清邪居上，浊邪居下，大邪中表，小邪中里，槃饪之邪，从口入者，宿食也。五邪中人，各有法度，风中于前，寒中于暮，湿伤于下，雾伤于上，风令脉浮，寒令脉急，雾伤皮腠，湿流关节，食伤脾胃，极寒伤经，极热伤络。（13）

【提问】如何理解“阳病十八”与“阴病十八”？

【回答】条文对疾病进行了一个大体的框架分类，同时探讨了六淫邪气伤人致病的一些机理。总体来看，“阳病十八”归纳了与督脉相关的疾病，而“阴病十八”则归纳了与任脉相关的疾病。其实这个划分疾病的方法对于我们学习《金匮要略》的意义并没有想象中那么大，我们更多地要以篇章名中所列出的疾病作为引导来学习、掌握这本书的内容，如痉、湿、暍、水气、黄疸、肺痿、肺痈等。但在一些情况下，这种分类方法又具有特殊意义。例如在我们无证可辨之时，我们还需要回到最初的模式来，如以阴阳、虚实、寒热分类来立法处方。在疾病过于复杂、烦琐之时，我们同样可以回到起点，一切从简，按这种方式进行分类。在现代医学高速发展的今天，我们对于疾病的认识越来越深入，其中涉及机理颇多，很多西医知识不足的中医医生很难明确病理机制，这个时候就需要构建从中医角度认识疾病的模式。还有一些初出茅庐、未曾建立中医思维的中医医生，也可以先用八纲辨证去认识疾病，这是一种简单而实用的方法。

条文将六淫邪气致病描述得非常清晰，不用多加叙述。知其病因病机，我们就可以考虑预防、治疗等相关问题。对于“极寒伤经，极热伤络”，很多书籍的观点都有争议之处。个人观点认为，极寒不一定不伤络，极热也不一定不伤经。学习仲景之书，“法”排在首位，实在没有死抠字眼的必要。

问曰：病有急当救里救表者，何谓也？师曰：病，医下之，续得下利清谷不止，身体疼痛者，急当救里；后身体疼痛，清便自调者，急当救表也。(14)

【提问】如何把握“救里”与“救表”的先后？

【回答】本条是关于表里同病的治则。条文与《伤寒论》第91条“伤寒，医下之，续得下利，清谷不止，身疼痛者，急当救里；后身疼痛，清便自调，急当救表。救里宜四逆汤，救表宜桂枝汤”基本相同。这里可理解为少阴阳虚下利之人，阴证出阳而表未解，少阴太阳同病，若先解表，则里更虚，所以治疗上应该先温其里，再解其表。所以温里可用四逆汤，解表用桂枝汤。若里实兼表，则可先解表再攻里，用桂枝汤表里兼顾。如果要用实际情况举例说明，其实范围很狭窄，只能涉及个别情况，因为临床上更多是表里同治、合方而治，如桂枝人参汤就是一张表里同治的典型方子。但是现在很多医生在合方的判断上都是有一定问题的。哪些处方可以相合，哪些处方不可以相合，这些都是有讲究的。多方配合如同中国古代诗句配合一样讲求平仄之律、对仗工整。部分中医缺乏这方面的意识，所以很难把握。

夫病痼疾，加以卒病，当先治其卒病，后乃治其痼疾也。（15）

【提问】如何处理“痼疾”与“卒病”？

【回答】本条依然是治则内容。一般医生看到“痼疾”自然而然就联想到高血压、糖尿病等西医基础疾病。其实从中医角度来看，“痼疾”更多时候并非指一种病，它更像是在讲体质。痼疾加新病，指的是一个特殊体质（如阳虚、阴虚、湿热等）的人得病之后应该如何去考虑调整治疗方案的问题。这种情况跟上一条文情况类似，还是应当采用兼顾的方法。在治疗疾病的同时，既要兼顾好患者的基础体质，又要考虑新病的主要矛盾，如阳虚体质患者得了热病，在清热时就要考虑不能伤阳。

师曰：五脏病各有得者愈，五脏病各有所恶，各随其所不喜者为病。病者素不应食，而反暴思之，必发热也。（16）

【提问】病后如何调理？如何理解“反暴思之，必发热也”？

【回答】条文讲述病后的饮食调护。生病之后症状消失，但并不意味着疾病结束，病后的饮食调护依然是重点。若不加以调护，疾病很快便会卷土重来。五脏各有其自身的喜恶，如脾喜燥而恶湿，病后的调养就应注意这些。同时，联系《难经·四十九难》中“形寒饮冷则伤肺……饮食劳倦则伤脾”等内容，加强病后调护，以防病复。

患者本来食欲不佳，突然出现了非常想进食的情况，这属于临床表现与病情不相符合，不是好现象。发热在此处指得病或是得病的征兆，并不一定就是出现发热症状的意思。这是中焦脾胃之气将绝的表现，要考虑“除中”发生的可能性。

夫诸病在脏，欲攻之，当随其所得而攻之。如渴者，与猪苓汤。余皆仿此。（17）

【提问】“随其所得”指什么？

【回答】本条还是在讲治则。猪苓汤在条文中并非治疗方剂，而是在举例说明：外邪入于里，与体内本来就存在的其他病理产物相互合邪而成病。如体内本存在湿邪，再遇外部风邪，风与湿合邪为病。这时如果单纯祛风不能应对风湿之邪，故治当祛风除湿。“随其所得”指外邪与内邪里外结合发病时，当随病理性质分而攻之。本条所述即采取分消之法，湿热同治，所以选猪苓汤。

痉湿暍病脉证治第二

“痉湿暍病脉证治”是《金匮要略》第一个正式讲疾病内容的篇章。“脏腑经络先后病脉证”篇并没有具体地讲解某一种或某一类疾病，而是揭示了一些主要的原则。在学习本篇时，主要考虑三大问题：第一是痉、湿、暍这三个病为什么要放到同一个篇章中讲解？第二是痉病与《伤寒论》中的伤寒、中风是否有联系？第三则是痉、湿、暍是否可以从六经的角度来辨证？在上一篇的开篇中，我们已经介绍了解读《金匮要略》的核心思想就是结合六经学说，让《伤寒论》与《金匮要略》真正互通。

太阳病，发热无汗，反恶寒者，名曰刚痉。（1）

【提问】如何理解“反恶寒”？

【回答】第1条起首便说太阳病，“发热无汗”是太阳病的一个表现。若以麻黄汤证来论，恶寒表现是本该有的，但这里强调了一句“反恶寒”，且没有描述脉象表现，而在《伤寒论》中是有明确描述“太阳病，脉浮”的。因此，这里并非是真正描述太阳病。联系第2条“柔痉”条文，很多注家都把这两条与《伤寒论》中太阳伤寒、太阳中风对照，个人不太认同。

太阳病在此处有两种含义：一是指一种类似于太阳伤寒

的外感类疾病，出现痉病的部分原因即是外感。二是从六经学说剖析，指痉病的太阳证表现。在研究对比刚痉、柔痉的问题上，不必太过执着于“恶寒”的问题。刚、柔之别类似于麻、桂之别，应仔细甄别的是患者的体质强弱。从“无汗”“有汗”上，我们便可以得知患者究竟是体实还是体虚。

痉病有外感为因的痉病，所以汗法应当是标准治法，但后面的条文中又有一些用了汗法而发痉病的情况。这就会令人产生疑问：治疗痉病是否可以使用汗法？汗法是没有错的，但痉病忌讳伤阴（津），一旦过汗便成误治，所以在使用汗法的力度上一定要仔细把控，做到小发其汗。后面的湿病、暍病也是如此。痉病并非全表现为角弓反张，这类疾病在现代很少见，导致部分人会觉得学习痉病没有现实意义，实则不然。临床中经常能见到转筋的患者，尤其以更年期女性多见，这同样是归属于痉病的范畴。

太阳病，发热汗出，而不恶寒，名曰柔痉。（2）

【提问】刚痉、柔痉有什么区别？

【回答】第1条对于刚痉有了比较详细的叙述，第2条就做了简单的补充。刚痉、柔痉在本质上是对患者进行体质甄别。刚痉是指壮实体质之人患病，如同麻黄汤证一样；柔痉则是体虚之人患病，如同桂枝汤证一样。上条中已说痉病非常忌讳伤阴（津），所以阴虚体质的人更容易出现痉病。临床上柔痉应当比刚痉要多见。

太阳病，发热，脉沉而细者，名曰痉，为难治。（3）

【提问】此条为何要说“难治”？

【回答】第3条首次提出了脉象。此处的“脉沉而细者，名曰痓”应该是统指痉病，刚痉、柔痉都包含于其中。“沉而细”应该不是痉病的典型脉象，后文第9条中的“紧如弦，直上下行”才应当是痉病的典型脉象。这里首先提出了“太阳病，发热”，仍是痉病的太阳证表现。联系《伤寒论》281 条“少阴之为病，脉微细，但欲寐也”，301 条“少阴病，始得之，反发热，脉沉者，麻黄细辛附子汤主之”，本条文中“发热，脉沉而细者”提示为典型的太阳、少阴两感证，所以文中说“难治”。这个“难治”是相较于普通的痉病来说的，并非是说这个病无可救药。像这种太少两感的痉病，我们需从麻黄细辛附子汤中学习组方思维，在顾护少阴基础的情况下施以治法。

前三个条文起首都是“太阳病”，刚才介绍的是痉病的分经表现，如后文中有痉病的阳明表现，最后用大承气汤治疗。还有第 7 条、第 9 条是直言痉病，而不是太阳病。痉病并非是太阳病，而是太阳病的类证，一部分更属于温病的范畴。刚痉、柔痉更不是伤寒、中风类疾病，所以也不能只用麻黄汤和桂枝汤。

太阳病，发汗太多，因致痉。（4）

【提问】从此条看来，痉病的基本病因、病机是什么？

【回答】太阳病正治即为汗法，主方有麻黄汤、桂枝汤，但发汗过度后就有可能演变成痉病。此条文揭示了痉病除了外感以外的另一个病因——内伤，主要是伤阴（津）后演变为痉病，条文中描述的过程是误治。笔者在临证中发现，并不一定只有误治之后才会出现痉病，如本体阴虚、日常调养失司等，患者发生阴（津）伤的情况，就有可能出现痉病，其核心病机仍然是外邪加阴伤（属于温病范畴的可能性较大）。第 5 条、第 6 条同样是在第 4 条的基础上继续深入阐述这一病因、病机。

夫风病下之则痉，复发汗必拘急。(5)

【提问】治疗痉病绝对不能用汗法及下法吗?

【回答】风病应当是一种总括性的说法，泛指外邪侵袭的外感之病。治疗外感病的时候使用下法，导致其演变成了痉病；接着继续使用汗法，导致身体出现了拘急的情况。汗法、下法都是痉病的正治，后文中有葛根汤、大承气汤等方证。汗法、下法虽是正治之法，但力度掌握尤为重要。痉病忌讳伤阴（津），故而必须采用小发其汗之法，切不可用峻剂贪功冒进。还需特别注意，本体阴虚的患者，比如老年患者、镜面舌患者、更年期女性等，发汗之前需再三斟酌，力度很轻的汗法都可能使患者出现痉的表现，如半夜转筋等。

疮家虽身疼痛，不可发汗，汗出则痉。(6)

【提问】疮家为何不可发汗?

【回答】笔者在《伤寒浅析：师徒临证问答实录》一书中解读《伤寒论》第85条“疮家虽身疼痛，不可发汗，汗出则痉”时就已经提道：疮家是长期患有疮疾的患者，但疮有“肉眼可见之疮”，亦有“肉眼不可见之疮”。我们可以见到的是一些外在的疮疾，不可见到的则是长在体内的疮，如胃溃疡、溃疡性结肠炎、支气管扩张、痔疮等。这类患者也属于本体阴虚的范畴，需要谨慎发汗。疮家正治应当遵从中医外科消、托、补之原则治疗，少有用到汗法的地方。疮家名方阳和汤中含有麻黄，可以看作汗法，但方中同时使用了熟地黄，以制约麻黄的功效。若非要用汗法，则可以效仿阳和汤之法。

第4、5、6条皆是探讨过汗、过下等伤阴（津）而出现痉病的情况，提示外感以外的病因病机。文中并未给出误治后的补救之法，个人认为误治后应以桂枝加附子汤应对最为合适。

病者身热足寒，颈项强急，恶寒，时头热，面赤目赤，独头动摇，卒口噤，背反张者，痉病也。若发其汗者，寒湿相得，其表益虚，即恶寒甚。发其汗已，其脉如蛇。（7）

【提问】如何理解本条文所描述的证候?

【回答】本条没有再提及什么太阳病之类的前提，而是直言“痉病也”，这里才真正对痉病作出全面剖析，主要介绍了痉病的主证。痉病的主证有“独头动摇，卒口噤，背反张”，太阳兼证有“身热足寒，颈项强急，恶寒”，阳明兼证有“时头热，面赤目赤”。兼证的意义是让我们去分清痉病的六经属性，条文中只讲了太阳、阳明兼证，并不意味着痉病只有太阳、阳明两个分经表现，也可能有少阳甚至三阴的分经表现，只是这里没有详尽地叙述出来。“若发其汗者”还是一个过汗的描述，正常痉病使用“小发其汗”的方法治疗绝对是没有错的。

暴腹胀大者，为欲解。脉如故，反伏弦者痉。（8）

夫痉病，按之紧如弦，直上下行。（9）

【提问】如何理解“暴腹胀大者，为欲解”？痉病的脉象有何特点?

【回答】第7、8、9条是全面阐述痉病的条文，将痉病的脉证相参，描述出痉病的全貌。第8条与第9条需结合来看，第9条讲的是痉病的典型脉象，“紧如弦，直上下行”，就如同痉病发作的患者身体强直一般。第8条讲述运用汗法正治痉病后，患者脉象发生了较大的变化，从弦直的脉象变得像蛇一样。蛇的特性便是弯曲而柔软，说明脉象产生了一个柔软化的改变，这是一个非常好的转机。同时，如果问诊发现患者腹胀、大便增多，那么说明这是痉病即将好转的现象。如果发汗后脉象无变化，或是有脉象变化但无腹胀、过几日脉象又复原的情况，说明痉病还会反复。

腹胀、大便增多是提示有湿邪从大便而出的排病反应，这是需要关注的现象。反过来看，我们也可以从脉象反推汗法力度是否合适，恰到好处的汗法应当出现“脉如蛇”的表现。

中医常常讲“效不更方”，这个很容易理解，多数医生也都是这么做的。但真正高明的中医有时是“效也更方，不效却守方”。多数医生都只是把握当下的情况，所以不效之时主动更方，见效之时续用前方。高明的医生如同围棋大师一般，对疾病既有局部、当下的认识，又有全面、前瞻的见解，对疾病的整个发生、发展流程了然于胸，制定好全盘计划，使疾病发展符合医生判断的节奏，所以就会达到“效也更方，不效却守方”的境界。在这里，脉象起到了很好的导航作用。

痉病有灸疮，难治。(10)

【提问】为何有灸疮者难治？

【回答】中医除了汤药以外，还有针灸、推拿等方式可以为患者解除疾苦。现今针灸已经普及化，大众都愿意将针灸作为日常养生保健的方式之一。古时对于艾灸疗法有明确要求，需要在患者皮肤上灸至有灸疮为宜。不过现今为了美观，都尽量不让患者留有灸疮。

这里为什么讲难治呢？因为痉病正治之法为汗法，但前文讲了“疮家不可发汗”，故而难治。此处或可理解为常做艾灸的人难治，因为有的人喜欢长期使用艾灸来保健。艾灸本为火热之法，长期运用也难免伤津耗气，所以这种人用汗法治疗时需要密切关注，适可而止。

太阳病，其证备，身体强，几几然，脉反沉迟，此为痉，栝楼桂枝汤主之。（11）

栝楼桂枝汤方：

栝楼根二两，桂枝三两，芍药三两，甘草二两，生姜三两，大枣十二枚。

上六味，以水九升，煮取三升，分温三服，取微汗。汗不出，食顷，啜热粥发之。

【提问】应用栝楼[①]桂枝汤与桂枝加葛根汤时有什么区别?

【回答】这里一直到第11条才出现了痉病第一个处方——栝楼桂枝汤。“太阳病”还是在提示痉病的分经表现，“其证备”当结合第7条中所描述的太阳兼证表现来理解，“脉反沉迟”提示读者要把痉病与太阳病相区分开。太阳病脉应浮，但痉病绝不等同于太阳病。《伤寒论》中太阳病出现“项部几几然”时用桂枝加葛根汤，两者之间有一些区别。首先桂枝加葛根汤证主要为“项背强”，本条文为“身体强”，范围上有所不同；且桂枝加葛根汤解痉的力度是小于栝楼桂枝汤的。桂枝加葛根汤证是在太阳病基础上伴发了一些颈部痉挛的轻微表现，而栝楼桂枝汤证是对应痉病而兼有太阳经证的一些兼证而已。两方在组成上都是以桂枝汤为底方，一个加葛根，一个加栝楼根。葛根偏于走表，亦有滋阴之用，入桂枝汤中主要加强走表力量，同时兼以滋阴；栝楼根则偏于走里，同时滋阴，入桂枝汤中主要是加强滋阴作用，同时兼以祛邪。

① 葫芦科植物栝楼的干燥成熟果实入药，一般写为“瓜蒌”。为尊重古籍原文，本书一律用“栝楼”。

本方方名为栝楼桂枝汤，而不是桂枝加栝楼汤，在于强调栝楼根的重要作用，也是突出其在痉病中养阴的重要地位。

太阳病，无汗而小便反少，气上冲胸，口噤不得语，欲作刚痉，葛根汤主之。(12)

葛根汤方：

葛根四两，麻黄三两（去节），桂枝二两（去皮），芍药二两，甘草二两（炙），生姜三两（切），大枣十二枚。

上七味，㕮咀，以水七升，先煮麻黄、葛根，减二升，去沫，内诸药，煮取三升，去滓，温服一升，覆取微似汗，不须啜粥，余如桂枝法将息及禁忌。

【提问】如何理解本条葛根汤的方证特点？

【回答】痉病第二个处方是葛根汤。一些注家认为葛根汤是麻黄汤加葛根而成，桂枝加葛根汤是桂枝汤加葛根而成。这种说法是不正确的。葛根汤同样是以桂枝汤为底方加减而来，特别是药物煎服法中提出“余如桂枝汤法将息及禁忌”。本方在桂枝汤中加入麻黄，以司无汗之症，加入葛根来加强滋阴解痉的作用。痉病中的大部分情况都是因为误汗伤阴（津）或是自体阴虚不足而得病，所以不适合用麻黄汤作为底方，更适合以小发其汗来治疗。且煎服法中讲不需要喝热粥，这也是怕发汗太过。方中还有芍药可以制约麻黄的发汗之力，可见痉病在发汗的问题上的确需要慎之又慎。本篇中的痉、湿、暍都强调小发其汗，用微汗之法解病。

葛根汤只是治疗“欲作刚痉”的处方，可截断刚痉的发生，有治未病之意，并非刚痉的正治方。“气上冲胸”正是桂枝汤的治疗范围，因为桂枝有平冲的功效。“无汗而小便反少”应该是五苓散的治疗范围，五苓散也是桂枝汤类方之一，所以医生在实际临证时也可以考虑用葛根汤合五苓散。"口噤不得语"联系第 7 条来看，这是痉病主证之一，应该是提示马上要形成痉病了。

个人通过条文反推，刚痉的真正形成应该归于第 13 条的情况。该证属阳明，用大承气汤来治疗更为合理。

痉为病，胸满口噤，卧不着席，脚挛急，必龂齿，可与大承气汤。（13）

大承气汤方：

大黄四两（酒洗），厚朴半斤（炙，去皮），枳实五枚（炙），芒硝三合。

上四味，以水一斗，先煮二物，取五升，去滓，内大黄，煮取二升，去滓，内芒硝，更上火微一二沸，分温再服，得下止服。

【提问】本条治疗痉病为何选用大承气汤？三阴经可出现痉病吗？如何处理？

【回答】治疗痉病的第三个处方为大承气汤。本条属痉病的阳明分经表现。第 7 条已经提到一些阳明兼证表现，此处省略没有提及。本条应当属于阳明腑证的范畴，大承气汤证在传统认识中以"痞、满、燥、实、坚"为特点，本条文中五点皆无，该不该用大承气汤呢？是不是等具备"痞、满、燥、实、坚"的时候再用大承气汤呢？

此处不应该多作等待，宜当机立断投以大承气汤，等到具备"痞、满、燥、实、坚"时就为时已晚。大承气汤用在此处，就是要起到"急下存阴"的作用，而不是"下燥屎"。从条文中描述的症状来看，这与现代医学中的脑炎有些相似，可能存在脑膜刺激征的表现。

前面讲过太阳痉病、阳明痉病，那是否存在少阳痉病？

有的，表现为痉病兼少阳证，用方可以考虑柴胡桂枝汤或是栝楼桂枝汤合小柴胡汤。痉病中常伴有水液代谢障碍，开通三焦也是非常有必要的，所以可用小柴胡汤。三阴亦有痉病，太阴痉病仍可用栝楼桂枝汤治疗，可将其中白芍加量，转变为栝楼小建中汤的思路；少阴痉病的代表方则是千金苡仁汤；厥阴痉病在《伤寒论（桂林古本）》中有一条文描述："痉病，手足厥冷，发热间作，唇青目陷，脉沉弦者，风邪入厥阴也，桂枝加附子当归细辛人参干姜汤主之。"从方子结构来看，它更像是一个去了乌梅的乌梅丸。

太阳病，关节疼痛而烦，脉沉而细者，此名湿痹。湿痹之候，小便不利，大便反快，但当利其小便。（14）

【提问】本条所述证候应选用哪种方剂治疗？

【回答】痉病到此已经讲解完毕，本条为湿病第一条。如痉病一样，开篇则是"太阳病"。应当说"关节疼痛而烦"仍属太阳病类病，如《伤寒论》35条"太阳病，头痛发热，身疼，腰痛，骨节疼痛，恶风，无汗而喘者，麻黄汤主之"。"脉沉细"提示此病病位在里，属少阴，当属内湿范畴。"小便不利，大便反快，但当利其小便"，这是中医治法中的"利小便以实大便"之法。我们很自然地就会联想到五苓散，但此处是内湿为患，五苓散并不适合，用真武汤应该更加合适。也有医家提出用附子汤，区别在于将真武汤的生姜换成了人参，因此缺了生姜的行水之能，故还是选择真武汤更加合适。

湿家之为病，一身尽疼，发热，身色如熏黄也。（15）

【提问】如何理解此条文的证候？

【回答】本条继14条湿痹之后继续论述湿病发黄的情况，也是对湿病的病机阐述。黄疸一病在后世医家的研究中逐渐分出阴黄、阳黄两个大类，而仲景时代还没有人提出这种说法。条文中只描述了“身色如熏黄”。“熏黄”应当也是一种晦暗的黄色，属于阴黄的范畴，证治主方则是《伤寒论》中的茵陈五苓散。阳黄的颜色比较鲜明，像橘子一样，证治主方可以选择《伤寒论》中的茵陈蒿汤、栀子柏皮汤。黄疸与湿热相关，关于黄疸病后面有专篇论述。

《伤寒论》中所描述的黄疸病多数是因湿热蕴结导致的，本条文描述的是一个风湿病（中医之风湿，不同于现代医学之风湿）的情况，风湿病与黄疸病之间是有联系的，风湿病亦可化热，所以风湿病也是有可能出现黄疸的。

湿家，其人但头汗出，背强，欲得被覆向火。若下之早则哕，或胸满，小便不利，舌上如胎者，以丹田有热，胸上有寒，渴欲得饮而不能饮，则口燥烦也。（16）

【提问】湿家为什么会出现“但头汗出”的情况？

【回答】这里不是单纯的湿邪病，而是湿热病。头为诸阳之会，且湿热为病，三焦气机受阻，阳气困阻于上，所以“但头汗出”。临床上也会遇到下部出汗情况，如腿脚部位常有烧灼感并出汗，或是部分男性有阴囊部汗出。这是肝经湿热阻滞、阳气受困于下焦所致。

“背强”是因为湿热中的湿邪阻滞了经络。“欲得覆被向火”是因为湿为阴邪，最容易伤及人体阳气。“下之早则哕”是运用下法伤及脾胃，从而出现干呕。

【提问】治疗湿热病能否用下法？

【回答】《温病条辨》第43条言：“汗之则神昏耳聋，甚则目瞑不欲言，下之则洞泄，润之则病深不解，长夏深秋冬日同法，三仁汤主之。”可见治疗湿热病是不应该用下法的。

【提问】如何理解“丹田有热，胸上有寒”？

【回答】“胸满，小便不利”是因为水液上行而出现的症状。“丹田有热，胸上有寒”这一句有争议。其实古代行文多求对仗工整，这个“丹田”“胸上”并不一定是实指，难道说热在丹田以外的位置、寒在胸上以外的位置就不是湿热病了吗？文中主要是在强调本来是一个“但头汗出，背强，欲得被覆向火”的疾病，经过下法之后逐渐演变为寒热错杂的复杂局面。在阅读中医经典之时一定要讲究一个“活”字，若陷于丹田、胸上等字眼之中，怕是很难领会医圣之本意！

本病在没有经过下法治疗之前，可以用后面将要讲述的几个方子治疗，如桂枝附子汤、甘草附子汤，于祛湿之中兼以温阳。

湿家下之，额上汗出，微喘，小便利者，死；若下利不止者，亦死。（17）

【提问】治疗湿病可不可以用下法？

【回答】前面说了，湿热病不能用下法治疗，但也有例外的一个方剂——枳实导滞汤。茵陈蒿汤也可归于下法，治疗的是湿热病中“热重于湿”的证型，而对于单纯的湿病用下法也属少见，因下法易伤阳助湿。

其实《伤寒论》中应用下法相对少见，而《温病条辨》就常常能看到下法的应用，这是两大流派的理念问题。伤寒学派注重阳气，有“下不嫌迟”的说法；温病学派则注重阴液的存亡，有“下不嫌早”的说法。吴鞠通更是创出多种承气汤，如宣白承气汤、增液承气汤、三一承气汤等。

【提问】如果出现了非得使用下法的情况，我们又应该如何处理？

【回答】《伤寒论》第29条已经给出了非常明确的答

案："伤寒脉浮，自汗出……若为其不和，谵语者，少与调胃承气汤。若重发汗，复加烧针者，四逆汤主之。"条文中很明确地描述出了如何应对必须用下法但又不适合用下法的情况：先用几个方子为下法作铺垫，创造条件，当万事俱备之时，再迅速以下法解病。这是采用了分治的方法，循序渐进，最终达到目的。除了分治以外，我们也可以采取合治之法，即将创造条件的铺垫方子与下法合为一方治疗。如临床中常用到的附子理中汤合调味承气汤，主要针对少阴阳虚兼有阳明腑实证的患者。

【提问】如何理解此条用下法后出现的症状？

【回答】第 16 条用了下法后出现的症状相对轻微，第 17 条则非常严重。第 17 条的患者应该不是寻常的患者，可能是素体阳虚的患者，用了下法之后就会出现阳气上脱症状，如"微喘，小便利者死"；或是阴液下脱症状，如"下利不止者，亦死"。这里总体上是一个阴阳离决的状态，所以十分危急。治疗上必须抓紧时间，予以回阳救逆之法，如应用通脉四逆汤等。

除了素体阳虚的患者需要谨慎应用下法以外，素体阴虚的患者同样需要十分谨慎。长期处于阴虚状态的患者不会是单纯阴虚的情况，阴阳之间是互根互用的，日久便会出现阳随阴脱，形成阴阳俱虚的情况，所以用下法需要十分谨慎。

风湿相搏，一身尽疼痛，法当汗出而解，值天阴雨不止，医云此可发汗，汗之病不愈者，何也？盖发其汗，汗大出者，但风气去，湿气在，是故不愈也。若治风湿者，发其汗，但微微似欲出汗者，风湿俱去也。（18）

【提问】如何理解条文中的"汗之不解"？正确治法是什么？

【回答】第 14 条中提出了湿病的正治之法——利小便。本条除了论述湿病病机之外，还提出了湿病的第二个正治之法——微汗法。

"一身尽疼痛"并不局限于关节部疼痛，许多注家都将这一症状解释为关节疼痛、关节炎等，这过于局限了。从疼痛特点来看，可以得知本条的核心是外湿为病，与第 14 条内湿为病正好相呼应，治法也有所不同。中医治疗讲究因势利导，湿邪在表即以汗法为主，使湿邪从表而去；湿邪在里则以利小便为主，使湿邪从小便而去。原文中特别提醒读者，汗法一定要用微汗法，才能让"风湿俱去也"。若是发汗太过则"汗之不解"，其原因在于"但风气去，湿气在，是故不愈也"。"天阴雨不止"提示病为外湿所致，具有一定季节性，雨季时患这种疾病的可能性会大大增加，这也是中医"因时制宜"的体现。

湿家病身疼发热，面黄而喘，头痛鼻塞而烦，其脉大，自能饮食，腹中和无病，病在头中寒湿，故鼻塞，内药鼻中则愈。（19）

【提问】如何理解条文描述的证候？其病机及正确治法及方剂是什么？

【回答】条文中所描述症状"头痛鼻塞而烦""病在头中寒湿"，非常像是临床中的感冒夹湿，属于湿病中的轻证。仲景未予治疗处方，而是用了一个纳药入鼻的外治之法。临床中我们可以选用九味羌活汤，对于感冒夹湿有非常好的效果。九味羌活汤经过加减之后可以化为清上蠲痛汤，能治疗一些更为复杂的慢性内伤性头痛。

湿家身烦疼，可与麻黄加术汤发其汗为宜，慎不可以火攻之。（20）

麻黄加术汤方：

麻黄三两（去节），桂枝二两（去皮），甘草一两（炙），杏仁七十个（去皮、尖），白术四两。

上五味，以水九升，先煮麻黄，减二升，去上沫，内诸药，煮取二升，去滓，温服八合，覆取微似汗。

【提问】本条的方证特点及病机是什么？

【回答】本条是“痉湿暍病脉证治”篇的第一个方剂，第 18 条“一身尽疼痛”的正治方剂就应该是麻黄加术汤。仲景时代没有分白术、苍术，个人认为湿重可用苍术，一般情况下则用白术。火攻属峻汗法，此处当属禁忌。

《神农本草经》记载白术“主风寒湿痹……止汗”，前文中也提到核心治法是微汗法，过汗则适得其反。麻黄汤属于比较峻猛的发汗之剂，白术在其中可以制约麻黄发汗之力，同时又主治风寒湿痹。《医门法律》言：“用麻黄取微汗以散表热，用白术健脾以行里湿，而麻黄得术，则虽发汗，不至多汗。术得麻黄，并可行表里之湿，下趋水道，又两相维持也。”本方是表里湿邪同除，正好是治疗“湿家”的最佳处方。风湿之病如同痉病一样，也可以从六经来辨，本方可归属于太阳太阴两感，其病机当属风湿在表。

病者一身尽疼，发热，日晡所剧者，名风湿。此病伤于汗出当风，或久伤取冷所致也，可以麻黄杏仁薏苡甘草汤。（21）

麻黄杏仁薏苡甘草汤方：

麻黄半两（去节，泡汤），甘草一两（炙），薏苡仁半两，杏仁十个（去皮、尖，炒）。

上剉麻豆大，每服四钱匕，水半盏，煮八分，去滓，温服。有微汗，避风。

【提问】本条的方证特点及病机是什么？与上条方证如何区别？

【回答】本条直接讲“风湿”而不提及“湿家”，从症状上看表现为“日晡所剧者”。由于日晡是阳明主时，很明显本条已伴见阳明经的表现，间接提示疾病已经有化热的倾向，所以不选用温性的白术，而选用微寒的薏苡仁。综合“一身尽疼，发热”和之前的阳明表现来看，此条应当属于外湿为病的范畴，处方为麻黄杏仁薏苡甘草汤。此方与上条中的麻黄加术汤同属于麻黄汤类方，但剂量上却有明显差别。麻黄杏仁薏苡甘草汤中的麻黄只用了半两，杏仁用了十个，其余诸药剂量都大大减少，煎服法上也用了煮散剂的方法。两方的区别其实在于针对体质不同。麻黄杏仁薏苡甘草汤是虚人得了风湿病，从“汗出当风，或久伤取冷所致”可以得到印证。治疗虚人风湿，剂量上自然需要减量。由此可见仲景非常重视按体质区别用药，这种思路在《伤寒论》开篇便已通过中风、伤寒之别提出，一直延续到后面的各个篇章，以及我们现在讲解的《金匮要略》中。这也是中医“因人制宜”的体现。

经过后世医家们的发挥，麻黄杏仁薏苡甘草汤的治疗范围已经不再局限于风湿病了。它还可以治疗一些皮肤病，如荨麻疹、湿疹等。本方主治仍属于太阳、太阴两感证，病机仍为风湿在表。

风湿，脉浮，身重，汗出恶风者，防己黄芪汤主之。(22)

防己黄芪汤方：

防己一两，甘草半两（炒），白术七钱半，黄芪一两一分（去芦）。

上剉麻豆大，每抄五钱匕，生姜四片，大枣一枚，水盏半，煎八分，去滓，温服，良久再服。喘者，加麻黄半两；胃中不和者，加芍药三分；气上冲者，加桂枝三分；下有陈寒者，加细辛三分。服后当如虫行皮中，从腰下如冰，后坐被上，又以一被绕腰以下，温令微汗，差。

【提问】本条方证的特点是什么？

【回答】“脉浮”提示了本条的病机应有外湿。从方中使用白术来看，也应该包含有内湿。“汗出恶风”提示患者为体虚之人。本条描述的体虚程度应当比上一条更为严重，因为方中加了黄芪。

防己黄芪汤配伍巧妙，经过加减可以形成一个完整的桂枝汤结构。之前讲了两个麻黄汤类方，本条提及湿病侵袭体虚之人，理应引出桂枝汤类方。桂枝汤是虚人外感处方，方子本身并无祛湿的作用，所以方中加入了白术、防己，可同时祛除内外之湿邪。若将防己变为防风，处方则暗含玉屏风散。玉屏风散是止汗剂，用于严重的表虚之人。止汗虽有利于虚人体质，却不利于祛除湿邪，所以不用防风，而用防己。桂枝汤是一个可以体现“和法”的处方，需要增强它的发汗之力的时候，可以加大桂枝剂量或者去掉芍药。同理，如果需要减弱它的发汗之力，则加大芍药剂量或减轻桂枝剂量。

【提问】如何理解“服后当如虫行皮中，从腰以下如冰”？

【回答】防己黄芪汤整个方子的作用方向偏下，将湿邪引到下部，则出现“腰以下如冰”的症状，这是中医特有的排病反应体现。大家所熟知的是用附子会出现排病反应，实际上，有相当一部分扶正的药物都是可能引起排病反应的。此时的湿邪仍然属于外湿的范畴，所以医嘱中说要盖被子，出点微汗，使外湿从表而解，病就可以痊愈了。如果是内湿到了腰部，应该是“腰溶溶如坐水中”，宜用肾着汤治疗。如有陈寒，可在方中加入细辛。细辛是一个促使阳气达表的药物，加入方中可增强桂枝的发表力度。此方仍然是微汗之法，不可过汗，过犹不及。六经辨证中，本方仍旧属太阳、太阴两感，如有陈寒则提示兼少阴。

【提问】防己黄芪汤有何组方特点？

【回答】本方的结构也可从五行角度来思考。方中桂枝归于心，细辛归于肾，芍药归于肝，麻黄归于肺，白术归于脾，五脏五行皆备，制化不息。现在大家热衷于研究六经辨证，其实仲景确立的六经辨证也有五行立极之意，这值得我们去揣摩和学习。后世李东垣善用脏腑辨证，他用五行立极之法创出补中益气汤系列方，可用于诸多杂病。

笔者在临证中习惯用此方，该方合肾着汤或小柴胡汤治疗腹型肥胖，取得了一定疗效。本方在《金匮要略·水气病脉证并治》中也有描述：“风水，脉浮身重，汗出恶风，防己黄芪汤主之。腹痛者加芍药。”与本条文所述的情况相差无几。

伤寒八九日，风湿相搏，身体疼烦，不能自转侧，不呕不渴，脉浮虚而涩者，桂枝附子汤主之。若大便坚，小便自利者，去桂加白术汤主之。（23）

桂枝附子汤方：

桂枝四两（去皮），生姜三两（切），附子三枚（炮，去皮，破八片），甘草二两（炙），大枣十二枚（擘）。

上五味，以水六升，煮取二升，去滓，分温三服。

白术附子汤方：

白术二两，附子一枚半（炮，去皮），甘草一两（炙），生姜一两半（切），大枣六枚。

上五味，以水三升，煮取一升，去滓，分温三服。一服觉身痹，半日许再服，三服都尽，其人如冒状，勿怪，即是术附并走皮中，逐水气，未得除故耳。

【提问】本条的方证特点及病机是什么？白术附子汤与桂枝附子汤的区别是什么？

【回答】第23、24条主旨都在桂枝、附子、白术三味药上，桂枝走心属火，附子走肾属火，白术走脾属土。治疗水湿之病，一方面可先温肾以治水，另一方面需加强土的力量，因土旺亦能治水。亦有另一种理解之法，以疼痛程度而分，桂枝走表主皮肤，白术走脾主肌肉，附子走肾主骨，疼痛亦分为皮、肌、骨三个程度。

本条文提及桂枝附子汤，而《伤寒论》中有一个桂枝加附子汤，两方的差异在于芍药。芍药缓急止痛作用明显，但不利于祛邪外出，医生在临床使用时应从患者的实际情况出发，急则治其标，缓则治其本，疼痛剧烈难忍时可以加上芍药，缓解一部分症状后又可去掉芍药。煎服法中提到了“身痹”“如冒状”的排病反应，排病反应的范围可能远远不止文中所描述的情况，实际临证中还可遇到带状疱疹、血尿等多种情况。在治疗过程中，医生要尽量将排病反应掌握在可控范围之内。桂、术、附等药合用时容易出现排病反应，可以加甘草、白芍来抑制排病反应的剧烈程度。

文中“不能自转侧”是对疼痛剧烈程度的描述。“不呕不渴”提示患者不伴有少阳、阳明的表现。“脉浮虚而涩”是少阴之脉，桂枝附子汤证应归属于太阳、少阴两感的湿证。方中桂枝用到了四两，增强了整个方子的祛邪力量。服用过桂枝附子汤后患者出现了“大便坚，小便自利”，与第14条“小便不利，大便反快”正好相反，这时可及时换用白术附子汤，去桂减轻发汗力度，同时减少附子用量使排病反应可控，再加白术温化内湿，同时达到收小便以利大便的作用。可以看出，白术附子汤是使用桂枝附子汤后出现强烈排病反应时的权变方。

风湿相搏，骨节疼烦掣痛，不得屈伸，近之则痛剧，汗出短气，小便不利，恶风不欲去衣，或身微肿者，甘草附子汤主之。(24)

甘草附子汤方：

甘草二两（炙），白术二两，附子二枚（炮，去皮），桂枝四两（去皮）。

上四味，以水六升，煮取三升，去滓。温服一升，日三服。初服得微汗则解，能食，汗出复烦者，服五合。恐一升多者，服六七合为妙。

【提问】本条方证的特点及病机是什么？与前一条文中提到的两个方剂如何鉴别使用？

【回答】本条第一次提到关节疼痛的问题。湿邪重着、黏腻，容易伏藏于关节缝隙之处，难以祛除。甘草附子汤比上一条两个处方的力度都要强，方中桂、术、附皆备。文中“汗出短气”“恶风不欲去衣”“身微肿”都是阳虚伴湿入少阴的一些体现。煎服法中“初服微汗解”意在提示我们此方峻猛，见效之后或许要改用白术附子汤更为妥帖。“服六七合为妙”也是同理。甘草附子汤中附子的用量反而要低于桂枝附子汤，是因为患者已出现“汗出短气”等少阴阳虚的表现，再多加附子调动肾中之阳，恐竭其源。

太阳中暍，发热恶寒，身重而疼痛，其脉弦细芤迟，小便已，洒洒然毛耸，手足逆冷，小有劳，身即热，口开，前板齿燥。若发其汗，则恶寒甚；加温针，则发热甚；数下

之，则淋甚。（25）

【提问】本条文对应的病机是什么？为何不能用温针及汗下之法？

【回答】本条所描述的是暑伤阳明伴气阴两伤的病证表现。“中暍”基本等同于中暑之意，“发热恶寒”是一些典型的外感征象。“身重而疼痛”提示有外感夹带湿邪的表现。“脉弦细芤迟”提示患者已处于气阴两伤的状态。“小便已，洒洒然毛耸，手足逆冷”都是阳气已伤的表现。“小有劳，身即热”是暑邪耗气之后的表现。“前板齿燥”则是暑邪伤阴的表现。

暑邪是一个非常特别的外感之邪，六淫之邪中暑邪的时令特点最强，其他五淫邪气在各个季节中都有机会见到，唯有暑邪只能在暑天见到。暑邪伤津耗气，所以既伤阴又伤阳。暑病的特点类似于阳明证，故不再作六经分辨，直接从阳明论治。暑邪为病，其证同阳明经证，用白虎汤正适合。从条文中的描述来看，患者存在气阴两伤，单纯的白虎汤已经不再适合了，用白虎加人参汤更为合适。

治疗阳明病在《伤寒论》中有明确的禁汗记载，此处如果再用发汗法无疑是更伤阳气，使患者恶寒更甚。温针属火热治法，阳明病本属热病，“热病寒之”才是正确治法，热上加热反其治也。暑病类似于阳明经证，并非阳明腑证，所以用下法也是不合时宜的。吴鞠通在《温病条辨》中建议用李东垣的清暑益气汤治疗。

太阳中热者，暍是也。汗出恶寒，身热而渴，白虎加人参汤主之。（26）

白虎加人参汤方：

知母六两，石膏一斤（碎），甘草二两，粳米六合，人参三两。

上五味，以水一斗，煮米熟汤成，去滓，温服一升，日三服。

【提问】本条文中为何加人参？

【回答】“太阳中热”实指阳明为暑热所伤，暑多夹湿，所以说“暍是也”。上一条就已经讲了白虎加人参汤是暑病正方，白虎汤清阳明经热，同时加入人参滋补气津。伤寒学派多重阳气，唯独阳明病篇则独重于阴液。后世也是在《伤寒论》阳明病篇的基础上加以发挥，形成重视阴液存亡的温病学说，其中的一些处方也是基于《伤寒论》阳明病篇中的方子加减变化而成的，比如玉女煎、五大承气汤等。

太阳中暍，身热疼重，而脉微弱，此以夏月伤冷水，水行皮中所致也，一物瓜蒂汤主之。（27）

一物瓜蒂汤方：

瓜蒂二十个。

上剉，以水一升，煮取五合，去滓，顿服。

【提问】本条除瓜蒂汤外还可用什么方剂？

【回答】本条文所述“夏月伤冷水”之证用瓜蒂汤治疗。如今擅用瓜蒂的医生较为少见，且瓜蒂有过量中毒之担忧。后世温病医家创立香薷饮，专治夏月感寒凉、伤冷水之证。吴鞠通又在其基础上化裁出新加香薷饮，香薷也有了“夏月麻黄”之名。

百合狐惑阴阳毒病脉证治第三

本篇也是三病合一，但是记录的疾病都比较特别。中医院校学生所学习的《中医内科学》中并没有记载百合病、狐惑病、阴阳毒，而这些只存在于经典医书中的复杂疾病从辨证论治的角度来看确实难以理解。所以，我们更多地用中西医汇通的知识来理解本篇内容。

论曰：百合病者，百脉一宗，悉致其病也。意欲食复不能食，常默默，欲卧不能卧，欲行不能行，饮食或有美时，或有不用闻食臭时，如寒无寒，如热无热，口苦，小便赤，诸药不能治，得药则剧吐利，如有神灵者，身形如和，其脉微数。

每溺时头痛者，六十日乃愈；若溺时头不痛，淅然者，四十日愈；若溺快然，但头眩者，二十日愈。其证或未病而预见，或病四五日而出，或病二十日，或一月微见者，各随证治之。（1）

【提问】“百合病”相当于现代医学中的哪种疾病？

【回答】“百合病”这个名字十分奇怪，不知道是先有百脉不合之“百合病”，还是先有“百合”之药？百合通常选用根部入药，根部形状类似于大蒜，侧面观看又形似莲花，一瓣一瓣微微张开。因它的根部如百十花瓣互相拥合在一起，故得名“百合”。

百合的外形与《黄帝内经》内视图中所示肺的形状相似。百合收于秋，禀秋平之金气，且其入药部位色白，均与肺脏之象相合。这种取类比象的中医思维可用于认知中医生理、病理现象，也常用来推断中药功效。

个人认为，应当是先有中药百合，然后以药名作病名，故称作百合病。所以，从百合这味药的药象分析，可推之本病病位应当在肺。百合病的特点很难归纳，条文中所描述的都是一些非特异性的症状，如“欲食复不能食，常默默，欲卧不能卧，欲行不能行，饮食或有美时，或有不用闻食臭时，如寒无寒，如热无热”。个人认为出现这一系列神志症状的原因主要责之于肺。《素问·宣明五气》云：“心藏神，肺藏魄，肝藏魂，脾藏意，肾藏志。”仲景书中也曾多次出现神鬼之言，此处“如有神灵者”，后面的篇幅中亦有“如见鬼神”。结合临床经验来看，这里应该指的是患者出现了幻觉或是幻听等症状，与“肺藏魄”的功能直接相关。

从中西医汇通角度来看，百合病的表现类似于部分更年期综合征患者、部分老年病患者以及重病恢复期患者的表现。因为这三类患者都会出现一些似有似无的症状，或是兼有幻觉、幻听等。所以，我们不应把百合病看作一个单独的疾病，而更应将其视为一种体质。

为什么对于百合病会有“诸药不能治”的现象？条文中描述了一大堆非特异性的症状，这部分症状基本是患者就诊时真实体会的描述，但这些症状却很难归结于某种病机上。所以，医者开出的处方效果也难以预期。

第二段中提到百合病的一些预后特点，也是通常很难理解的症状，如排尿时出现头痛、恶寒、眩晕等情况。《素问·经脉别论》云:“饮入于胃，游移精气，上归于脾，脾气散精，上输于肺，通调水道，下输膀胱，水精四布，五经并行。”中医认为水液代谢的过程是从脾到肺，再抵达膀胱转化为小便，排出体外，此谓“化于肺而出于膀胱，金水之相接也”。百合病主责于肺，所以才会出现小便时伴见头痛、恶寒、眩晕等，这些都是水液代谢失常的表现。至于是六十日愈还是二十日愈，个人认为没有太大临床价值，预后时间会因人、因时、因病而异。

百合病，发汗后者，百合知母汤主之。(2)

百合知母汤方:

百合七枚(擘)，知母三两(切)。

上先以水洗百合，渍一宿，当白沫出，去其水，更以泉水二升，煎取一升，去滓；别以泉水二升，煎知母，取一升，去滓；后会和，煎取一升五合，分温再服。

【提问】如何理解百合病的这种变证?

【回答】上一条文描述百合病正病主证，本条则描述百合病发汗后出现的变证。百合病为什么会选择发汗治疗呢?因为患者描述了一些“如寒无汗，如热无热”等非特异性症状。文中并没有描述用汗法治疗后患者出现了哪些症状。百合病责之于肺，病属阴虚，反推患者可能会出现一些肺阴亏虚、虚热上扰的一些症状，如盗汗、失眠、心烦、口渴等。

百合病是不是禁用汗法治疗呢?不是绝对禁用。还是那句话，我们不要将百合病单纯当作一种疾病，而要当作一种体质来看，用药上需尽量地兼顾体质。如果汗法运用不当而出现伤阴的变证时，应及时停用汗法，再用百合知母汤即可。

为什么要加知母?其实知母也是属于百合科的药物，和百合是同一科，而且本篇用药有一个特点，百合主肺在上，另外会搭配主下部的药物，如本条的知母，后文中的地黄、滑石。知母凉润清热，可使热从大便而去。临床用药时也要注意，知母的量不能用得太多，否则可能会出现腹泻。煎服法中特意写到用泉水，可以导热从小便而走，且《神农本草经》记载百合可利大、小便。肺主水之上源，下输于膀胱而成小便，同时大便是“化于胃而出于大肠，土金之相接也”。肺与大肠相表里，中医的“提壶揭盖法”就是专门讲述以宣肺通利大小便的，吴鞠通的宣白承气汤也是运用这一法则。单用百合很难对二便达到理想治疗效果，所以需要给百合配伍一些药物，即知母、滑石等，从此处反推患者很有可能还存在二便难的症状。

百合病，下之后者，滑石代赭汤主之。（3）

滑石代赭汤方：

百合七枚（擘），滑石三两（碎，绵裹），代赭石如弹丸大一枚（碎，绵裹）。

上先以水洗百合，渍一宿，当白沫出，去其水，更以泉水二升，煎取一升，去滓；别以泉水二升煎滑石、代赭，取一升，去滓；后合和重煎，取一升五合，分温服。

【提问】如何理解百合病这一变证？

【回答】本条是讲述百合病用了下法之后出现的变证。上一条中已经讲过了为什么误用汗法，本条原因大致相同。由于医者没能识得百合病的本质，运用下法之后，患者可能伤及肺胃之阴而出现呕利等症状，处方中百合依然不变，同时加以滑石、代赭石治疗。滑石主于下，可利小便以实大便。代赭石可能是对症用药，降逆和胃止呕。利小便的药这么多，为什么要选滑石？上文中讲了百合病有阴虚特质，滑石可利小便而不伤阴，所以猪苓汤中也是选用滑石。上一条也是讲不选用大黄、芒硝等的原因，因为知母利大便而不伤阴。

百合病，吐之后者，用后方主之。(4)

百合鸡子汤方：

百合七枚（擘），鸡子黄一枚。

上先以水洗百合，渍一宿，当白沫出，去其水，更以泉水二升，煎取一升，去滓，内鸡子黄，搅匀，煎五分，温服。

【提问】如何理解百合病这一变证?

【回答】古代医家张从正擅长运用吐法治病，而现代医者已经很少有擅长用吐法的了。鸡子黄在《伤寒论》中出现过，黄连阿胶汤即纳鸡子黄于其中。以此推之，本条运用吐法之后亦可伤及肺胃之阴而出现虚烦、失眠等症。由于病机相似，所以黄连阿胶汤与百合鸡子黄汤是可以合用的。下一条讲述用百合地黄汤为百合病的正治之法，本条中鸡子黄也可以起到滋阴除烦之效，因此百合鸡子汤同样可以作为百合病正治处方看待。

百合病，不经吐、下、发汗，病形如初者，百合地黄汤主之。(5)

百合地黄汤方：

百合七枚（擘），生地黄汁一升。

上以水洗百合，渍一宿，当白沫出，出其水，更以泉水二升，煎取一升，去滓，内地黄汁，煎取一升五合，分温再服。中病，勿更服。大便当如漆。

【提问】如何理解百合病病机及正治之法?

【回答】本条讲述的是百合病的正治之法，没有经过汗、吐、下等误治，也未有任何变证。“病形如初”即是第一条中所讲述的症状，处方用百合地黄汤。地黄主肾属水，与百合搭配有金水相生之意。

【提问】为何煎服法中提出“中病，勿更服”？

【回答】本条文方中的两味药物，百合平时可做食物，长期服用应该没有什么问题；生地黄鲜时颜色黄白，但用药一般选用干地黄，颜色偏黑，性味甘寒，故而不宜长期久服。如果是久服的丸药，方中都用熟地黄。本方为地黄取汁而用，本色偏黑，“大便当如漆”是药物颜色的结果。

百合病一月不解，变成渴者，百合洗方主之。（6）

百合洗方：

上以百合一升，以水一斗，渍之一宿，以洗身。洗已，食煮饼，勿以盐豉也。

【提问】如何理解百合病这一变证？

【回答】得了百合病不治疗，一部分患者会和第 5 条一样“病形如初”，另一部分则如本条出现渴的变证。条文给了一个外治之法：用百合浸水洗全身。肺主气，为水之上源，百合作用于肺，其形状如肺叶，可助肺朝百脉，所以通过上述洗方能够解决渴的问题。煎服法中特意讲“勿以盐豉”，主要是嘱咐患者清淡饮食，尽量避免咸味的摄入，以免更渴。

百合病，渴不差者，用后方主之。（7）

栝楼牡蛎散方：

栝楼根、牡蛎（熬）等分。

上为细末，饮服方寸匕，日三服。

【提问】如何理解百合病这一变证？

【回答】本条也主渴证，改用内治之法。关于“渴不差者，用后方主之”，从字面上理解，应是用了外治之法后病情没有好转。临床上不必如此拘泥，初现渴证一样可以直接用内治之法，或是内外合治之法。

方中牡蛎性味咸寒，栝楼根可生津止渴，牡蛎主收涩，栝楼根主开泄，两者搭配成一升一降。栝楼根又叫天花粉，要特别注意这味药，笔者于临床中使用天花粉常常会使人腹泻、便溏。如果天花粉与牡蛎相配，腹泻、便溏症状往往会消失或减轻，所以临证中常以药对形式出现，滋阴止渴而不伤及脾胃。

百合病，变发热者（一作发寒热），百合滑石散主之。（8）

百合滑石散方：

百合一两（炙），滑石三两。

上为散，饮服方寸匕，日三服。当微利者，止服，热则除。

【提问】如何理解百合病这一变证？本条之发热可否用石膏治疗？

【回答】百合滑石汤，其组方立意与猪苓汤类似，百合滋阴不助热，滑石清热不伤阴。百合位于上，滑石位于下，使内热从小便而走。所以反推本条病机仍为阴虚有热，且热象偏于下焦。

见到热象一般会想到用白虎汤治疗，之前的条文中我们详细剖析过百合病。它以虚证为主，而虚热一般是不用石膏的。因石膏寒凉，容易伤胃阴。温病治疗也有用竹叶石膏汤清热而兼顾胃阴，但还是不如本条之百合滑石汤来得简洁精妙。

百合病见于阴者，以阳法救之；见于阳者，以阴法救之。见阳攻阴，复发其汗，此为逆；见阴攻阳，乃复下之，

此亦为逆。（9）

【提问】百合病的治则是什么？

【回答】第9条非常重要，若按照重要性排列应该把它放在前面比较合适。它讲述的是百合病的治则。前面讲述了许多误治情况，就是违背了这一条原则。“见于阴，以阳法救之；见于阳者，以阴法救之”突显百合病与普通疾病的治法相反。见外感不能用汗法，见大便不通不能用下法，即不能用头痛医头、脚痛医脚之法。因百合病病机复杂，一定不能滥用汗、下等攻伐之法，要运用本篇中所述正治之法，或是补救之法。

狐惑之为病，状如伤寒，默默欲眠，目不得闭，卧起不安，蚀于喉为惑，蚀于阴为狐，不欲饮食，恶闻食臭，其面目乍赤、乍黑、乍白。蚀于上部则声喝（一作嗄），甘草泻心汤主之。（10）

甘草泻心汤方：

甘草四两，黄芩三两，人参三两，干姜三两，黄连一两，大枣十二枚，半夏半斤。

上七味，水一斗，煮取六升，去滓再煎，温服一升，日三服。

【提问】狐惑病的主症及病机是什么？相当于现代什么疾病？

【回答】本篇前9条皆是讲述百合病，第10条至第13条则讲述狐惑病。狐惑病与现代医学的白塞综合征非常类似。狐惑“蚀于喉为惑，蚀于阴为狐”，白塞综合征以口腔溃疡、生殖器溃疡、眼炎三联征为临床特征。

“默默欲眠，目不得闭”其实就是白塞综合征三大特征中的眼炎。患者闭眼时会感到眼睛疼痛，继而在口腔、眼部、咽部甚至是生殖器等覆盖皮肤黏膜的位置都会出现炎性反应，所以才会出现“蚀于喉”“蚀于阴”等三焦热象。“恶闻食臭”则是中焦脾脏也出现了问题。条文中“乍赤、乍黑、乍白”比较难理解，需要联系后面第13条互发其义。原文写：“初得之三四日，目赤如鸠眼；七八日，目四眦（一本此有黄字）黑。若能食者，脓已成也。”脓成的颜色就是偏白色的，这里的颜色转变正好符合赤、黑、白的过程。“状如伤寒”则提示大多狐惑病的起因都是由外感引起。“蚀于上部则声暍”提示咽部黏膜受侵袭。

古人对于狐惑病的认知始于“虫”，认为有虫蚀其机体上下。其实这种理解放在现今也不见得就是错的。“虫”的意义非常广泛，如今的细菌、病毒等同样属于虫的范畴。仲景治虫之法在乌梅丸一方中已有体现，是以寒热合法为主。乌梅丸中既有三黄苦寒之味，又有附子、干姜大热之品。甘草泻心汤的组成之中亦有芩连之寒、干姜之热，正是寒热合法、虫之正治也。

本条所描述的情形为病邪流连气分，但湿热尚未形成，所以寒热错杂于中，以甘草泻心汤主治。方中用四两甘草，以土伏火。若是湿热已成时，便是第13条中所述“脓已成也”。

甘草泻心汤用于寒热错杂之证，可通过调理中焦以治三焦之热。笔者在临证中常用于阳虚体质同时三焦有热的患者。对于这些患者，单纯扶阳容易出现“助阳上火”的症状，单纯清热又容易出现“伤阳便溏”等症状。若用甘草泻心汤一类寒温合用之方，则可一举达成扶阳而不上火的效果。

条文中讲了溃疡发在眼、口腔、喉、肛门（第12条）

等处。进一步讲，见到胃、肠等处长期不愈的溃疡，可不可以用治疗狐惑病的方法去尝试？同样是可以的。之前反复强调学习经典需要举一反三，文中内容有限，医生应当自行延伸，发散思维去联想更多内容。

蚀于下部则咽干，苦参汤洗之。（11）

苦参汤方：

苦参一升。

以水一斗，煎取七升，去滓，熏洗，日三服。

蚀于肛者，雄黄熏之。（12）

雄黄熏方：

雄黄。

上一味为末，筒瓦二枚合之，烧，向肛熏之。

《脉经》云：病人或从呼吸上蚀其咽，或从下焦蚀其肛，阴蚀上为惑，蚀下为狐，狐惑病者，猪苓散主之。

【提问】这条讲外治法，有何现实意义？

【回答】第11条与第12条讲述的都是狐惑病的外治之法。狐惑病的特点是蚀于上、下，在下用苦参汤熏洗。煎服法中提了“日三服”，而方中苦参用量比较大，因此这里可能服的不是苦参汤，而是前文中所讲的甘草泻心汤，属于内服、外治之法同用。苦参在外治之法中被广泛应用，笔者于临床中常用苦参加蛇床子、地肤子等药用于妇科外洗，效果颇佳。雄黄这味药就很少能在临床中出现了。

“发于肛门”一般指痔疮，需要注意没有脱出的痔可以用这个方法治疗，脱出之后则需要用手术干预，这也是目前部分中医人容易忽略的地方。中医人一定要知道我们所擅长的领域，更需要明确我们不擅长的领域。不要妄自菲薄，更不要夜郎自大！

病者脉数，无热微烦，默默但欲卧，汗出，初得之三四

日，目赤如鸠眼；七八日，目四眦（一本此有黄字）黑。若能食者，脓已成也，赤小豆当归散主之。（13）

赤小豆当归散方：

赤小豆三升（浸，令芽出，曝干），当归三两。

上二味，杵为散，浆水服方寸匕，日三服。

【提问】这一条与第10条如何鉴别？

【回答】此条起首言“病者”，不言狐惑。这需要我们去思考，这一条描述的还是不是狐惑？本条讲述了病情渐变成脓的过程及主方赤小豆当归散，这里一定要注意“脓已成”。赤小豆当归散适合用于口腔溃疡溃破期、虹膜睫状体炎症溃破期。笔者于临床中常用加味赤小豆当归散治疗痔疮急性出血，效果颇佳。一张方子既能治口腔溃疡又能治痔疮的情况并不难以理解，如同有医生把治疗痔疮的马应龙痔疮膏用于治疗部分口腔溃疡，同样奏效。这仍属中医病机相似、异病同治的范畴。第10条为湿热酝酿阶段，本条则为湿热已入血分并酝酿成脓。条文中主要论述的是疮疡疾病的一些基本规律，脓未形成之时疾病尚在气分，就会出现第10条中的食欲不振、眼睛难合等症状。气分正邪交争激烈，脓成则在血分，患者反而出现能食，是正能胜邪的表现。本条从起病至脓成的过程可以看作是一个伏邪排出的过程，经过第10条正邪斗争后托邪外出，成脓于体表，最后以赤小豆当归散作为收尾善后之方，药到病除。

疾病在发展的过程中经常会出现病机变化，此条就是赤、黑、白（脓成）的转换。我们在临证中会发现许多症候群都是疾病正邪斗争情况发生变化的过程体现。医生需要调理中焦以扶助正气，使病邪不能留于体内，或是使用扶正托毒法将病邪从内而外排出。

阳毒之为病，面赤斑斑如锦纹，咽喉痛，唾脓血。五日可治，七日不可治，升麻鳖甲汤主之。（14）

升麻鳖甲汤方：

升麻二两，当归一两，蜀椒一两（炒，去汗），甘草二两，雄黄半两（研），鳖甲手指大一片（炙）。

上六味，以水四升，煮取一升，顿服之，老小再服，取汗（《肘后》《千金方》阳毒用升麻汤，无鳖甲有桂；阴毒用甘草汤，无雄黄）。

【提问】“阳毒为病”相当于现代医学的什么疾病？如何治疗？

【回答】最后两条讲述阴毒、阳毒，它们与狐惑病一样也有伏邪为病的特点。关于这里的理解有三种说法。第一种说法认为阴毒、阳毒都是烈性传染病，如麻疹，主要是疫疠之气（毒）传入体内而致病，症状也类似于“面赤斑斑如锦纹，咽喉痛，唾脓血”。还要注意煎服法中讲的“老小再服”，只有传染性疾病才会出现这种一人染病、一室之人皆病的场景。第二种说法则认为阳毒为红斑狼疮，症状上也基本符合。第三种说法则是以方测证，升麻鳖甲汤用于厥阴，可从厥阴之中托邪外出，肿瘤多属厥阴毒，所以认为阴毒、阳毒是肿瘤。

无论阴毒、阳毒都会出现咽喉疼痛的问题，少阴、少阳两经都从喉部而过，阳毒中于三阳，“少阳之上，火气治之”，所以少阳排病反应最为强烈。阴毒不经三阳，直中三阴，少阴部会有一些反应。文中五日、七日的概念都是虚指，意在提示时间长短。七日之后也并非不可医治，更多的可能性是由阳毒转变为阴毒。

阴毒之为病，面目青，身痛如被杖，咽喉痛。五日可

治，七日不可治。升麻鳖甲汤去雄黄、蜀椒主之。（15）

【提问】“阴毒为病”相当于现代医学的什么疾病？如何治疗？

【回答】在上一条中已经详尽地介绍过了阴毒、阳毒，同时提到对应的三大类疾病。需要补充一点，阴毒不对应红斑狼疮，而是对应多发性骨髓瘤。患者会身体疼痛难忍，与条文描述症状非常相似。与前一条相比，本条方中去掉了雄黄、蜀椒。若从肿瘤这一角度来看，个人认为治疗阳毒用去雄黄、蜀椒方，阴毒则用原方治疗更佳。雄黄、蜀椒都是作用于厥阴的药物，阴毒中于三阴，用此方更加合理。

本篇填补了《中医内科学》不曾涉及的疾病范畴。经典著作是中医的根源，为我们传输的是最纯正的中医思维。现代医学迅速发展，导致很多中医人的中医思想并不纯粹，中医思维尚未建立，因此需要多读、多看经典。

百合病更像一种体质的体现，多见于围绝经期综合征患者、老年病患者以及重病恢复期的患者。这类疾病都具有一些非特异性症状，很容易诱导医生误治。条文中也讲述了许多误治后的补救之法，为我们诊治百合病提供了更多的思路。

狐惑病主要是三联征，初期多在气分，有蚀于上、下的上下焦火热症与“恶闻食臭”的中焦之症，主方为甘草泻心汤。后期在血分脓成，主方为赤小豆当归散。且狐惑病可用苦参汤、雄黄散外治，百合病则可以百合洗方外治。阴毒、阳毒对应传染性疾病、变态反应性疾病（红斑狼疮、多发性骨髓瘤）以及肿瘤、白血病。阴毒为病时，若想加强攻伐之力，则加雄黄；若反应剧烈不可控，则减雄黄。

疟病脉证并治第四

师曰：疟脉自弦，弦数者，多热；弦迟者，多寒；弦小紧者，下之差；弦迟者，可温之；弦紧者，可发汗、针灸也；浮大者，可吐之；弦数者，风发也，以饮食消息止之。（1）

【提问】如何理解疟病主脉及兼脉？

【回答】疟病的脉象以弦脉为主。《素问·疟论》曰："阴阳上下交争，虚实更作，阴阳相移也。"从阴阳的角度论述了疟病发作的病机。疟疾的本质是伏邪为病。疟邪伏于三阴，从少阳出，因此可见脉弦。若邪仍在三阴，则脉象兼见迟、紧、小紧、数。脉象弦数代表有热，治以清法，可用白虎加桂枝汤治疗；脉象弦迟代表阴寒内盛，治以温法，可用柴胡桂姜汤治疗；脉象弦紧代表外邪仍在，治以汗法，可用牡蛎散治疗；脉象弦小紧代表邪在里，治以下法，可用鳖甲煎丸；脉象弦数代表阳热内盛，阴伤动风，可以用饮食调摄的方法，饮用梨汁、蔗汁甘寒而生津，以息其风则愈。

疟邪入内，不会立即化热，若在少阳经则容易发热，如在三阴经则往往不会发热，因此疟病在体内是否会发热是根据个人体质决定的，针对不同体质可以使用温、吐、汗、下等法引邪外出。

病疟以月一日发，当以十五日愈；设不差，当月尽解；

如其不差，当云何？师曰：此结为癥瘕，名曰疟母，急治之，宜鳖甲煎丸。（2）

【提问】疟母是如何形成的？鳖甲煎丸的方义是什么？临床如何运用？

【回答】疟病本是无形邪气所致，疟母是无形之邪日久变为有形之邪而成。本条是在论述疟病日久不愈，由气化病向形质病转化后的证治。鳖甲煎丸是由入少阳之小柴胡汤、入太阳之桂枝汤以及泻阳明热邪的大承气汤为组方思路。此外，无形之疟邪要成为有形之疟母，需要与痰、瘀相结合才行，因此鳖甲煎丸内还加入了化痰祛瘀、软坚散结、清血分之热的药物。鳖甲煎丸以鳖甲为主药，《本经疏证》记载此药阴中有阳，阳中有阴，柔中有刚，最宜用于软坚散结、消包块。鳖甲按照功效属于厥阴经用药，厥阴病常与肿瘤相关，治疗横膈以下疾病的包块、肿瘤都可加入此药，临证中常配合升麻形成药对，治疗有形、无形之邪均可应用。

师曰：阴气孤绝，阳气独发，则热而少气烦冤，手足热而欲呕，名曰瘅疟。若但热不寒者，邪气内藏于心，外舍分肉之间，令人消铄脱肉。（3）

【提问】如何理解瘅疟的主症及病机？如何治疗？

【回答】《素问·疟论》中记载："其但热而不寒者，阴气先绝，阳气独发，则少气烦冤，手足热而欲呕，名曰瘅疟。"本条中的瘅疟与《黄帝内经》中所记载的瘅疟基本相同，皆是"阴气孤绝，阳气独发"。为什么会出现"但热不寒"？疟病属于广义外感病的范畴，外邪进入人体之后会随体质而发生寒热变化。若为阴虚或阳亢体质之人就会从火而化，且瘅疟之邪入内藏于心，心属阳中之阳，亦是火热之象，所以表现出"但热不寒"。

本条未出方治,《伤寒论(桂林古本)》中以白虎加桂枝人参汤治之。在白虎汤的基础上加入太阳药物，以太阳、阳明两经祛邪外出。文中“手足热而欲呕”也是人体本能排邪的表现。瘅疟的重点是“但热不寒”，临证中更多属于温病的范畴，所以方中还要适当加入人参以护阴。《温病条辨》中，吴鞠通用五汁饮治疗。

若把瘅疟与现代医学疾病相对应，感染性心内膜炎与之最为相似。感染性心内膜炎是由病原微生物通过血液循环，从其他感染部位迁移至心脏引起感染所致，主要特点是发热且伴有心脏瓣膜的器质性改变，部分患者兼有感染性休克。它与瘅疟“外来之邪，但热不寒，邪藏于心”的特点基本相同。中医的“心”不只代表器质性心脏，还代表神。温病学里有一个词叫作“热入心包”，瘅疟的“邪藏于心”更多属于热入心包的范畴，常常表现为神志不清、昏迷等，其后的“令人消铄脱肉”也说明了瘅疟为病的严重性。

温疟者，其脉如平，身无寒但热，骨节疼烦，时呕，白虎加桂枝汤主之。(4)

白虎加桂枝汤方：

知母六两，甘草二两(炙)，石膏一斤，粳米二合，桂枝三两(去皮)。

上剉，每五钱，水一盏半，煎至八分，去滓，温服，汗出愈。

【提问】如何理解温疟的主症及病机？如何治疗？

【回答】“其脉如平”应当指温疟患者的脉象与正常疟病脉象相同，即第1条中的弦脉。温疟的特点为“身无寒但热”，与前一条瘅疟“但热不寒”听起来基本相同，但上条中分析过瘅疟可能已经热入心包，而本条中的温疟远没有那么严重。温疟更像一个“冬伤于寒，春必病温”的普通温病，病机当属太阳阳明同病（表寒里热），所以文中也还有“骨节烦疼”这一表邪未解之症。选方也是以白虎汤为主方，加入太阳外感药物桂枝，引邪从表而出。

疟多寒者，名曰牡疟，蜀漆散主之。（5）

蜀漆散方：

蜀漆（洗，去腥）、云母（烧二日夜）、龙骨等分。

上三味，杵为散，未发前以浆水服半钱。温疟加蜀漆半分，临发时服一钱匕。

【提问】如何理解牡疟的主症及病机？如何治疗？

【回答】《金匮要略》中言“牡疟”，后世《备急千金要方》《医宗金鉴》记载为“牝疟”。“牡”字于古文中为鸟兽雄性之义，如《史记》云“鸟兽有牡”。“牝”字则与“牡”字对应，为鸟兽雌性之义。疟是一种疾病，疟分雄雌，即是分阴阳。本条疟多寒，寒为阴邪，所以不该是牡疟，应当是牝疟，后世医家也多称牝疟。

牝疟为什么会表现为“多寒”？与前条瘅疟类似，这也是外邪入里的寒热从化的问题。当疟疾之邪进入素体阳虚的患者体内，便会从寒而化，表现为多寒少热。疟疾也是伏邪致病，邪气欲久伏于人体，必有依存之物，即依附于人体中的有形实邪。牝疟则多与痰相结合，阳虚之人本易生痰湿。阳虚之人三阳无力抗邪，故而邪能直中三阴，所以牝疟之邪主要伏在少阴。

牝疟主方为蜀漆散。蜀漆这味药现在不太好找，它是常山的幼苗。在青蒿素问世之前，常山是较为常用的抗疟药物，比奎宁的效果还要强得多。蜀漆也有催吐的功效，可凭吐法祛痰。疟疾之邪可伏于募原，而蜀漆还有化募原邪气之功。云母之根为阳起石，其用偏阳、偏升，龙骨则偏降，两药一升一降，有利于透邪外出。

附方

牡蛎汤：治牡疟。

牡蛎四两（熬），麻黄四两（去节），甘草二两，蜀漆三两。

上四味，以水八升，先煮蜀漆、麻黄，去上沫，得六升，内诸药，煮取二升，温服一升。若吐，则勿更服。

【提问】如何理解牡蛎汤对疟病的证治？

【回答】牡蛎汤是后世医家所出之方，其组方结构与蜀漆散大抵相同，也是针对牡疟而设。方中蜀漆不变，以麻黄代替云母偏阳、偏升之效，以牡蛎代替龙骨降逆之效，仍构成一升一降。龙骨、牡蛎均是收涩、降逆的药物，两者也常同用，有重镇安神之效。牡蛎与龙骨的不同之处便是牡蛎在收涩、降逆的同时能够化解有形实邪。麻黄发越阳气之效强于云母，云母配以龙骨收阳归土，麻黄则需配伍牡蛎收阳归水。方中配伍麻黄，也呼应了第一条中的疟病用汗法之言。

柴胡去半夏加栝楼根汤：治疟病发渴者，亦治劳疟。

柴胡八两，人参、黄芩、甘草各三两，栝楼根四两，生姜二两，大枣十二枚。

上七味，以水一斗二升，煮取六升，去滓，再煎取三升，温服一升，日二服。

【提问】如何理解柴胡去半夏加栝楼根汤对疟病的证治？

【回答】本条所论疟病当属正邪交争于少阳，故小柴胡汤为本条疟病主方。疟病出现口渴兼证，方中去半夏，加栝楼根，在《伤寒论》条文中化裁部分也有提及。

【提问】为什么小柴胡汤中半夏、栝楼根不能同用?

【回答】"寒湿动，为呕为哕""热燥动，为烦为渴"。两药从本性及功能主治上完全相反，一个治寒湿呕哕，以辛温燥化；另一个治热燥烦渴，以苦寒生津。两药若同用，则事倍功半!

柴胡桂姜汤：治疟寒多微有热，或但寒不热。服一剂如神。

柴胡半斤，桂枝三两（去皮），干姜二两，栝楼根四两，黄芩三两，牡蛎三两（熬），甘草二两（炙）。

上七味，以水一斗二升，煮取六升，去滓，再煎取三升，温服一升，日三服。初服微烦，复服汗出便愈。

【提问】如何理解柴胡桂姜汤对疟病的证治?

【回答】柴胡桂姜汤中的桂枝、干姜均为主太阴之药物，体现了开篇"见肝之病，知肝传脾"的理念。所以本条所针对的疟病当属少阳、太阴同病。这个方子很好地体现了截断疗法，既能攻邪，又能守本；既可使三阳之邪尽数外出，又可使三阴之里不受邪气侵袭。笔者在临证中处理急性肝炎，虽邪尚在三阳，但后续病入三阴则会转为慢性肝炎。若用此方提前截断，则可能在急性肝炎阶段终止病程。《温病条辨》有"三阴疟"的说法。结合前条形成疟母的情况，这里仍然可以使用柴胡桂姜汤。鳖甲煎丸的结构与本方颇有相似之处，所以本方中可酌情加一些化解有形实邪的药物，就可以用于治疗疟母了。补充一点，其实还有一种夹有湿邪的疟病，见舌苔厚腻，这时就会用到《温疫论》中能畅达膜原之邪的达原饮。后世《温病条辨》用加味异功散治疗劳疟。

中风历节病脉证并治第五

夫风之为病，当半身不遂，或但臂不遂者，此为痹。脉微而数，中风使然。（1）

【提问】如何理解中风的脉症与病机？

【回答】条文介绍了中风主症为半身不遂，然后以脉象揭示了病机。脉微是本体有虚，脉数提示外有邪气，故本病属于本虚标实之证。反过来思考，半身不遂是否都由风邪所致？个人认为不一定。口眼歪斜应该是风邪所致，半身不遂很少由风邪所致，所以以祛风为主的方剂治疗中风效果并不好。后世医家也渐渐意识到这一点，所以才有“内风”“真中风”等新的病机解释。这也从另一角度提示读者：中医需要辩证式地学习，经典也并非全部都对。

寸口脉浮而紧，紧则为寒，浮则为虚，寒虚相搏，邪在皮肤；浮者血虚，络脉空虚，贼邪不泻，或左或右；邪气反缓，正气即急，正气引邪，㖞僻不遂。

邪在于络，肌肤不仁；邪在于经，即重不胜；邪入于腑，即不识人；邪入于脏，舌即难言，口吐涎。（2）

【提问】如何理解中风的病因病机及分类？

【回答】第2条的意思比较浅显易懂，主要是对中风的病因病机作出了阐述，同时按病情程度进行了分类。首先脉象强调浮与紧，揭示了上条所说的本虚标实。本虚现浮脉，体现本体气血不足；标实现紧脉，体现外有风寒之邪中于人。“贼邪不泻，或左或右……㖞僻不遂”是说明口眼歪斜者，其歪斜方向是正常之侧，对面才为邪中之侧。由此可见，古人在观察、归纳、总结疾病特征方面确实非常客观、准确。

第二段则是描述疾病不同阶段、不同程度的一些表现。最轻微的是邪中于络，只会有一些肌肤麻木不仁的感觉。稍重一点的是邪中于经，则会有肢体变重、难以指挥的感觉。更重的是邪气入腑，患者在神志上已经出现问题，无法辨识熟悉的人。这里的腑应该是指脑，类似于一过性脑缺血发作的情况。最重的就是邪气入脏，会出现舌謇难言、口吐涎沫的情况。这时多数患者已伴半身不遂，生活不能自理。脑病科（神经内科）常可见到此类患者。

侯氏黑散：治大风，四肢烦重，心中恶寒不足者。

菊花四十分，白术十分，细辛三分，茯苓三分，牡蛎三分，桔梗八分，防风十分，人参三分，矾石三分，黄芩五分，当归三分，干姜三分，芎䓖三分，桂枝三分。

上十四味，杵为散，酒服方寸匕，日一服，初服二十日，温酒调服，禁一切鱼肉大蒜，常宜冷食，六十日止，即药积在腹中不下也。热食即下矣，冷食自能助药力。

【提问】如何理解侯氏黑散的方证?

【回答】侯氏黑散是一个十四味药的大方。《伤寒论》除了乌梅丸药味稍多以外，其余经方药味一般很少，但《金匮要略》的大方就比较多，比如前文中的鳖甲煎丸等。侯氏黑散的药味结构与柴胡桂姜汤是十分相似的，方中的柴胡替换为菊花。柴胡可通行三焦，而菊花则偏向于上焦头面部。

初看柴胡桂姜汤，很容易想到它是治疗少阳、太阴合病的处方，细细分析柴胡桂姜汤与乌梅丸也是非常相似，只是没有突出乌梅这味药。中医前辈冯世纶先生也专门论述过，柴胡桂姜汤作用于厥阴。侯氏黑散中除包含柴胡桂姜汤以外，还有一个简化的八珍汤。前文说中风属于本虚标实，方中柴胡桂姜汤专以祛邪，八珍汤则守中补内，组方思路也考虑了肝“体阴而用阳”的特点。八珍汤养血补阴，柴胡桂姜汤攻邪用阳。方中还有防风和白矾两味药，加防风即针对风邪。风为阳邪，中人后易劫阴而化痰，形成风痰之邪，故《本经疏证》指出“不消痰则风仍不靖，不靖风则阳仍不化”。白矾放于污水之中，可使水中渣屑沉于水底，让水液净化。故古人认为白矾有分阴别阳之功，加入方中可起到分消风与痰之效。

【**提问**】方中如何不用柴胡而用菊花？侯氏黑散的适应证有哪些？

【**回答**】菊花的作用更偏向于头面部，风邪的特性易袭阳位，所以用菊花更合适。侯氏黑散适用于上部，即头面部的风痰之证。笔者在临证中多用于偏头痛、鼻窦炎、白内障等疾病。煎服法中提到“二十日”“六十日”，说明侯氏黑散主要还是针对慢性病，需要长期服药，它作为散剂也更适用于长期服药的情况。“温酒调服，禁一切鱼肉大蒜”是提醒兼顾脾胃的原因。从方中干姜、白术、桂枝等药物可看出，侯氏黑散证的患者常伴脾虚。“常宜冷食”说明本方是一个用于长期调服的方子。方中温性药品不少，长期服用可能会有温阳太过的可能，搭配冷食则可避免这一情况出现，当然也可以通过加减化裁或调整药物配比来达到这一目的。

寸口脉迟而缓，迟则为寒，缓则为虚；营缓则为亡血，卫缓则为中风。邪气中经，则身痒而隐疹；心气不足，邪气

入中，则胸满而短气。（3）

【提问】如何理解中风和隐疹的病机？

【回答】本条脉象还是在阐述病机，和前文的“脉浮而紧”是相同的。“迟”说明有风寒之邪，“缓”说明有气血不足，营卫在此处也是描述气血之意。隐疹的基本病机是气血虚弱又夹风邪，临床常见的老年皮肤病基本可归于此类，其病机与中风类似，笔者在临证中常用养血祛风汤或是地黄饮子作主方治疗。本篇讲的“中风”是广义的中风，为中于风邪之义，不是狭义的半身不遂的中风，所以从这个角度来说隐疹也属于广义中风的范畴。“邪气入中”则是风邪进入胸中，进而入心。风邪入心不仅表现为胸满而短气，可能还会出现神志症状，可以用后文中的防己地黄汤来治疗。

风引汤：除热瘫痫。

大黄、干姜、龙骨各四两，桂枝三两，甘草、牡蛎各二两，寒水石、滑石、赤石脂、白石脂、紫石英、石膏各六两。

上十二味，杵，粗筛，以韦囊盛之，取三指撮，井花水三升，煮三沸，温服一升。

【提问】如何理解风引汤的方证？

【回答】风引汤虽然放在第3条后，但并不是治疗隐疹或风邪入心的方剂。方剂中有桂枝、大黄、石膏，针对太阳、阳明两经；又有寒水石、滑石、石膏三石以清热。以方测证，考虑风引汤应是针对热极生风之证。笔者在临证中多用于小儿高热神昏伴有抽动，或是高热后抽动。不过这类疾病目前比较少见，在现代医学为主流的今天，治疗这类疾病一般不会以中医疗法为主。笔者在临证中将风引汤用于一部分小儿多发性抽动症，取得较好疗效。风引汤也适用于部分难治性高血压，患者往往头面通红，是肝火旺盛的表现。风引汤中大量介石类药物重镇降逆，有助于降压。风易袭阳位，需要用大量介石类药物引风下行。方中还加了桂枝、干姜等，用以配平处方，让风引汤可以长期使用且保证其安全性。这里讲的难治性高血压类似于第一篇中的厥阳，放在现代医学中就是中风先兆，表现为血压突然增高，难以控制。

防己地黄汤：治病如狂状，妄行，独语不休，无寒热，其脉浮。

防己一分，桂枝三分，防风三分，甘草一分

上四味，以酒一杯，浸之一宿，绞取汁；生地黄二斤，㕮咀，蒸之如斗米饭久，以铜器盛其汁；更绞地黄汁，和，分再服。

【提问】如何理解防己地黄汤的方证？

【回答】防己地黄汤证的患者会表现得非常狂躁，是风火内炽、热扰心神所导致的。防风是方中的祛风主药，祛风药会使体内之阳往外布散，久用就容易出现失眠等相关症状。方中防己起到引阳内收的作用，同时配伍心经药物桂枝、肾经药物地黄，起到交通心肾、滋肾水而降心火的作用。所以，本病病机当为肾阴亏虚，虚阳上扰。

头风摩散方：

大附子一枚（炮），盐等分。

上二味，为散，沐了，以方寸匕，以摩疾上，令药力行。

【提问】如何理解头风摩散方的临床疗效？

【回答】方中主要用附子，起到引邪外出的效果。用盐是起到类似现代浴盐的效果，让药物能够更好地依附于体表。风邪易袭阳位，所以也可从体表而散。本条提示可用温性药物外治祛除风邪。

寸口脉沉而弱，沉即主骨，弱即主筋，沉即为肾，弱即为肝。汗出入水中，如水伤心，历节黄汗出，故曰历节。（4）

【提问】如何理解历节病的病机？

【回答】历节同样是由内外因夹杂致病，其内因为“沉即为肾，弱即为肝”，意即肝肾亏虚，虚在精血。外因是“汗出入水中，如水伤心”，汗出之时腠理开泄，正遇湿邪侵袭，然后直中于心。心主血脉，湿邪直接进入血分。风湿之邪不仅易伤筋骨，还可伤及血脉。

【提问】历节与黄汗如何区别？

【回答】历节与黄汗是两个不同的疾病，但有相似之处。黄汗见于脾虚，历节见于肝肾亏虚；黄汗在气，历节在血；黄汗病发全身，历节发于局部。后面的条文中还提到了一个重要的鉴别点：黄汗见两胫自冷，历节则见发热。本条论述的历节主要为湿热型。

趺阳脉浮而滑，滑则谷气实，浮则汗自出。（5）

【提问】如何理解此条所论述的历节的病机？

【回答】本条还是在论述湿热历节的病因病机。趺阳脉主候胃，滑脉主积食、宿食，同是内有湿热的意思。“浮则自汗出”，如前文所说，汗出腠理开泄之时，正遇湿邪侵袭，内外感召而发病。

少阴脉浮而弱，弱则血不足，浮则为风，风血相搏，即疼痛如掣。（6）

【提问】如何理解此条所论述的历节的病机？

【回答】继前两条讲述湿热历节之后，本条开始论述寒湿历节的病因病机。少阴脉弱是内有精血不足，浮是外邪侵袭于机体，二者并见则发为寒湿历节。“疼痛如掣”是对疼痛程度的一种描述，说明疼痛非常剧烈，已经到了骨节疼痛的阶段。历节与前面“痉湿暍病脉证治”篇中的湿病有许多相似之处，治疗湿病的处方也可用于历节之中。像本条就应该用甘草附子汤来进行治疗。

盛人脉涩小，短气，自汗出，历节痛，不可屈伸，此皆饮酒汗出当风所致。（7）

【提问】如何理解此条所论述的历节的病机？

【回答】“盛人脉涩小，短气，自汗出”提示脉与形不符，结合症状分析，这是阳气不足的一种表现。同样是内外因致病，患者本身阳气不足，加上酒后汗出，腠理开泄，风邪趁机侵袭于人，则发为寒湿历节。

诸肢节疼痛，身体尪羸，脚肿如脱，头眩，短气，温温欲吐，桂枝芍药知母汤主之。（8）

桂枝芍药知母汤方：

桂枝四两，芍药三两，甘草二两，麻黄二两，生姜五两，白术五两，知母四两，防风四两，附子二枚（炮）。

上九味，以水七升，煮取二升，温服七合，日三服。

【提问】如何理解本条所论述的历节的证治？桂枝芍药知母汤的适应证是什么？

【回答】本条首出历节处方，方中药物构成与“痉湿暍病脉证治”篇中的甘草附子汤结构基本类似，主要用于寒湿型历节。对比甘草附子汤，本方中加入了芍药，构成芍药甘草汤，止痛的效果比甘草附子汤要好一些。加入芍药后，祛邪力度就有所下降，故而方中又加入了麻黄、防风以提升祛邪力度。如祛邪力量过大，往往会引发剧烈的正邪交争，患者可能会出现明显的排邪反应。大部分患者难以理解这种过程，所以要向患者说明，并将排邪反应掌握在一个可控的范围里。加入知母，可同芍药一起降低正邪交争的强烈程度，同时知母可减轻肢体浮肿。《本经疏证》指出知母所治浮肿为“肿在一处，他处反消瘦者”，与全身性的水肿有所不同，其病机为“邪气勾留，水火相阻”。临证常见的水肿有两种，一为水盛火衰，多表现为全身性的水肿，此种情况下若用知母，只会适得其反，使水更盛；二为内热成渴，渴而引饮，饮多不化则成肿，多表现为肿在一处，正是知母治疗的适应证。桂枝芍药知母汤不只用于关节疼痛的病证当中，笔者在临证中还用于部分慢性肾病的治疗，也取得较好的疗效。

味酸则伤筋，筋伤则缓，名曰泄；咸则伤骨，骨伤则痿，名曰枯；枯泄相搏，名曰断泄；营气不通，卫气独行，营卫俱微，三焦无所御，四属断绝，身体羸瘦，独足肿大，黄汗出，胫冷。假令发热，便为历节也。（9）

【提问】如何理解本条所论述的历节病机及其与黄汗的鉴别？

【回答】本条是论述历节、黄汗的病因病机，按逻辑来说排在前面应该更为合理。文中讲述饮食偏嗜导致了肝肾亏虚的内因，外因于湿热或寒湿侵袭，导致“营卫俱微，三焦无所御”，最后形成了“身体羸瘦，独足肿大”的历节、黄汗。条文中的重点是提到了历节与黄汗的鉴别点，如出现“身体羸瘦，独足肿大，发热”，则是肝肾亏虚、湿热内阻之历节病；如出现“身体羸瘦，独足肿大，黄汗出，胫冷”，便是脾虚夹湿之黄汗病。其他鉴别点已在第 4 条中阐述。

病历节，不可屈伸，疼痛，乌头汤主之。（10）

乌头汤方：治脚气疼痛，不可屈伸。

麻黄、芍药、黄芪各三两，甘草三两（炙），川乌五枚（㕮咀，以蜜二升，煮取一升，即出乌头）。

上五味，㕮咀四味，以水三升，煮取一升，去滓，内蜜煎中更煎之，服七合。不知，尽服之。

【提问】如何理解此条所论述的乌头汤的组方思路?

【回答】本条论述寒湿性历节的证治。乌头与附子是同一物种的不同部位，乌头是毛茛科植物乌头的主根，附子是毛茛科植物乌头的侧根、子根。乌头的毒性非常大，一般都是用蜜炮制之后使用，可以降低它的毒性。仲景用乌头基本是为了止痛。乌头虽与附子取自同一物，但乌头没有回阳救逆的功效，回阳救逆必须用生附子才能起到效果，一般性温阳则用熟附子。本方与桂芍知母汤的结构基本相同，由于加入了乌头这一员“猛将”，所以将方中的术、附都去掉了。黄芪在方中“专通营卫二气，升而降，降而复升”，与桂枝可相互代替为用。两者之间也有一些不同，桂枝可逐营卫中邪气，但不能补益营卫之气；可以促使营卫之气流通，但不能疏通营卫的源头。《谏太宗十思疏》有言：“求木之长者，必固其根本；欲流之远者，必浚其泉源。”所以对于长期营卫不通的慢性疾病，还需要配合运用黄芪补益与疏通兼顾才行。

矾石汤：治脚气冲心。

矾石二两。

上一味，以浆水一斗五升，煎三五沸，浸脚良。

【提问】如何理解矾石汤对“脚气冲心”的证治?

【回答】古代讲的脚气与今天所说的脚气是不同的。古之脚气是小腿肿胀，今之脚气是足癣。文中说到“脚气冲心”，很多人不能理解，现代医学有一个病叫作“脚气性心脏病”，“脚气冲心”的表现应该就与其类似。“脚气冲心”的病机与奔豚相类似，都是水气上冲，但“脚气冲心”相对更严重一些。矾石之功重在治水，故泡脚以治“脚气冲心”。

《古今录验》续命方：治中风痱，身体不能自收持，口不能言，冒昧不知痛处，或拘急不得转侧。

麻黄、桂枝、当归、人参、石膏、干姜、甘草各三两，芎䓖一两五钱，杏仁四十枚。

上九味，以水一斗，煮取四升，温服一升，当小汗。薄覆脊，凭几坐，汗出则愈，不汗更服。无所禁，勿当风。并治但伏不得卧，咳逆上气，面目浮肿。

【提问】如何理解本条所言“中风痱”的病机？

【回答】条文中所言“中风痱，身体不能自收持，口不能言，冒昧不知痛处”，与本篇第2条所言“邪入于腑，即不识人；邪入于脏，舌即难言，口吐涎”相对应，属于中风重症，病机当属气血亏虚，风中脏腑。

【提问】如何理解《古今录验》续命方的适应证？

【回答】续命汤属于麻桂合剂，方子结构类似侯氏黑散，多用于虚人感受风邪，是以麻杏甘石汤和桂枝人参汤为底方加减的。本方有两方面功用，一是治疗与风邪相关的疾病，如本条所言虚实夹杂的中风偏枯重症，《备急千金要方》中的小续命汤即为本方去石膏、当归，加防风、防己、黄芩、芍药、附子；二是治疗呼吸系统相关疾病，煎服法中提到了“并治但伏不得卧，咳逆上气，面目浮肿”当属后面“肺胀病”范畴。由于病机相同，它们亦属“异病同治”的范畴。

《千金》三黄汤：治中风，手足拘急，百节疼痛，烦热心乱，恶寒，经日不欲饮食。

麻黄五分，独活四分，细辛二分，黄芪二分，黄芩三分。

上五味，以水六升，煮取二升，分温三服，一服小汗，二服大汗。心热加大黄二分，腹满加枳实一枚，气逆加人参三分，悸加牡蛎三分，渴加栝楼根三分，先有寒加附子一枚。

【提问】如何理解《千金》三黄汤的方证？

【回答】三黄汤是一个治疗伏风致病的非常好的方剂，现代临床多用于面神经炎、三叉神经痛的治疗。方中有麻黄、黄芩、大黄（见于加减法中），三阳经之药齐备；细辛、独活为少阴肾之引经药，故可引少阴经伏邪从三阳经而出。本方结构与侯氏黑散颇为相似，攻补兼施，既有麻黄、黄芩、细辛等祛邪之品，又有黄芪、人参、附子等补虚之用，多用于气虚兼伏邪致病。《本经疏证》论独活一药可下达于周身，虽非攻伐之品，却可将药物引于上部而治头面部疾病。

《近效方》术附汤：治风虚头重眩，苦极，不知食味，暖肌补中，益精气。

白术二两，附子一枚半（炮，去皮），甘草一两（炙）。

上三味，剉，每五钱匕，姜五片，枣一枚，水盏半，煎七成，去滓，温服。

【提问】如何理解《近效方》术附汤的方证？

【回答】本方与“痉湿暍病脉证治”篇中的白术附子汤相同，放在此处是补充历节一病的方治，也印证之前所言“痉湿暍病脉证治”与“中风历节病脉证并治”两篇多有相似之处，其方可互用。白术主肌，附子主骨，肌肉及骨骼疼痛都可以本方治之。白术补脾为后天，附子补肾为先天，本方也是先后天同调的处方。

崔氏八味丸：治脚气上入，少腹不仁。

干地黄八两，山茱萸、薯蓣各四两，泽泻、茯苓、牡丹皮各三两，桂枝、附子（炮）各一两。

上八味，末之，炼蜜和丸梧子大。酒下十五丸，日再服。

【提问】如何理解崔氏八味丸的方证？

【回答】崔氏八味丸就是仲景的肾气丸，治疗脚气入少腹。之前的条文中提及矾石汤治疗脚气入心，此处为入少腹。虽所言部位不同，但都属同类的疾病，病机基本相同。水气上冲是水气随火气之势而上逆，桂附可引火归原，壮阳光、消阴翳，同时方中三泻皆可直折上冲之水邪。

《千金》越婢加术汤：治肉极，热则身体脱津，腠理开，汗大泄，厉风气，下焦脚弱。

麻黄六两，石膏半斤，生姜三两，甘草二两，白术四两，大枣十五枚。

上六味，以水六升，先煮麻黄，去上沫，内诸药，煮取三升，分温三服。恶风加附子一枚，炮。

【提问】如何理解肉极之为病？

【回答】肉极为病证名，指肌肉痿弱困怠的疾患。《备急千金要方·脾脏》曰："凡肉极者，主脾也，脾应肉，肉与脾合，若脾病则肉变色。又曰：至阴遇病为肌痹，肌痹不已，复感于邪，内舍于脾。"除此之外，《备急千金要方》还记录了气极、脉极、筋极、骨极、精极，共六种病证。

【提问】如何理解《千金》越婢加术汤的方证？

【回答】越婢加术汤与桂芍知母汤是对方，所以同样可用于历节的治疗。桂芍知母汤属桂枝汤类方，善止痛兼以治水；越婢加术汤为麻黄汤类方，善治水兼以止痛。临床所见水肿患者用越婢加术汤效果较好。本方主治在肺，以麻黄宣肺，通调水之上源，加上白术、生姜等健脾利水，从而有利于脾气散精的功能，所以通过越婢加术汤调肺，也可间接治疗与脾主肌肉相关的肉极之症。

血痹虚劳病脉证并治第六

问曰：血痹病从何得之？师曰：夫尊荣人骨弱肌肤盛，重因疲劳汗出，卧不时动摇，加被微风，遂得之。但以脉自微涩，在寸口关上小紧，宜针引阳气，令脉和紧去则愈。（1）

【提问】如何理解血痹的病因、病机及治疗？

【回答】血痹与前一篇的历节皆有痹证表现，血痹病位主要在血分，历节则涉及气分与血分。“夫尊荣人骨弱肌肤盛”，尊荣人指那些生活比较富裕、常食大鱼大肉却不爱运动的人士。这类人的特点就是骨弱、肌肤盛，但并不是说只有尊荣人才会出现这样的问题。“骨弱肌肤盛”是本条病机的重点，骨弱是少阴肾虚的表现，肌肤盛是痰湿重、太阴脾虚的表现。“疲劳汗出，卧不时动摇”是说汗出之时腠理开泄，睡觉的时候翻来覆去，很容易被风邪侵袭。血痹病的外因就是风邪，可能是风寒或以风邪为主的合邪。从下一条描述的身体不仁、麻木等症状分析，一般邪在卫分是不会出现这些症状的。

“脉微涩”表示患者身体本来就有一些问题存在。“微”是阳气虚，提示少阴不足；“涩”是血不畅，提示太阴痰湿。“关上小紧”是风邪侵袭的脉象表现。说明血痹病和前面几篇的疾病一样，都是内外因共同作用而为病。治疗方法以针刺使“脉和”则解。“脉和”是指阴阳相合，血痹病的主要问题在于血中阳气不足，导致阴阳不能和合，针刺则可引阳气出表而达到阴阳和合的目的。若是用药，则可选择下一条文中的黄芪桂枝五物汤。

血痹，阴阳俱微，寸口关上微，尺中小紧，外证身体不仁，如风痹状，黄芪桂枝五物汤主之。(2)

黄芪桂枝五物汤方：

黄芪三两，芍药三两，桂枝三两，生姜六两，大枣十二枚。

上五味，以水六升，煮取二升，温服七合，日三服。一方有人参。

【提问】如何鉴别血痹与风痹?

【回答】与第1条相比，本条的病情要更严重。“尺中小紧”比“关上小紧”的病位更为深入，且第1条以针刺引阳气解，本条需服汤药解病。“如风痹状”说明风痹与血痹有许多相似之处，需加以鉴别。血痹的特殊之处在于有肌肤、身体麻木不仁的症状，风痹则没有。

【提问】如何理解黄芪桂枝五物汤的方证?

【回答】黄芪桂枝五物汤是桂枝汤去甘草加黄芪、生姜组成。去甘草主要是去其甘缓之效，使方子更利于祛邪外出。加生姜也是基于加强祛邪之力的考虑，加黄芪则是加强阳气出表的作用。黄芪桂枝五物汤以桂枝汤为底方，也保留了桂枝汤和阴阳、调营卫的作用，直接针对血痹“阴阳俱微”的病机特点。黄芪桂枝五物汤在临床的适用范围比较广泛，身体各部的麻木不仁都可以用到，还可用于中风后遗症。后世的补阳还五汤也是在本方的基础上发挥而来的。

夫男子平人，脉大为劳，极虚亦为劳。(3)

【提问】如何理解本条描述的虚劳脉象？

【回答】《素问·阴阳应象大论》曰："形不足者，温之以气；精不足者，补之以味。"虚劳的脉象要借助伤寒六经学说来理解，一般见于三阴。"脉大"是指太阴虚劳，也就是气不足；"极虚"则是少阴虚劳，也就是精不足。两者一为先天，一为后天。"平人"指患者尚未出现症状，但是脉诊时可以发现脉象已经先于身体出现问题，此时当迅速调养，防病于未然。

【提问】虚劳的条文中为何特别强调男子？

【回答】首先要知道女子与男子的区别。女子"二七而天癸至，任脉通，太冲脉盛，月事以时下，故有子"，调养的重点在于肝肾，具体包括天癸、任脉、太冲脉、肝血、肾气等。男子"二八，肾气盛，天癸至，精气溢泻，阴阳和，故能有子"，调养的重点在于阴阳和，故而本条文专门强调是男子。

本篇只讲了两条血痹的内容，后面的条文都在讲述虚劳病。我们应从虚劳病条文中学会如何使用补法。现代教材中对补法的介绍比较简单：气虚用四君子汤，血虚用四物汤，气血两虚用八珍汤，阴虚用地黄丸，阳虚用肾气丸。这样运用补法在临床中经常会碰到虚不受补的情况，说明临床很难碰到单纯的虚证。本篇便是讲述如何辨证处理各种情况下的虚劳。虚劳并不等于虚证。

男子面色薄者，主渴及亡血，卒喘悸，脉浮者，里虚也。（4）

【提问】如何理解本条描述的主症及脉象？

【回答】"面色薄，主渴及亡血"是太阴虚劳的表现，渴与亡血俱在，揭示病性虚实夹杂，这里的"渴"可能是一种虚热的表现，而不是需用石膏的那种阳明实热。“卒喘悸”是少阴虚劳的表现。结合以上两大症状，这与现在许多肺心病患者的表现非常相似。“脉浮者，里虚也”提示虚劳患者容易出现虚性亢奋，脉象表现为浮而无力，可能还伴见微数。

男子，脉虚、沉、弦，无寒热，短气，里急，小便不利，面色白，时目瞑，兼衄，少腹满，此为劳使之然。（5）

【**提问**】如何理解本条描述的主症及脉象？

【**回答**】若脉大而弦，考虑太阴脾虚伴肝旺之证；脉虚而沉，则考虑少阴肾虚之证。“小便不利，目瞑”都是少阴虚劳的表现。少阴虚则精气不足，脑部失养就会有眩晕。肾司二阴，肾之精气不足就会小便不利。“无寒热”是说没有外感及外来邪气因素的影响。“衄”是虚热上扰的表现。

劳之为病，其脉浮大，手足烦，春夏剧，秋冬差，阴寒精自出，酸削不能行。（6）

【**提问**】如何理解虚劳与季节的关系？

【**回答**】虚劳还会出现“手足烦”的症状，此为阴虚生内热的表现，而四肢属太阴，是中气不足所产生的虚热。春夏阳气盛，故而虚热加重。秋冬阴气盛，所以阴虚内热的表现会得到一定程度的缓解。但此时会出现新的症状，即“阴寒精自出”，就是男性会阴处出现冰凉感，还会伴见遗精。这是属于少阴虚劳的表现。“酸削不能行”则属于太阴虚劳的表现。春夏之证可以用桂枝加龙骨牡蛎汤来治疗，也可以用酸枣仁汤或是二加龙骨牡蛎汤。秋冬之证可用桂枝加龙骨牡蛎汤或是天雄散来治疗。

男子，脉浮弱而涩，为无子，精气清冷。（7）

【**提问**】如何理解本条描述的主症？

【回答】本条属于男性不育症的范畴，由少阴肾阳不足所致。条文中没有明确地描述患者的症状，反推应该是有遗精、性功能下降等。可用后文中的天雄散作为主方治疗。

夫失精家，少腹弦急，阴头寒，目眩，发落，脉极虚芤迟，为清谷，亡血，失精。脉得诸芤动微紧，男子失精，女子梦交，桂枝加龙骨牡蛎汤主之。(8)

桂枝加龙骨牡蛎汤方:《小品》云：虚弱浮热汗出者，除桂，加白薇、附子各三分，故曰二加龙骨汤。

桂枝、芍药、生姜各三两，甘草二两，炙大枣十二枚，龙骨、牡蛎各三两。

上七味，以水七升，煮取三升，分温三服。

【提问】如何理解本条虚劳的主症、脉象及方证？

【回答】本条讲述虚劳的证治，前面讲述了多条虚劳表现及病因病机等，归纳来看虚劳多在太阴、少阴二经表现，当然也有厥阴虚劳，但情况较少见。

“失精家”指长期遗精的患者。“少腹弦急”是肾阳不足造成的少腹部拘急疼痛，一般女性较为多见。“阴头寒”是指男性生殖器龟头发凉，是肾阳亏虚至极的表现，甚者可能会出现缩阴症，一旦如此，生命就危在旦夕了。之前条文解读过“目眩”，主要是少阴虚、精气不充于脑而造成的。“发落”亦纠于肾，发为血之余，掉发严重也是肾气亏虚及血虚的表现。“脉极虚”是少阴虚劳，“脉芤迟”是太阴虚劳。本条症状以脾肾两虚为主，后面的“清谷，亡血”都是脾虚症状，“失精”则是肾虚的症状。“诸芤动微紧”是君火妄动而反应于脉象之上。君火妄动就会心猿意马，性欲亢进，出现“男子失精，女子梦交”，进而加速消耗体内的精气。“紧”则是内有水邪的表现。本条所论虚劳并非单纯的阴虚或是阳虚，它属于阴阳俱虚的范畴。若是单独补阳则会使得整体状态更加亢进，单独补阴则会使得阳虚状态难以恢复。治疗上应先促进阴阳和合，控制体内的龙雷之火，后续再图谋进补。

针对以上病机，方用桂枝加龙骨牡蛎汤。桂枝汤本是促阴阳和合之方，加龙骨可引火入土中，牡蛎可引火入水中。女子梦交是一种很奇怪的病，患者会口述入梦后与人性交或与死去之人性交。笔者在临证中用桂枝加龙骨牡蛎汤治疗，效果非常好。

天雄散方：

天雄三两（炮），白术八两，桂枝六两，龙骨三两。

上四味，杵为散，酒服半钱匕，日三服，不知，稍增之。

【提问】天雄与附子、乌头同源所生，如何区别？

【回答】天雄与附子、乌头同为一物所取，是毛茛科植物乌头形长而细的块根。乌头是最初种下的母根，附子则是乌头的侧根、子根，生于乌头旁侧。如果块根其形细长，乃至三四寸者，就叫作天雄。

【提问】如何理解天雄散的方义？

【回答】本方天雄主入少阴肾经，桂枝主入少阴心经，中有白术入脾经，复加龙骨使心肾相交。全方用药偏于温热，主治方向为少阴肾；而桂枝加龙骨牡蛎汤温性柔和，主治方向为太阴脾。上一条文已讲，桂枝加龙骨牡蛎汤促进阴阳和合，没有太多补虚之意，而是通过和法达到心肾相交、节制性欲的目的。天雄散温阳作用强，有进补之意，所以可使性欲更加亢进。两方宜交替使用，养用结合可使此病得愈。

后世也有一个方子可以治疗虚劳失精，即《冯氏锦囊秘录》中记载的全真一气汤。方中生脉饮主心，熟地黄、附子主肾，白术主脾，复加牛膝以交通心肾。全方虽有收敛之性，但仍保留附子之力，虽温阳却有五味子、牛膝、生脉饮以阳中求阴，针对虚劳失精最为合适。

男子平人，脉虚弱细微者，喜盗汗也。（9）

【提问】如何理解本条描述的主症及治疗？

【回答】此处应跳过第8条来讲。第8条是虚劳的证治条文，而第3条至第12条都是在反复论述虚劳的一些症状表现、病因病机等。之前第6条提到虚劳的表现有一定的季节性，此处盗汗属阴虚内热之症，应该是春夏季居多，方选桂枝加龙骨牡蛎汤较为合适。

人年五六十，其病脉大者，痹侠背行，若肠鸣，马刀侠瘿者，皆为劳得之。（10）

【提问】如何理解本条描述的主症？

【回答】前面的条文中都只强调是男子，并未强调年龄。本条起首先言“人年五六十”，意即患者年龄已经进入少阴阶段。由此反推，前几条所描述的可能多是青壮年男性为主。“痹侠背行”是描述夹脊穴所在的整个背部都有疼痛的感觉，这个部位与督脉的巡行位置相近，也是少阴虚劳所表现的症状位置。“肠鸣”提示其人太阴虚，所以会出现痰核凝结于颈项、腋下，也就是“马刀侠瘿”。

脉沉小迟，名脱气，其人疾行则喘喝，手足逆寒，腹满，甚则溏泄，食不消化也。（11）

【提问】如何理解本条描述主症、病机及治疗？

【回答】“脱气”主要表现为喘喝、手足逆寒、腹满、溏泄、食不消化，可以看出是较为明显的太阴脾阳虚症状。“脱气”与气陷、气坠的病机相似，属太阴虚劳范畴，可考虑用下文的黄芪建中汤或后世的补中益气汤为主方治疗。

脉弦而大，弦则为减，大则为芤，减则为寒，芤则为虚，虚寒相搏，此名为革；妇人则半产漏下，男子则亡血失精。（12）

【提问】如何理解本条描述的主症、脉象及证治？

【回答】弦脉也可主虚劳，且弦脉虚劳比浮脉、大脉所主虚劳更加严重。“弦则为减”提示脉浮取为弦紧象，沉取重按就慢慢减弱。弦而有力之脉是少阳肝胆之脉象，弦而无力之脉是厥阴肝之脉象。“大为芤”是浮大而中空的脉象，是因虚而外越提示太阴虚。两种脉象同时具备则称为“革”，女子见革脉主半产、漏下，男子见革脉则主亡血失精。后面“惊悸吐衄下血胸满瘀血病脉证治”篇中亦有相关条文，与本条基本相同。在“妇人杂病脉证并治”篇中，温经汤与旋覆花汤两方为此证主方。通常我们将温经汤视为厥阴病主方，所以本条文以及与妇人半产漏下有关的部分可以归入厥阴虚劳范畴。而男子亡血失精在第 8 条中有明确论述，当属太阴、少阴虚劳范畴，可用桂枝加龙骨牡蛎汤治疗。

虚劳里急，悸，衄，腹中痛，梦失精，四肢酸疼，手足烦热，咽干，口燥，小建中汤主之。（13）

小建中汤方：

桂枝三两（去皮），甘草二两（炙），大枣十二枚（擘），芍药六两，生姜三两，胶饴一升。

上六味，以水七升，煮取三升，去滓，内胶饴，更上微火消解，温服一升，日三服。呕家不可用建中汤，以甜故也。

【提问】如何理解本条描述的主症及主方？

【回答】本条亦有失精表现，此处为一过性失精，与第 8

条“失精家”相比病情较轻。条文中肾虚之象不显，脾虚之症更多，应以太阴虚劳为主。里急、腹中痛为脾阳不足的表现，手足烦热、咽干、口燥为脾虚生热的表现。故而本条文病位主在太阴，以太阴阳虚为本，故不属寒热错杂的范畴。虚劳的根本在于阴阳不合，寒热错杂也是阴阳不合的一种表现。临证中处理中焦寒热错杂常用半夏泻心汤，小建中汤治疗的是太阴虚劳伴见寒热现象，半夏泻心汤则是治疗寒热、虚实夹杂的痞证，属太阴阳明合病范畴。

【提问】太阴虚劳有何特点？

【回答】太阴虚劳有两个特点：一是太阴少阴同损，两经症状皆有，但以太阴症状为主；二是伴见寒热错杂现象。《伤寒论》第100条云：“伤寒，阳脉涩，阴脉弦，法当腹中急痛者，先与小建中汤；不差者，小柴胡汤主之。”从条文中可以看出治疗腹部急痛有两种方证，即小建中汤与小柴胡汤。从脉象分析，小建中汤应是浮大的太阴虚劳脉，小柴胡汤应是弦紧的少阳脉。仲景如此书写条文，说明二者在临床中不是太好鉴别，只能先用小建中汤试看疗效，不行再换用小柴胡汤。尤在泾亦点评过小建中汤：“欲求阴阳之和者，必求于中气；求中气之立者，必以建中也。”在后世，李东垣对建中汤之法进行了发挥，创立了补中益气汤。

【提问】如何理解“呕家不可用建中汤，以甜故也”？

【回答】小建中汤中的饴糖是重中之重。《本经疏证》中有言：“是故桂枝加芍药汤，无饴糖即不名建中；桂枝加黄芪汤，不加芍药不用饴糖，即不名黄芪建中；而蜀椒、干姜、人参协以饴糖即名大建中，是知建中固以饴糖得名耳。”呕家指胃肠功能极差的患者，可能长期出现腹胀等表现，如同

“中满者忌甘草”，所以这种情况一般不用含有饴糖的小建中汤。

虚劳里急，诸不足，黄芪建中汤主之（于小建中汤内加黄芪一两半，余依上法。气短胸满者加生姜；腹满者去枣，加茯苓一两半；及疗肺虚损不足，补气加半夏三两）。（14）

【提问】如何理解本条描述主症、主方及加减？

【回答】《本经疏证》中述黄芪“专通营卫二气，升而降，降而复升”“直入中土而行三焦，故能内补中气”。小建中汤是建立中州之用，补充能源积蓄于中，现在需要将能源调动到需要的地方，就不得不依靠黄芪。黄芪将小建中汤蕴含的能量输送到更多的地方，扩大小建中汤可作用的范围。能达到这一目的的药物还有麻黄、川芎等。关于加减化裁，加入生姜是加强行气、调气作用，以解胸满气短；加入茯苓则是为利水、消腹满；至于“补气加半夏”一说，很多人对此不理解或是以为谬误，事实上半夏助肺宣发肃降，排除肺中痰湿之邪，结合黄芪建中汤中其他药物，兼有祛邪之意，故可协同加强补肺气之功效。

虚劳，腰痛，少腹拘急，小便不利者，八味肾气丸主之。（15）

肾气丸方：

干地黄八两，山药、山茱萸各四两，泽泻、丹皮、茯苓各三两，桂枝、附子（炮）各一两。

上八味末之，炼蜜和丸梧桐子大，酒下五十丸，加至二十丸，日再服。

【提问】如何理解本条描述的主症及主方？

【回答】“腰痛、少腹拘急、小便不利”都是少阴肾的表现。前两条主要讲述太阴虚劳如何进补，本条讲述少阴虚劳的进补方法。开篇提及“形不足者，补之以气，精不足者，补之以味”。八味肾气丸中山药补脾，山茱萸补肝，地黄补肾，为三补；茯苓、泽泻、牡丹皮为三泻。大家知道过用补益药物很容易出现“上火”等不良反应，本方三补、三泻之药同存，就可以避免“上火”。同时三泻之药还可作为引经之品，使补药顺利到达到少阴肾的位置。方中用少许温阳药，取“阴中求阳”之意，体现了在补阴基础上扶阳的缓补之法。这种阴阳同补之法用于少阴虚劳更为恰当，符合中医“急则温之，缓则补之”的治疗原则。肾气丸主要用于补肾气，补肾精之力略显不足，后世医家张景岳在肾气丸之上延伸发挥出左归丸、右归丸，可做到精气同补。肾气丸的变方也是特别多，如六味地黄丸、杞菊地黄丸、都气丸、济生肾气丸、麦味地黄丸、知柏地黄丸等。肾气丸的应用范围也特别广泛，仅在《金匮要略》一书中，就可用于脚气、虚劳、消渴、转胞多个方面。

虚劳，诸不足，风气百疾，薯蓣丸主之。(16)

薯蓣丸方：

薯蓣三十分，当归、桂枝、曲、干地黄、豆黄卷各十分，甘草二十八分，人参七分，芎䓖、芍药、白术、麦门冬、杏仁各六分，柴胡、桔梗、茯苓各五分，阿胶七分，干姜三分，白蔹二分，防风六分，大枣百枚(为膏)。

上二十一味，末之，炼蜜和丸，如弹子大，空腹酒服一丸，一百丸为剂。

【提问】如何理解本条描述的主症及主方?

【回答】薯蓣丸的药味特别多，里面基本包括了八珍汤、柴胡桂姜汤，组方架构与侯氏黑散有相似之处。薯蓣丸与肾气丸正好相对应。肾气丸主补少阴，薯蓣丸主补太阴，《本经疏证》言："薯蓣丸，肺脾之剂。肾气丸，肺肾之剂。"也有人把薯蓣丸叫作脾气丸，把肾气丸叫作地黄丸。薯蓣丸主要用于太阴虚劳，因为治疗虚劳的第一要务不是补阴或补阳，而是要使阴阳和合。阴阳和合的重点就在于调中焦。薯蓣丸的结构组成有八珍汤、柴胡桂姜汤，佐以祛风药，再加入神曲、豆黄卷加强脾胃运化；桔梗、杏仁调平升降，仍着意于调肺助脾。因此方服用时间较长，需补运合用才能真正实现"治中焦如衡，非平不安"的目的。薯蓣丸也是笔者在临证时调中焦及太阴之常备方剂。

虚劳，虚烦，不得眠，酸枣仁汤主之。（17）

酸枣仁汤方：

酸枣仁二升，甘草一两，知母二两，茯苓二两，芎䓖二两。

上五味，以水八升，煮酸枣仁，得六升，纳诸药，煮取三升，分温三服。

【提问】酸枣仁汤与黄连阿胶汤、栀子豉汤如何区别？

【回答】首先明确，方中的酸枣仁与酸枣并不是同一药物。《本经疏证》中特意强调："酸枣泄而仁能补。"所以两者的作用完全相反。失眠也是虚劳较为常见的一个症状，酸枣仁汤和黄连阿胶汤均能治疗"心烦不得眠"。黄连阿胶汤主治"少阴病，得之二三日以上，心中烦，不得卧"。黄连阿胶汤证虚在肾阴，酸枣仁汤证虚在肝血，一个主要矛盾在心与肾，另一个主要矛盾在心与肝。方中川芎能交通心与肝；茯苓则有下行之效，能与川芎形成升降之势；知母则可以滋肾水以除虚火之烦。本方也常与栀子豉汤作鉴别。栀子豉汤证为实烦，常出现在汗、吐、下后，尚有余邪作祟。栀子是直折三焦火邪的药物，消除的是实烦。酸枣仁汤则是针对内生的虚火，运用的是补法。

五劳，虚极羸瘦，腹满，不能饮食，食伤，忧伤，饮伤，房室伤，饥伤，劳伤，经络营卫气伤，内有干血，肌肤甲错，两目黯黑，缓中补虚，大黄䗪虫丸主之。（18）

大黄䗪虫丸方：

大黄十分（蒸），黄芩二两，甘草三两，桃仁一升，杏仁一升，芍药四两，干地黄十两，干漆一两，虻虫一升，水蛭百枚，蛴螬一升，䗪虫半升。

上十二味，末之，炼蜜和丸小豆大，酒饮服五丸，日三服。

【提问】如何理解本条文的方证？

【回答】条文当分为两段来看，一是“五劳，虚极羸瘦，腹满，不能饮食”，当属太阴脾虚范畴，治疗当用缓中补虚之法，选方可用前面讲到的建中汤、薯蓣丸等。二是“食伤，忧伤，饮伤，房室伤，饥伤，劳伤，经络营卫气伤，内有干血，肌肤甲错，两目黯黑”，当属虚实夹杂之证。分析大黄䗪虫丸组方，它是由黄芩汤合抵当汤加减而来。䗪虫就是现在药房中的土鳖虫，多用于虚证瘀血，如在下瘀血汤中用于治疗产后瘀血腹痛。从条文来看，主症类似于晚期癌症患者的表现，所以笔者在临证中常用大黄䗪虫丸治疗肝癌患者，即厥阴虚劳伴见瘀血的病症。厥阴之邪往往深伏体内，需要通过少阳这一通道透达而出，所以方中包含黄芩汤。本方的多数药物剂量较小，唯有地黄用到十两，大剂量的地黄才有活血化瘀的作用。方中没有用常规的补益药物，但实践证明本方确有虚劳补益之效。事实上对于癌症患者，单纯用八珍汤、十全大补汤一类补益方药往往很难奏效，这就是我们常说的“虚不受补”。因为有瘀血阻滞，气血不能经络营卫，只有用大黄䗪虫丸这一类攻补兼施之剂，才能破解干血虚劳之势。

附方

《千金翼》炙甘草汤：治虚劳不足，汗出而闷，脉结悸，行动如常，不出百日，危急者十一日死。

甘草四两（炙），桂枝、生姜各三两，麦门冬半升，麻仁半升，人参、阿胶各二两，大枣三十枚，生地黄一升。

上九味，以酒七升，水八升，先煮八味，取三升，去滓，内胶消尽，温服一升，日三服。

【提问】如何理解本条文的方证？

【回答】炙甘草汤与桂枝汤同法，其中治疗心肾药物皆备，阴阳兼顾，气血同调，当属调理少阴虚劳的代表方剂。其中桂枝甘草汤属于阳性结构，地黄、阿胶属于阴性结构，本方经加减后，可如桂枝汤般刚柔并用。用刚则增加桂、甘、附等阳性药物的用量，或是减少地黄、阿胶等阴性药物用量，用柔则相反之。“肺痿肺痈咳嗽上气病脉证治”篇中也记载了炙甘草汤的适用范围：“治肺痿涎唾多，心中温温液液者。”

【提问】如何理解本条文水酒同煎的煎服方法？

【回答】本方在煎服中需要用酒七升、水八升，酒在本条煎服法中到底起到什么作用呢？《本经疏证》指出：“以酒煎服者，补阴剂中，以此通药性之迟滞；散寒剂中，以此破伏寒之凝结。以酒下丸者，行补药之滞，通邪气之结，逐隧道之涩，和血脉之壅。以酒洗药者，欲其过而不留，去病而不伤正；随补药驱邪，仍不伤正。用于鳖甲煎丸、下瘀血汤则破癥坚邪气，去癥瘕积血。”

肺痿肺痈咳嗽上气病脉证治第七

《金匮要略》可以简易划分为三大部分。第一部分为第1篇到第5篇，所介绍的疾病大多还有表证存在，用药也偏向于解表。第二部分则是由第6篇到第11篇组成，这部分明显是内科病证。第三部分则是后面的气、血、水代谢类疾病和杂病。本篇讲的是内科病证中的呼吸系统疾病，之后则逐步讲述心血管系统及消化系统疾病等。本篇中所提及的方剂，其中组方原则概括了全部呼吸系统内容的重点。

问曰：热在上焦者，因咳为肺痿。肺痿之病，何从得之？师曰：或从汗出，或从呕吐，或从消渴，小便利数，或从便难，又被快药下利，重亡津液，故得之。曰：寸口脉数，其人咳，口中反有浊唾涎沫者何？师曰：为肺痿之病。若口中辟辟燥，咳即胸中隐隐痛，脉反滑数，此为肺痈，咳唾脓血。脉数虚者，为肺痿；数实者，为肺痈。（1）

【提问】文中言“重亡津液”，为何又出现“反有浊唾涎沫”呢？

【回答】本条为全篇总述，以问答形式详细地讲解了肺痿的病机及肺痿与肺痈的区别。这一段话的核心在于“重亡津液”四个字上，汗出、呕吐、消渴等都只是为了引出它。除了文中所涉及的内容以外，还有火攻法或是其他的方式也能导致“重亡津液”。

这里中存在一处矛盾，文中先言“重亡津液”，又言“口中反有浊唾涎沫”。既然津液不足，又怎么会有多余的浊唾涎沫呢？中医认为人体中的水液分为真水和废水两种。《素问·经脉别论》中说道：“饮入于胃，游溢精气，上输于脾，脾气散精，上归于肺，通调水道，下输膀胱，水精四布，五经并行。”喝下去的水不能马上被人体利用，必须先经过上述过程化为真水，才能被人体利用起来。没有经过这一系列过程的水都是废水，不能为人体所用，更不能达到解渴的目的。此处的“浊唾涎沫”就是痰液式的废水。这是因为肺脾功能不足，没能完成真水循环的过程。患者可能不只有“浊唾涎沫”，甚至可能有口干口渴，类似于五苓散证的口渴而不欲饮。

【提问】肺痿、肺痈如何鉴别？其各有何特点？

【回答】开篇谈及肺痿是热在上焦，但除了脉数以外基本未见热象；肺痈则“口中辟辟燥”“脉反滑数”，热象明显。肺痿与肺痈病性不同。肺痿主要是气阴两虚，继而产生虚热，所以热象不显，脉数也是虚数脉，重按必定无力。肺痈为实性病变，脉象滑数且重按有力，痰热之邪壅塞于肺，所以热象明显。条文中说了“咳唾脓血”，但千万不要认为只要是肺痈一定会有咳唾脓血的症状，后面的条文中会提及，咳唾脓血的阶段基本处于肺痈的晚期，是病情非常危急的表现。早期的肺痈并不会有咳唾脓血的表现。

肺痿的核心在于气阴两虚，阴虚偏重的肺痿疾病类似于现代医学中的肺结核，有比较大的形质结构上的改变。而气虚型的肺痿类似于现代医学中的一些引起肺功能下降的肺不张类疾病，如尘肺、硅肺、肿瘤等。肺痈则要分期看待，早期的肺痈更像感染性疾病，后期则类似于现代医学中的支气管扩张。

问曰：病咳逆，脉之，何以知此为肺痈？当有脓血，吐之则死？其脉何类？师曰：寸口脉微而数，微则为风，数则为热，微则汗出，数则恶寒，风中于卫，呼气不入；热过于荣，吸而不出；风伤皮毛，热伤血脉；风舍于肺，其人则咳，口干喘满，咽燥不渴，多唾浊沫，时时振寒。热之所过，血为之凝滞，蓄结痈脓，吐如米粥。始萌可救，脓成则死。（2）

【提问】肺痈该如何分类？其各类型有何特点？该选何方治疗？

【回答】本条详细讲述了肺痈的病因及病机，同时也叙述了肺痈的分期。“当有脓血，吐之则死”对应了上一条中讲述的“吐脓血”，这已经是肺痈晚期的症状了。“寸口脉微而数，微则为风，数则为热”，说明肺痈的核心是风与热，后文中的风与热也用来代指表与里。“汗出、恶寒”说明还有表证的存在。“风中于卫，呼气不入”，提示病位趋于表，呼吸也会呈现出呼气多而吸气少。“热过于荣，吸而不出”，提示病位趋于里，呼吸变为吸气多而呼气少。“风伤皮毛，热伤血络”，这两句也是继续讲述表里的问题。风重表证型肺痈的临床表现为“咳，口干，喘满，咽燥，不渴，多唾浊沫，时时振寒”，此时脓尚未形成，但若是不经治疗，最终也会慢慢形成脓血蓄结的局面。热重里证型肺痈则表现为“血为之凝滞，蓄结痈脓，吐如米粥”，此时脓已形成，蓄结在内，病情已经非常严重了。“始萌可救，脓成则死”，说明刚出现痈脓之时还有一线生机，若是不赶紧治疗，待脓成后在古代医疗条件下就没有救治的办法了。后文中的葶苈大枣泻肺汤便是用于风重型肺痈，桔梗汤用于热重型肺痈，《千金》苇茎汤则用于两者中间的阶段。

上气，面浮肿，肩息，其脉浮大，不治；又加利，尤甚。(3)

上气，喘而躁者，属肺胀；欲作风水，发汗则愈。(4)

【提问】文中“上气”有何特点？其病机如何？该选用何方治疗？

【回答】第3条的“脉浮大”肯定不是壮实之人或是实证的那种浮大，应该是重按无根的浮大、浮散之脉。无根脉象同时伴有“肩息”，是患者阳气欲脱于上的征兆。“又加利尤甚”，此类患者往往很想大小便，但这时千万不能让患者如厕，因为这是阴欲下利而脱的征兆，阴阳离决的征象已经出现了。患者的情况十分危急，可以用通脉四逆汤回阳救逆。

第3条、第4条都是上气，但两者情况完全不同。从第4条中可以看出汗法应该是上气的正治之法、常规治法，第3条写在前面就是为了提醒读者用汗法治上气是可行的，但要警惕有禁忌证存在。如果发现患者有阴阳离决表现，万万不可再按常规用汗法，否则只会加速患者的病情恶化。阴阳离决的患者可能会冷汗不绝，此时不但不能发汗，还要帮助患者止住冷汗。除通脉四逆汤外，医生也可用桂枝龙骨牡蛎去蜀漆救逆汤或是《医学衷中参西录》中的既济汤、来复汤等。

肺痿，吐涎沫而不咳者，其人不渴，必遗尿、小便数。所以然者，以上虚不能制下故也。此为肺中冷，必眩，多涎唾，甘草干姜汤以温之。若服汤已渴者，属消渴。(5)

甘草干姜汤方：

甘草四两（炙），干姜二两（炮）。

上㕮咀，以水三升，煮取一升五合，去滓，分温再服。

【提问】如何理解甘草干姜汤治疗肺痿？本条如何体现中医治疗呼吸系统疾病的常用组方原则？

【回答】本条首出方治，甘草干姜汤中的两味药都是针对脾胃的药物，它也是培土生金的代表方剂。从另一层面来看，肺、脾皆属于太阴，而甘草、干姜也都是入太阴的药物，肺脾同调。后文中会提到用炙甘草汤治疗肺痿，上一篇中亦有提及炙甘草汤治疗虚劳。如此看来，肺痿亦是属于太阴虚劳的一种表现。现代药理学分析，干姜的作用主要是减少腺体的分泌，与本病的“吐涎沫”正好匹配。第1条讲“其人咳，口中反有浊唾涎沫”，本条为“吐涎沫而不咳”。“不咳”其实是尚未影响到肺的宣发肃降功能，说明“吐涎沫”之水液多从脾来，用甘草干姜汤温养太阴足以治疗。若是咳，说明已经影响到了肺，甘草干姜汤需要加一些药物才能治疗，如小青龙汤。此处也可引申出中医治疗呼吸系统疾病的组方用药原则：第一大类药物是司脾的药物，如甘草干姜汤；第二大类药物则是司肺的药物，如用麻黄、杏仁等调整肺升降；第三大类则是处理寒热的药物，像小青龙汤适用于寒饮证咳嗽，遇到热象时需要加石膏或是更换为后文中的越婢加半夏汤。

【提问】怎么理解后文的“属消渴”？原因是什么？

【回答】文中“上虚”指肺脾虚，两者不能完成“脾气散精”“通调水道”的功能而出现小便数、遗尿等表现。“眩”是痰在上壅塞清窍所导致，此是无形之痰，而非能被看到的“涎沫”这一类有形之痰。还有一种情况是“服汤已渴者，属消渴”指的是中消，病机为胃热，本应用石膏、知母一类寒凉性药物，现在用甘草干姜汤类温热性药物，明显是用反了。

咳而上气，喉中水鸡声，射干麻黄汤主之。（6）

射干麻黄汤方：

射干十三枚（一法三两），麻黄四两，生姜四两，细辛、紫菀、款冬花各三两，五味子半升，大枣七枚，半夏（大者，洗）八枚（一法半升）。

上九味，以水一斗二升，先煮麻黄两沸，去上沫，内诸药，煮取三升，分温三服。

【提问】如何理解射干麻黄汤的组方思路？

【回答】“喉中有水鸡声”已经不再是单纯性咳嗽，而是哮喘。治疗咳嗽上气的标准用方应该是小青龙汤，治脾药、治肺药及寒热药皆齐备。对比射干麻黄汤与小青龙汤，射干麻黄汤用了麻黄加生姜的组合，小青龙汤中则用了麻黄加干姜、白芍。白芍可以制约麻黄浮越发散的作用，射干麻黄汤中不止去了白芍，而且将干姜换为生姜，更加强了发散的力度，所以射干麻黄汤的发散力量要强于小青龙汤。射干在方中第一大作用为降气，《黄帝内经》云：“肺苦气上逆，急食苦以泻之。”射干味苦主降，可降上逆之气。第二大作用是开结，《本经疏证》云：“且其声不他似，独似水鸡，则决可知为气与水阻矣。……然号无邪而实有饮，谓涉虚尚属实，终不能不仗射干降气开结之猛力……故治此病，以加射干开结下水为上也。”上一条中讲述了呼吸系统疾病组方的三大类药物：治脾药、治肺药、寒热药。第四类药物就是通道药，例如具有开结功效的射干。射干麻黄汤中有大枣、生姜、半夏司脾，麻黄、紫菀、款冬花、五味子司肺，本条是用麻黄、细辛等温性药物治疗寒饮咳喘。三类药物齐备后，而射干作为第四类药物，发挥开结作用，打开、维持通道，可使津液运行，痰饮消退。射干如同一名“先锋官”在前方肃清道路，好让后方麻黄等“大部队”药物可以顺利通行，发挥应有的力量。

【提问】用射干麻黄汤后如何收尾？

【回答】射干麻黄汤用了麻黄配生姜的组合，发散力量非常强。我们知道，小青龙汤发散力量就很强，一般不可久用，而发散力更强的射干麻黄汤亦是如此。待处理患者的急性期症状之后要赶紧更换处方，可更换为苓甘五味姜辛汤或是八味肾气丸等。

在抗击新冠疫情的过程中，清肺排毒饮发挥了巨大的作用。该方由麻杏石甘汤、射干麻黄汤、小柴胡汤、五苓散组成，其中治脾药、治肺药、寒热药、通道药四者兼备，是治疗呼吸系统疾病非常好用的一个处方，但也不宜久用。

咳逆上气，时时唾浊，但坐不得眠，皂荚丸主之。（7）

皂荚丸方：

皂荚八两（刮去皮，用酥炙）。

上一味，末之，蜜丸梧子大，以枣膏和汤服三丸，日三、夜一服。

【提问】如何理解皂荚丸？为什么这里不用甘草调和诸药而选用大枣？

【回答】皂荚也可属于通道药，具有化痰、利水的功效。皂荚化痰的力量非常强，但本身刺激性也比较大，所以必须用枣膏调服，顾护脾胃。医生平时调和脾胃、调和药物多用甘草，为什么此处不用？痰饮为病时，医生常会嘱咐患者不要吃甜食，因为甜食非常滋腻，即“甘令中满”，所以要用大枣代替甘草。

咳而脉浮者，厚朴麻黄汤主之。（8）

厚朴麻黄汤方：

厚朴五两，麻黄四两，石膏如鸡子大，杏仁半升，半夏半升，干姜二两，细辛二两，小麦一升，五味子半升。

上九味，以水一斗二升，先煮小麦熟，去滓，内诸药，煮取三升，温服一升，日三服。

【提问】厚朴麻黄汤与小青龙汤有何异同？临床上该如何使用？厚朴麻黄汤与射干麻黄汤又有何区别？

【回答】治疗“咳嗽上气”的标准用方是小青龙汤。将厚朴麻黄汤与小青龙汤两方对比来看，厚朴麻黄汤去掉了桂枝、芍药，加上了石膏、小麦。方中用了石膏，明显说明疾病不再属于寒饮范畴，已经成为热性痰饮病。麻黄用量从三两变为四两，考虑到大剂量麻黄会给心脏带来负担，所以添加小麦护心。厚朴麻黄汤的思路类似小青龙加石膏汤，其中又能看到桂枝加厚朴杏子汤的思路。厚朴、杏仁属于调气机的药物，有保护胃肠的作用，而小青龙汤方中，呈现出峻猛的攻势。服用小青龙汤后一部分患者会觉得肠胃非常不适，因为麻黄碱本身就有抑制胃肠蠕动的效果。

厚朴麻黄汤与射干麻黄汤的区别则在于寒热属性不同，前者偏寒，后者偏热。一般来说，见到脾胃功能较弱的咳嗽患者，首选就应当是厚朴麻黄汤。

【提问】厚朴麻黄汤与泽漆汤有何区别？

【回答】第9条中的泽漆汤与厚朴麻黄汤为对应之方。厚朴麻黄汤针对脉浮、痰饮在上的患者，方中用大量麻黄治以汗解。泽漆汤针对脉沉、痰饮水液在下的患者，这部分患者常常会出现下肢水肿，故用利水之法解之。后面在“水气病脉证并治”篇特意提出“腰以上肿，当发汗乃愈。腰以下肿，当利小便”。

脉沉者，泽漆汤主之。（9）

泽漆汤方：

半夏半升，紫参五两（一作紫菀），泽漆三斤（以东流水五斗，煮取一斗五升），生姜五两，白前五两，甘草、黄芩、人参、桂枝各三两。

上九味，㕮咀，内泽漆汁中，煮取五升，温服五合，至夜尽。

【提问】泽漆汤的组方有何特点?

【回答】泽漆汤与前面几张方子相比，结构有了非常大的变化，不用麻黄用桂枝，不用石膏用黄芩，而且用了多达三斤泽漆，如此用量在《伤寒论》《金匮要略》中都是非常罕见的。整方以利水为主，与厚朴麻黄汤正好表里相对。

大逆上气，咽喉不利，止逆下气者，麦门冬汤主之。（10）

麦门冬汤方：

麦门冬七升，半夏一升，人参二两，甘草二两，粳米三合，大枣十二枚。

上六味，以水一斗二升，煮取六升，温服一升，日三夜一服。

【提问】麦门冬汤的功效是什么?临床应该如何使用?

【回答】之前讲述的方剂大多是针对人体气化功能来进行调理，而麦门冬汤更多针对形质方面。且麦门冬是脾胃病主药，与方中甘草、粳米、大枣共同顾护脾胃。临床中，麦门冬汤用于治疗肺纤维化效果较好，主要针对脾胃功能较差的肺病患者，体现了培土生金法。一般说来，调理气化功能的方剂作用较为峻猛，不可久用，而麦门冬汤作用较为温和，是一个适合久服的处方，也可与调理气化功能的处方合用，达到长期运用的目的。

肺痈，喘不得卧，葶苈大枣泻肺汤主之。（11）

葶苈大枣泻肺汤方：

葶苈（熬令色黄，捣丸）如弹子大，大枣十二枚

上先以水三升，煮枣取二升，去枣，内葶苈，煮取一升，顿服。

【提问】如何理解葶苈大枣泻肺汤？临床适用于何证？

【回答】本篇第2条详细讲了肺痈的病因病机和表里分期。葶苈大枣泻肺汤就是运用于肺痈早期——表证期的处方。葶苈子同皂荚一样，也是属于第四类药物——通道药，药性比较猛烈，所以方中用了十二枚大枣调和。这里比十枣汤的剂量还多两枚，足见葶苈子的峻猛。但临床中医生用葶苈子常常不觉峻猛，可能是它经过炮制的原因。此外，葶苈子药性偏寒，常用于热性咳嗽。

咳而胸满，振寒，脉数，咽干不渴，时出浊唾腥臭，久久吐脓如米粥者，为肺痈，桔梗汤主之。（12）

桔梗汤方：亦治血痹。

桔梗一两，甘草二两。

上二味，以水三升，煮取一升，分温再服，则吐脓血也。

【提问】桔梗汤在临床中如何应用？

【回答】桔梗汤与葶苈大枣泻肺汤相对应，用于肺痈里证、晚期。此时脓已初成，患者咳出的痰液当是黄稠腥臭，甚至夹带血丝，或是直接吐脓。桔梗汤中用二两甘草，此处用的是生甘草，既起到清热解毒的效果，又能护胃。

咳而上气，此为肺胀，其人喘，目如脱状，脉浮大者，

越婢加半夏汤主之。(13)

越婢加半夏汤方：

麻黄六两，石膏半斤，生姜三两，大枣十五枚，甘草二两，半夏半升。

上六味，以水六升，先煮麻黄，去上沫，内诸药，煮取三升，分温三服。

【提问】此处的脉象与前文相比有何特点？越婢加半夏汤所致病机为何？临床中应当如何应用？

【回答】此处“脉浮大”与第3条中的“浮大”有所不同。第3条浮大当是无根之脉，提示阴阳离决。本条浮大是重按有力的浮大。临床中脉象非常重要，越婢加半夏汤中麻黄用到了六两，若是脉诊时发现患者脉象略虚，那一定不能用越婢加半夏汤，患者肯定经受不住六两麻黄的力量。“目欲脱”是眼部周围高度水肿的表现，提示病势在上，也就是之前讲的“腰以上肿，当发汗乃愈”。本条属于“上气”的重证，从药物组成来看，半斤石膏提示是一个热性病变，与前方对比，这更像一个加强版的小青龙加石膏汤，所治比厚朴麻黄汤病情更重。所以，其病机当为风水相搏、饮热郁肺，总体看来类似现代医学中的呼吸衰竭，这种情况下用越婢加半夏汤的风险是非常高的。方中已经用了大量石膏、大枣、甘草以制约麻黄的力量，还可以合用麦门冬汤或是降低麻黄剂量来保证安全性。也有人将越婢汤叫作越脾汤，因其发越脾气、通行津液而得名。

肺胀，咳而上气，烦躁而喘，脉浮者，心下有水，小青龙加石膏汤主之。(14)

小青龙加石膏汤方：《千金》证治同，外更加胁下痛引缺盆。

麻黄、芍药、桂枝、细辛、甘草、干姜各三两，五味子、半夏各半升，石膏二两。

上九味，以水一斗，先煮麻黄，去上沫，内诸药，煮取三升。强人服一升，羸者减之，日三服。小儿服四合。

【提问】上焦水肿该如何治疗？

【回答】前面的条文中讲了厚朴麻黄汤与越婢加半夏汤，它们与小青龙加石膏汤的结构是非常类似的，都是针对寒饮化热、咳喘上气伴水肿。水肿重者应该用越婢加半夏汤，稍轻者可选用泽漆汤，最轻者可选用本条的小青龙加石膏汤。

附方

《外台》炙甘草汤：治肺痿涎唾多，心中温温液液者（方见虚劳中）。

【提问】如何理解炙甘草汤治疗呼吸系统疾病？临床中如何应用？

【回答】炙甘草汤阴阳双补，既能调理气化功能，又能恢复形质病变，现代常用于肺部纤维化、肺部肿瘤等呼吸系统慢性器质性损害的疾病。“温温液液”即是欲吐不吐、有痰不能出的表现，提示肺部功能变差，不足以顺利排出痰液。用炙甘草汤治疗肿瘤之时常合用泽漆汤，泽漆汤也是恢复肺脏形质的处方，其中泽漆是大戟的幼苗；紫参别名石见穿，是对抗肿瘤的较好药物。

《千金》甘草汤：

甘草。

上一味，以水三升，煮减半，分温三服。

【提问】如何理解本条文？

【回答】方中只用了甘草一味药，还是发挥甘草解毒扶正的功效，用以培土生金。

《千金》生姜甘草汤：治肺痿咳唾，涎沫不止，咽燥而渴。

生姜五两，人参三两，甘草四两，大枣十五枚。

上四味，以水七升，煮取三升，分温三服。

【提问】本条体现了何种治法？

【回答】本条依旧体现了培土生金的办法。整篇学习下来读者不难发现，培土生金是治疗呼吸系统疾病的第一大法则，贯穿始终。

《千金》桂枝去芍药加皂荚汤：治肺痿吐涎沫。

桂枝、生姜各三两，甘草二两，大枣十枚，皂荚一枚（去皮、子，炙焦）。

上五味，以水七升，微微火煮取三升，分温三服。

【提问】如何理解本方？

【回答】方中保留了顾护脾胃的生姜、甘草、大枣，“病痰饮者，当以温药和之”，以桂枝之温配合皂荚化痰而出。

《外台》桔梗白散：治咳而胸满，振寒，脉数，咽干不渴，时出浊唾腥臭，久久吐脓如米粥者，为肺痈。

桔梗、贝母各三分，巴豆一分（去皮，熬研如脂）。

上三味，为散，强人饮服半钱匕，羸者减之。病在膈上者吐脓，在膈下者泻出。若下多不止，饮冷水一杯则定。

【提问】如何理解桔梗白散？

【回答】关于呼吸系统疾病的组方用药原则，前文已经提出了四类用药。桔梗白散又名三物白散，其中包括第五类药物——泻下药。遵循肺与大肠相表里的原理，三物白散用巴豆泻下，以解肺之困。

《千金》苇茎汤：治咳有微热，烦满，胸中甲错，是为肺痈。

苇茎二升，薏苡仁半升，桃仁五十枚，瓜瓣半升。

上四味，以水一斗，先煮苇茎，得五升，去滓，内诸药，煮取二升，服一升，再服，当吐如脓。

【提问】苇茎汤的使用时机是什么？

【回答】苇茎汤的作用介于葶苈大枣泻肺汤与桔梗汤之间，适合用于肺痈表证向里证的转化过程中。这个阶段有开始酝酿化脓的趋势，但并未完成成脓。

肺痈，胸满胀，一身面目浮肿，鼻塞清涕出，不闻香臭酸辛，咳逆上气，喘鸣迫塞，葶苈大枣泻肺汤主之（方见上，三日一剂，可至三四剂，此先服小青龙汤，一剂乃进。小青龙汤方见咳嗽门）。（15）

【提问】如何理解经验方葶苈枳实汤在呼吸系统疾病中的组方应用？治疗痰饮上犯之呼吸系统疾病当如何善后？

【回答】此条虽言肺痈，从条文中描述的症状上看应该不是肺痈，而是慢性阻塞性肺疾病。文中讲"先服小青龙汤"，是为了解除表证及上部痰饮的问题，后继服葶苈大枣泻肺汤，亦可服泽漆汤，用利水法解决下部痰饮问题。

慢性阻塞性肺疾病用葶苈大枣泻肺汤治疗的情况比较少，临床更多是用葶苈枳实汤。这个处方的原型来自四川成都张之文教授的开上运中奠下方。在药物组成结构中，二陈汤主司脾，葶苈子、栝楼皮、枳壳、枳实司肺之升降。这里张之文教授用葶苈子代替麻黄开上焦肺之宣发的思路值得学习。另外，主寒热的药物有黄芩、葶苈子，主通道的药物有柴胡、黄芩，疏通三焦，最后加上了之前未提到的第六类药物——补肾药，包括女贞子、墨旱莲、蛤蚧、补骨脂等。慢性阻塞性肺疾病的患者多是老年人，不能只考虑肺、脾，还需要考虑肾的问题。同时金为水之母，金水相生，补肾也可以助肺。从水液来看，肺、脾、肾分别为水之上、中、下三焦，肺、脾、肾同调也是对水液代谢的一种调节。调节好水液代谢及其通道后，痰液自然不能在肺中留贮。葶苈枳实汤中还可再加上第五类药物——泻下药。这样处方中六组药物齐备，治疗慢性呼吸系统疾病效果颇佳，值得总结和推广。

《金匮要略》从本篇开始真正进入了内科部分，本篇即是呼吸系统疾病的总体阐述，读者最关键的是需要学会呼吸系统的用药规律、组方原则。通过对条文的学习，我们总结出六组呼吸系统用药。第一组是治脾药，如干姜、甘草、半夏、陈皮等。脾与肺之间息息相关，两者不仅是母子关系，还是水液代谢中的两个重要环节，也是培土生金法的重要体现。第二组是治肺药，如麻黄、栝楼皮、枳壳等。呼吸系统的疾病都与肺息息相关，肺能通调水道、宣发肃降。第三组是主寒热的药物，如细辛、黄芩等。第四组是化痰、导痰、畅通气道及三焦的药物，如皂荚、葶苈子、柴胡、黄芩。痰是一种病理产物，不将它从身体里面驱逐，病是无法根治的。第五组是泻下药，如大黄、巴豆等。因肺与大肠相表里，可通过大便排邪，事半功倍。第六组药物是肾药，如二至丸、地黄、沉香、补骨脂等。肾是气之根，部分老年人的呼吸系统疾病就要考虑到肾的影响作用。熟练地掌握梳理出来的药物规律、组方原则后，临床用方思路就会更加清晰，且方子符合经方思想，更符合临床实践。

奔豚气病脉证治第八

师曰：病有奔豚，有吐脓，有惊怖，有火邪。此四部病，皆从惊发得之。（1）

师曰：奔豚病，从少腹起，上冲咽喉，发作欲死，复还止，皆从惊恐得之。（2）

【提问】“奔豚”“吐脓”“惊怖”“火邪”四病有何关联？其主方又为何？

【回答】本篇主讲奔豚，条文中却提出了“奔豚”“吐脓”“惊怖”“火邪”四个病，皆因上述四病相互关联。“吐脓”是出现了血分的问题，血虚就会引起肝气奔豚，这也是后面的奔豚汤中有当归、川芎、芍药的原因。“惊怖”实际上是对肾气奔豚或欲作奔豚的一个概括，中医历来讲究情志内伤，其中“恐”可伤肾，肾间动气可沿冲脉上逆，发为肾气奔豚，可以用桂枝加桂汤进行治疗。抑或是肾气连同肾水上逆，夹带水饮后不易上冲至咽喉，常冲至脐下，形成欲作奔豚的“脐下悸”，可以用苓桂甘枣汤进行治疗。关于“火邪”，其实在《伤寒论》中就有相关描述，第117条言：“烧针令其汗，针处被寒，核起而赤者，必发奔豚，气从少腹上冲心者，灸其核上各一壮，与桂枝加桂汤。”火邪就是因烧针、火针等火攻之法产生的。

【提问】桂枝加桂汤、奔豚汤、苓桂甘枣汤有何异同？

【回答】总观治疗奔豚的三个方剂，桂枝加桂汤、奔豚汤、苓桂甘枣汤都是在调理气、血、水的问题。奔豚的实质就是气、血、水的问题，肾间动气沿冲脉上逆，血虚引发肝气上逆，动气可携水上逆。桂枝加桂汤是在桂枝汤的基础上加大桂枝用量，以平冲降逆；奔豚汤则是在小柴胡汤的基础上加入血分药物（当归、芍药、川芎），以葛根代柴胡，加入李根白皮组成，这相当于可入血分的小柴胡汤，可补足血虚，平肝气奔豚；苓桂甘枣汤则是重用茯苓以伐肾水，同时方中桂枝平冲降逆，气水兼顾。刚才讲述奔豚的时候提到了气是沿冲脉上逆的，这点在原文中可以找到佐证。"从少腹起，上冲咽喉"，观冲脉循行路线，正是起于会阴部，上行至咽喉而止。

奔豚，气上冲胸，腹痛，往来寒热，奔豚汤主之。（3）

奔豚汤方：

甘草、川芎、当归各二两，半夏四两，黄芩二两，生葛五两，芍药二两，生姜四两，甘李根白皮一升。

上九味，以水二斗，煮取五升。温服一升，日三、夜一服。

【提问】如何理解奔豚汤的组方？此病的病机是什么？与现代医学的哪些疾病可以对应？

【回答】本条出现了两个新症状：腹痛、往来寒热。上一条中讲了奔豚汤的基础结构为小柴胡汤，往来寒热其实是小柴胡汤的主症，而腹痛一症在小柴胡汤的加减法中也有提到——"若腹中痛，去黄芩，加芍药三两"。奔豚汤方中已经加入了芍药，可以兼顾腹痛一症。这里的奔豚为肝气奔豚，是由于血虚而引起的。肝肾出于下焦且肝体阴而用阳，血虚肝阴不足，则肝阳易上犯中焦，发为"奔豚，气上冲胸"。

但小柴胡汤本身没有入血分的药物，所以方中加入了当归、川芎、芍药。病起于血虚、肝阴不足，柴胡在其中有劫肝阴之虑，故以葛根代柴胡。李根白皮这味药是专治奔豚的药物，《外台秘要》中治疗奔豚的方剂有14首，其中8个方子都有李根白皮。奔豚一病与现代医学中的神经官能症、围绝经期综合征颇有相似之处。

发汗后，烧针令其汗，针处被寒，核起而赤者，必发奔豚，气从少腹上至心，灸其核上各一壮，与桂枝加桂汤主之。（4）

桂枝加桂汤方：

桂枝五两，芍药三两，甘草二两，炙生姜三两，大枣十二枚。

上五味，以水七升，微火煮取三升，去滓，温服一升。

【提问】此条中的奔豚与前文有何不同？当火攻之后该如何救逆呢？

【回答】本条与上条不同，属于肾气奔豚，条文与《伤寒论》第117条原文没有太大出入，烧针疗法属于火攻法的一种，也就是第1条中讲述的“火邪”。运用火攻法后患者往往出汗较多，容易伤到心阳。心阳被伤，加上肾中阴寒之气上逆，即发为奔豚。《伤寒论》中第112～118条都是专门论述火攻后如何救逆的条文，如本条可用灸法或是桂枝加桂汤。《外台秘要》中也有相关的记录，其中有一篇为“灸奔豚法”，可以灸章门、中极、气海等穴位以解奔豚。

发汗后，脐下悸者，欲作奔豚，茯苓桂枝甘草大枣汤主之。（5）

茯苓桂枝甘草大枣汤方：

茯苓半斤，甘草二两（炙），大枣十五枚，桂枝四两。

上四味，以甘澜水一斗，先煮茯苓，减二升，内诸药，煮取三升，去滓，温服一升，日三服。

甘澜水法：煮取二斗，置大盆内，以杓扬之，水上有珠子五六千颗相逐，取用之。

【**提问**】所治奔豚的苓桂甘枣汤有何特点？为什么这里强调一定要用甘澜水？

【**回答**】本条文的“发汗后”非常重要，是整条的核心，也是奔豚与小青龙汤的关联点。之前的“肺痿肺痈咳嗽上气病脉证治”篇中专门论述过，小青龙汤为峻猛之剂，不可久用，久用则有“拔肾根”之虑。本条就是“拔肾根”的具体表现。“发汗”不是指普通的出汗，可能是用了小青龙汤，也可能是其他含有麻黄的方剂。发汗过度后，肾气、肾水上逆，冲至脐下，故文中言“欲作奔豚”，而不是“奔豚”。苓桂甘枣汤中重用茯苓为君，主伐肾水，方中用桂枝四两以温心阳，且能平冲降逆。甘草、大枣有培土制水之功。方中最特别的当属甘澜水，这是中医特有的东西。现代医学往往觉得中医“故弄玄虚、装神弄鬼”也是因为这些细节。甘澜水属于真水的范畴，其中水的“活性”已经被降低。本条是肾气、肾水夹杂奔豚，体内本有水邪为患，故用甘澜水煎药，起到不助水邪的作用。中医里类似于甘澜水的“仪式感”还有很多，如以前常用于治疗卡鱼刺的九龙化骨水。这些“仪式感”用现代科学尚不能解释。

胸痹心痛短气病脉证治第九

本篇名中写了胸痹、心痛、短气，但实际上本篇只有两个病，即胸痹、心痛，短气只是胸痹、心痛的伴随症状。胸痹、心痛的区别主要是在病位上，胸在心上，心在胸下。古代中医没有那么多的现代科技设备，胸、心等多指代位置，而不是内部脏器。胸痹并不只局限于心脏病，从病位上来看它也包括食道疾病、胸腔疾病等。学习本篇我们要注意临床首先要排除“真心痛”，《难经·六十一难》中提道：“其痛甚，但在心，手足青者，即名真心痛。其真心痛者，旦发夕死，夕发旦死。”《备急千金要方》中提道：“真心痛手足青至节，心痛甚，旦发夕死，夕发旦死。”“真心痛”类似于现代医学中的心肌梗死，属于危急重症，一定要在第一时间内识别出“真心痛”。

师曰：夫脉当取太过不及，阳微阴弦，即胸痹而痛；所以然者，责其极虚也。今阳虚知在上焦，所以胸痹心痛者，以其阴弦故也。（1）

【提问】胸痹、心痛的病因病机是什么？

【回答】本条是主讲胸痹、心痛的病因病机。关于“太过不及”，太过是指阴寒太过，是邪气实的表现，反映在尺脉上；不及是指心阳不足，是本虚的表现，反映在寸脉上。

“阳微阴弦”就是具体的脉象表现，心阳不振且有实邪上袭于胸，此为胸痹、心痛的病因病机。“责其极虚”也是指上焦心阳虚。后面的条文则是在阐述心阳不振、邪气上袭这两个条件缺一不可，如果是单纯的心阳虚，则不会出现胸痹、心痛。

平人，无寒热，短气不足以息者，实也。（2）

【提问】这里的“平人”指什么？这里的“短气”与心阳虚短气有何区别？临床该如何治疗？

【回答】本条讲述短气，“平人”是指正常人，这里主要是与上一条作鉴别，示意患者没有心阳虚。“无寒热”则是指没有外感病，没有外来之邪侵袭。既没有心阳不振，又没有外邪侵袭，说明本条描述了一个单纯性质的短气，如果有心阳虚则会发为胸痹、心痛，伴有短气；若是有外感，则发为感冒伴短气，一般用小柴胡汤进行治疗。单纯性质的短气可以用后文中的茯苓杏仁甘草汤或是橘枳生姜汤进行治疗。

胸痹之病，喘息咳唾，胸背痛，短气，寸口脉沉而迟，关上小紧数，栝楼薤白白酒汤主之。（3）

栝楼薤白白酒汤方：

栝楼实一枚（捣），薤白半斤，白酒七升。

上三味，同煮，取二升，分温再服。

【提问】怎样理解这里的脉象？栝楼薤白白酒汤的方解是什么？

【回答】条文中出现了一处矛盾：“寸口脉沉而迟，关上小紧数。”寸脉迟而关脉数，这几乎是不可能同时出现的。很多医家说数其实是弦，此处笔者也认为是弦，对照前文“阳微阴弦”之义，本条描述的是典型的胸痹病，“喘息咳唾”是呼吸系统症状。“胸背痛”，胸为阳，背为阴，胸前募穴，背后俞穴，说明这是疾病阴阳互相关联。之前已经说过，短气是胸痹、心痛的一个伴随症状。着重分析治疗胸痹的处方，栝楼薤白白酒汤一共有三组药物，栝楼是理气药，薤白是化痰药，白酒可以温阳。方子总体功效为通阳散结，理气化痰。

胸痹不得卧，心痛彻背者，栝楼薤白半夏汤主之。（4）

栝楼薤白半夏汤方：

栝楼实一枚，薤白三两，半夏半升，白酒一斗。

上四味，同煮，取四升，温服一升，日三服。

【提问】此处胸痹与前文相比有何不同？为什么要用栝楼薤白半夏汤？

【回答】本条亦是讲胸痹，但条文中出现“不得卧”“心痛彻背”，病情是要重于上一条的。本条描述的不一定就是现代医学中的心力衰竭，尽管很多人一看到“不得卧”就会这样联想。其实“不得卧”更多的是指入睡困难，而不是指不能平躺。栝楼薤白半夏汤是在栝楼薤白白酒汤的基础上加上半夏而成的。《医宗金鉴》中提道：“此条心痛彻背，不得卧，是痛甚而气上逆也，故仍用前方，加半夏以降逆也。”医家尤在泾注解本条：“心痛彻背，是气闭塞而前后不通故也，其痹为尤甚矣。所以然者，有痰饮以为之援也。”可见半夏在其中可以加强降逆化痰的作用。

胸痹心中痞，留气结在胸，胸满，胁下逆抢心，枳实薤白桂枝汤主之；人参汤亦主之。（5）

枳实薤白桂枝汤方：

枳实四枚，厚朴四两，薤白半斤，桂枝一两，栝楼实一枚（捣）。

上五味，以水五升，先煮枳实、厚朴，取二升，去滓。

内诸药，煮数沸，分温三服。

人参汤方：

人参、甘草、干姜、白术各三两。

上四味，以水八升，煮取三升，温服一升，日三服。

【提问】如何理解本条描述的主症及病机？为何出现一症两方？如何鉴别？

【回答】本条的枳实薤白桂枝汤与第3条的栝楼薤白白酒汤相比较，增加了枳实、厚朴，加大了方中行气的作用，以桂枝代替白酒发挥温心阳的作用。本条的胸痹主要以气滞为第一要因，伴有痰浊、心阳不振等其他因素，故而方子也改变方向，以行气破气为主。全方治法为通阳破气，化痰降逆。条文最后写道“人参汤亦主之”，为什么会出现一证两方呢？两个方分别针对急性期、慢性期，急性期用枳实薤白桂枝汤行气滞、化痰浊、温心阳，慢性期或缓解期则用人参汤温中助阳、健脾益气。这个时期患者可能并无症状，所以针对其阳虚的本质温阳为主。

胸痹，胸中气塞、短气，茯苓杏仁甘草汤主之；橘枳姜汤亦主之。（6）

茯苓杏仁甘草汤方：

茯苓三两，杏仁五十个，甘草一两。

上三味，以水一斗，煮取五升。温服一升，日三服。不差，更服。

橘枳姜汤方：

橘皮一斤，枳实三两，生姜半斤。

上三味，以水五升，煮取二升。分温三服。

【提问】此条所说的胸痹相比前文如何？为何出现一症两方？如何鉴别？

【回答】本条的胸痹病情要比前几条轻，第2条讲了“平人，无寒热，短气”，本条便属于这种单纯性的短气。内无心阳不振，外无外感之虞，即为实证。一般来说，两大因素可以造成短气：一是气滞，二是痰凝。条文中给出两个方，茯苓杏仁甘草汤主要是用于痰饮型短气，橘枳生姜汤则用于气滞型短气。气和水多与脾和肺相关联，《素问·经脉别论》中描述的体内水循环与肺脾功能密切相关，临床用方也不一定要完全区分开，可以将两方合在一起使用。

胸痹缓急者，薏苡附子散主之。（7）

薏苡附子散方：

薏苡仁十五两，大附子十枚（炮）。

上二味，杵为散，服方寸匕，日三服。

【提问】如何理解本条描述的病机证候及治法方剂？与前几条如何鉴别？

【回答】本条的胸痹是急症、重症，文中专门描述“缓急”。薏苡仁这味药现在多用来健脾等，它的解痉功效常常被忽视掉。本条主要是用到了薏苡仁解痉的功效，如《备急千金要方》中的白蔹薏苡汤，治疗拘挛不可屈伸。薏苡仁不但可解四肢之痉，还可解体内血脉之痉，故而用于此处缓急。后文中还有用薏苡附子败酱散治疗肠痈，亦可知薏苡仁缓急止痛之效。

心中痞，诸逆心悬痛，桂枝生姜枳实汤主之。（8）

桂枝生姜枳实汤方：

桂枝、生姜各三两，枳实五枚。

上三味，以水六升，煮取三升。分温三服。

【提问】如何理解本条描述的病机证候及治法方剂？本条与第5条及第6条方证如何鉴别？

【回答】本条开始讲解心痛，不再是胸痹了。总论中讲了胸痹、心痛最大的区别点就是病位，心在胸下，胸在心上。第 5 条也提到过一次“心中痞”。“痞”多数是因为气机的问题形成，多见于消化系统疾病。“心悬痛”是感觉心空悬无所依附而痛，这种痛感大部分都是胃痛，而非真正意义上的心痛。对比上一条，本条方中未用栝楼、薤白，是因为病位有所改变。栝楼、薤白的作用都更偏于上，故不再适用于心痛。方中仍然保留桂枝温心阳，去除薤白后没有加入其他化痰的药物，说明本条心痛并无痰饮在内。生姜是没有化痰功效的，干姜才有。本条主要是与第 6 条短气相鉴别，属于有心阳不振的基础，所以方中加有桂枝温心阳。

心痛彻背，背痛彻心，乌头赤石脂丸主之。（9）

乌头赤石脂丸方：

蜀椒一两，乌头一分（炮），附子半两（炮），干姜一两，赤石脂一两。

上五味，末之，蜜丸如桐子大，先服食一丸，日三服。不知，稍加服。

【提问】为何此处要选用乌头赤石脂丸？赤石脂在方中起到了什么作用？

【回答】本篇第 1 条就讲了胸痹、心痛是由于自身有心阳虚，即心阳不振，加上有阴邪上袭而形成的。之前讲的几个条文都是痰浊之邪。除了痰浊以外，还有本条的阴寒之邪上袭，相较于痰浊之邪更重。针对阴寒之邪上袭的问题，用的是乌头赤石脂丸，方中用了干姜、附子，并未用桂枝，并不是说本条没有心阳虚，而是病情紧急。“急则治其标，缓则治其本”，用附子、干姜直接针对阴寒之邪，待紧急情况过后，再运用顾护心阳的处方。赤石脂在方中的作用与四逆汤中的甘草相类似，主要是起到节制附子、干姜的作用，让药效变得更为持久，使方药成为“缓释剂”，同时也兼顾心阳，不让心阳在大辛大热中涣散。

九痛丸：治九种心痛。

附子三两（炮），生狼牙一两（炙香），巴豆一两（去皮心，熬，研如脂），人参、干姜、吴茱萸各一两。

上六味，末之，炼蜜丸如桐子大，酒下，强人初服三丸，日三服；弱者二丸。兼治卒中恶，腹胀痛，口不能言。又治连年积冷，流注心胸痛，并冷冲上气，落马坠车血疾等，皆主之。忌口如常法。

【提问】如何理解本条描述的病机证候及治法方药？九痛丸在现代有何运用价值？

【回答】九痛丸出自《外台秘要》一书，书中提到九种心痛：“一虫心痛，二注心痛，三气心痛，四悸心痛，五食心痛，六饮心痛，七冷心痛，八热心痛，九去来心痛。”其实九心痛中很多内容都与我们现代所讲的心痛没有太大关系，例如虫心痛应该是蛔虫病，食心痛应该属于消化系统疾病的范畴，冷心痛指的是饮食生冷后的腹痛等。

当读者系统地学习完本篇后往往会发现，其实这些条文并不能够解决心胸部疾病的所有问题。如今提到心痛、胸痹，非医学专业者都知道要治以活血化瘀，但《金匮要略》中偏偏没有提到活血化瘀的方剂。《伤寒论（桂林古本）》胸痹篇在最后附上一条：“胸痹，其人常欲蹈，其胸上先未苦时，但欲饮热者，旋覆花汤主之。”方子由旋覆花、葱、新绛组成，其中新绛就是一味活血化瘀的药物。仲景时代还没有发现如丹参等能入中焦血分的药物，更多的是应用桃仁、大黄、水蛭等入下焦血分药物。旋覆花汤说明了治疗胸痹的处方中是可以加入活血化瘀药物的，如之前的栝楼薤白半夏汤等。医生也可以视患者的情况酌加丹参等药物。《伤寒论（桂林古本）》中还有一条："胸痹，心下悸者，责其有痰也，半夏麻黄丸主之。"此方可看作是一个简化版的栝楼薤白半夏汤，其中用麻黄代替桂枝。该方也可用于胸痹伴有表证时的治疗。

仲景的书中除了没提到瘀血以外，还未提到热证。有两条文讲了"心中痞"，《伤寒论》中治疗痞证的主方为半夏泻心汤，它是非常妙的处方，应用于寒热错杂，故而胸痹、心痛肯定是有热证情况的。胡希恕老先生常用大柴胡汤加桂枝茯苓丸，这个组合方就可以用在胸痹、心痛之热证中。此外小陷胸汤、小柴胡汤、大柴胡汤都可以作为治疗心痛、胸痹之热证的处方。心还有主神明的特性，热邪极盛的时候就可能会出现热闭心包的状况，此时用小陷胸汤、大柴胡汤就不再合适，要改用安宫牛黄丸等药物开窍醒神。

根据本篇内容可总结出一些用药规律、组方原则，其中第一组药物是治疗基础问题的，即补（温）心阳的药物，如桂枝、白酒；第二组药物为理气药，如栝楼，枳实、厚朴；第三组药物为化痰药，如薤白、半夏；第四组药物为寒热用药，如干姜、附子、黄芩；第五组药物为开窍药，如安宫牛黄丸；第六组药物为安神药，如酸枣仁、柏子仁；第七组药物为化瘀药，如新绛、丹参。临床中我们可根据患者真实情况运用这七大类药物进行组方并加减变化。在经过如此的药物分类后，我们对胸痹、心痛类疾病的理解会更为深入，对中医经典著作的认识也更加清晰、深刻。

腹满寒疝宿食病脉证治第十

本篇承接前两篇，继续讲述内科疾病，这次的重点是消化系统疾病。呼吸系统疾病、心血管系统疾病、消化系统疾病是内科中非常重要的部分，我们以脏腑辨证的形式分析前两篇的内容，本篇则会以六经辨证的方式来指导学习。条文中的第 1 ～ 8 条都没有出现用方，是统讲病机、脉证；第 9 ～ 16 条讲述腹满；第 17 ～ 20 条讲述寒疝；第 21 ～ 26 条讲述宿食。

趺阳脉微弦，法当腹满，不满者必便难，两胠疼痛，此虚寒从下上也，当以温药服之。(1)

【提问】如何理解腹满寒疝的病因及脉证治疗原则？腹满与寒疝有何区别？

【回答】“趺阳脉”是古代脉诊的重要组成部分，代表着胃气盛衰，用于判断危急重症患者有无生还的机会，此处指代太阴。“微弦”是微中带弦的脉象，临床中具体表现为左关弦而右关微，是太阴阳虚被肝木所乘的脉象。“腹满”是脾虚不运化而形成的，是一种“虚满”，里面并无实物，治疗可以用厚朴生姜半夏甘草人参汤。关于“必便难”，此处的大便难是不能直接用承气汤的。结合前文分析，患者应该是太阴脾虚的体质，用承气汤只会适得其反。后文中有提到用大黄附子汤温下的方法，可适用于此处的“便难”。“两胠疼痛”与前面提到的脉象正好相符，是太阴阳虚、肝寒上逆而出现的疼痛。

腹满与寒疝非常相似，首先是病位上两者重合度较高，其次是脉象上皆以弦紧脉为主，最后是两病采取的治法也大体相同。不过病位虽大致相同，也有细微上的区别。腹满的病位会略高于寒疝。临床上两病不易区分，也不一定非要将两病区分开。

【提问】为什么“腹不满”会出现“便难”？

【回答】腹满实际上是脾胃的症状。这里提到两种病机，一是太阴虚，二是肝寒上逆。腹满即是太阴症状，若不腹满则以肝寒上逆症状为主。寒气上闭致谷气不行，所以“必便难”。

病者腹满，按之不痛为虚，痛者为实，可下之。舌黄未下者，下之黄自去。(2)

【提问】如何判断本条所描述的腹满寒疝的虚实？可以选用何方？

【回答】本条是以腹部触诊的方式来分辨患者是实证腹满还是虚证腹满。腹诊在日本汉方界非常盛行，日本将腹诊发展得非常好，国内中医界则少有使用腹诊或研究腹诊的医生。“虚”在这里不是单纯指虚证，还指触诊时无有形之物。“实”与“虚”相对，指触诊能触及有形之物。既然“虚”是腹中没有实物，那为何会腹满？在《伤寒论》讲痞证的时候我们就讲到了“气痞”，虚性的腹满其实是气滞于腹中，患者会喜温喜按，温、按都可以有助于气的推动作用，腹满的情况就会缓解。实性腹满可触及有形之物，一般都是燥屎、肿瘤等，按压之下只会更痛。并不是所有按压时疼痛的腹痛都是实性腹痛，后文中就有一个反例："上下痛而不可触近，大建中汤主之。"光是腹部触诊还不能确定腹满的虚实，要结合舌象观察。舌苔黄加上按压疼痛才可以确定为实性腹满，用方可以考虑大承气汤或是大柴胡汤。临床中四诊合参非常重要，不能诊之一部便妄下结论。

腹满时减，复如故，此为寒，当与温药。(3)

【提问】如何理解本条描述的主症及治疗原则？与上一条病机有何不同？

【回答】上一条讲了实性腹满，本条则讲述虚性腹满。"时减"意味着腹满是阵发性，与实性腹满的"减不足言"形成对比。虚性腹满主要是因太阴脾虚形成的，用方上要以温性药物为主，可用厚朴生姜半夏甘草人参汤。

病者痿黄，躁而不渴，胸中寒实而利不止者，死。(4)

【提问】如何理解本条描述病机？临床该如何治疗？

【回答】"不渴"是患者阳气不足之寒证的体现。"躁"为阴躁，有别于用石膏的阳明热证的烦躁，是阳气欲脱的一种征兆。"利不止"是阳气欲脱的症状表现之一。至于"胸中寒实"，此处"胸中"应指胸腹部的较大范围，"寒实"则是摸起来感觉硬、冷，证属中阳衰竭，是太阴、少阴皆出现严重阳虚，以致无胃气的体现。这样的患者胃肠功能严重衰竭，中医描述为"化源欲绝"，用听诊器听诊也很难听到肠鸣音。继而出现"利不止"，整个机体处于不断消耗且没有物质补充的情况。若不及时给予治疗，有濒危的可能。治疗上必急予回阳救逆，方用四逆辈。

寸口脉弦者，即胁下拘急而痛，其人啬啬恶寒也。(5)

【提问】如何理解"脉弦"？可以选用何方？

【回答】"弦"是寒邪之脉，主疼痛。"拘急疼痛"是阴邪在内而疼痛。此条是表里同病，外有表邪，内有阴邪，应为太阳、少阴合病，治疗上选择后文中的乌头桂枝汤为宜。

夫中寒家喜欠，其人清涕出，发热色和者，善嚏。（6）

中寒，其人下利，以里虚也，欲嚏不能，此人肚中寒。（7）

【提问】“善嚏”与“欲嚏不能”在病中何解？对我们临床有什么指导？

【回答】第6、7条讲述外邪袭人时，阳气不足与阳气充足之人会发生不同表现。喷嚏是阳气出表、驱逐外感寒邪的一种表现。“喜欠”“欲嚏不能”则是阳气不足、阳气不能达表的体现。这类患者在外感寒邪袭来之时容易被直中于里，病邪直达太阴、少阴。“善嚏”则是患者阳气充足，外感寒邪袭来之时常与阳气搏于太阳，不能入里。在未得病的时候我们要调理好太阳、太阴两道屏障，以御病邪。

夫瘦人绕脐痛，必有风冷，谷气不行，而反下之，其气必冲。不冲者，心下则痞也。（8）

【提问】如何理解本条描述的里虚中寒误下后的主症及相应处方对策？

【回答】“瘦人”是指脾胃虚弱的人。“必有风冷”是指被外来风寒之邪所袭。小孩子肚脐受风寒，临床上很容易出现腹痛。“谷气不行”是受寒后脾胃运化失司，大便不下。脾胃受了寒邪，正治之法是温中焦脾胃，治以厚朴生姜半夏甘草人参汤。如果温中没能解决问题，则换用温下法，治以大黄附子汤。“而反下之”应该是用了寒凉泻下之法，当然适得其反。寒凉泻下后有两种情况：一种是寒气上冲，形成腹痛，若是寒气夹饮还会伴有呕吐，治以附子粳米汤；另一种是无寒气上冲，形成痞证，治以附子泻心汤。

病腹满，发热十日，脉浮而数，饮食如故，厚朴七物汤主之。（9）

厚朴七物汤方：

厚朴半斤，甘草、大黄各三两，大枣十枚，枳实五枚，桂枝二两，生姜五两。

上七味，以水一斗，煮取四升，温服八合，日三服。呕者加半夏五合，下利去大黄，寒多者加生姜至半斤。

【提问】如何理解条文中厚朴七物汤的应用？临床中该如何使用大黄？

【回答】厚朴七物汤中的大黄使用有别于承气汤、厚朴三物汤。厚朴七物汤中的大黄未后下，功效会有所减弱。本条病证也是表里同病，但里证并不重，所以大黄不必后下，只取一般效力即可。《伤寒论》中说，对于表里同病要先治表证，除非是“急需温里”的情况。此处选择表里同治是因为患者饮食如故，说明里证（阳明证）并不严重，所以用大黄既是为治疗，也是为防止病情加重，有治未病之意。这种情况在临床中多见于小儿，小儿患外感病在初见太阳证时多数已经有了阳明证，只是症状尚不明显，方中提前加入大黄往往可以取得奇效。加减法中有“下利去大黄”，刚才已提到里证是比较轻的，因此医生用大黄要中病即止，通便后就要马上停用，继续用只会损伤患者脾胃。

腹中寒气，雷鸣切痛，胸胁逆满，呕吐，附子粳米汤主之。（10）

附子粳米汤方：

附子一枚（炮），半夏半升，甘草一两，大枣十枚，粳米半升。

上五味，以水八升，煮米熟汤成，去滓。温服一升，日三服。

【提问】附子粳米汤证的病因病机为何？

【回答】本条属于太阴、少阴合病。“雷鸣切痛”提示病位在大腹部且有水液之声。附子粳米汤是治疗寒性腹痛的标准处方，附子针对寒邪，甘草、大枣、粳米补养太阴，半夏温化水液且降逆。本条病机为中阳虚衰，水饮内停，也可看作太阴、少阴寒极夹饮。治疗则以附子粳米汤化饮降逆，散寒止痛。

痛而闭者，厚朴三物汤主之。（11）

厚朴三物汤方：

厚朴八两，大黄四两，枳实五枚。

上三味，以水一斗二升，先煮二味，取五升，内大黄，煮取三升。温服一升。以利为度。

【提问】厚朴三物汤证的病因病机是什么？其与小承气汤有何区别？

【回答】厚朴三物汤的药物组成与小承气汤完全一样，主要是剂量有区别。小承气汤大黄为君，重在通腑；厚朴三物汤厚朴为君，重在行气。如果患者是因便闭而腹痛，就用小承气汤；若是先疼痛而后便闭，则用厚朴三物汤。此方中大黄后下煎煮，功效更强。本条病机应为阳明气滞，实热内结，治以厚朴三物汤，行气除满，去结通便。现代临床多用于肠梗阻、肠麻痹等疾病的治疗中。

按之心下满痛者，此为实也，当下之，宜大柴胡汤。（12）

大柴胡汤方：

柴胡半斤，黄芩三两，芍药三两，半夏半升（洗），枳实四枚（炙），大黄二两，大枣十二枚，生姜五两。

上八味，以水一斗二升，煮取六升，去滓，再煎，温服一升，日三服。

【提问】如何理解大柴胡汤？其在临床中如何应用？

【回答】大柴胡汤证的病位是《金匮要略》所有实证中最高的，可以涉及肺和肝胆，是一个典型的少阳、阳明合病。笔者从临床中得出经验，在阳明通便不顺利的时候，加入少阳经用药往往可取得奇效。少阳是枢机，可助阳明一臂之力，使大便得通。大柴胡汤往往用于实证当中，所以方中必须去掉参、草等补益之品，以降低正邪斗争的力度，只要做好驱邪外出的工作就行。本条是用大柴胡汤起到和解少阳、通泻阳明的作用，现代大柴胡汤多用于位置偏上的急腹症。

腹满不减，减不足言，当须下之，宜大承气汤。见前痓病中。（13）

大承气汤方

大黄四两（酒洗），厚朴半斤（去皮，炙），枳实五枚（炙），芒硝三合。

上四味，以水一斗，先煮二物，取五升，去滓，内大黄，煮取二升，内芒硝，更上火微一二沸，分温再服，得下，余勿服。

【提问】如何区分虚性腹满与实性腹满？

【回答】“腹满不减，减不足言”与前文中的“腹满时减”相对，用于区分实性腹满与虚性腹满。此条不用再多做讲解，就是一个非常明显的阳明腑实证，临床表现为典型的痞、满、燥、实、坚五大症。

心胸中大寒痛，呕不能饮食，腹中寒，上冲皮起，出见有头足，上下痛而不可触近，大建中汤主之。（14）

大建中汤方：

蜀椒二合（去汗），干姜四两，人参二两

上三味，以水四升，煮取二升，去滓。内胶饴一升，微火煎取一升半，分温再服。如一炊顷，可饮粥二升，后更服，当一日食糜，温覆之。

【提问】如何理解本条描述的病机、证候及治法、方剂？大建中汤在现代临床中如何运用？

【回答】本条所言病位与大柴胡汤证颇相似，属太阴、厥阴合病，厥阴为病时必有寒邪上逆。大建中汤内含有蜀椒。古籍中蜀椒是用于治疗蛔虫钻胆的，这是一个大寒之证，容易形成蛔虫性肠梗阻。古代卫生条件差，蛔虫较为常见。现代卫生条件提升后，蛔虫已经很少见了，蜀椒更多是用于治疗虚寒腹痛。大建中汤的应用范围非常广，可以用于全腹的寒性疼痛，还可与附子粳米汤合方使用，起到三阴同调之效。本条是用大建中汤起到温阳散寒、建中补虚的作用。

胁下偏痛，发热，其脉紧弦，此寒也，以温药下之，宜大黄附子汤。（15）

大黄附子汤方：

大黄三两，附子三枚（炮），细辛二两。

上三味，以水五升，煮取二升。分温三服。若强人煮取二升半，分温三服。服后如人行四五里，进一服。

【提问】本条描述的病机是什么？为何要用大黄附子汤治疗？

【回答】本条为少阴、阳明合病。此处“发热”不是阳气太盛，而是阳气闭郁，实际上属于寒证。大黄附子汤是温下之法，后世温脾汤亦是从此方加减而来。此条寒邪结于胁下，方中大黄泻阳明，附子温少阴，细辛散陈寒，整方温下寒结以奏功。方子应用部位应偏右、偏下，与升结肠的位置相合。

寒气厥逆，赤丸主之。（16）

赤丸方：

茯苓四两，半夏四两（洗），乌头二两（炮），细辛一两。

上四味，末之，内真朱为色，炼蜜丸如麻子大，先食酒饮下三丸，日再夜一服；不知，稍增之，以知为度。

【提问】如何理解条文描述的病机、证候及治法、方剂？与附子粳米汤证如何鉴别？

【回答】本条文证属少阴夹饮，方中乌头、细辛为少阴经药物，半夏、茯苓则为化饮药物；朱砂可护心胸正气，以防水饮凌心。寒邪夹水饮上逆，患者除厥逆之外，可能还伴有呕吐，治以赤丸化饮降逆，散寒止痛。赤丸的治法与前文中的附子粳米汤基本相同，但附子粳米汤主治太阴、少阴合病，赤丸只治疗少阴病。值得注意的是，赤丸的药物组成中既有乌头又有半夏，这两味药属于十八反中的配伍禁忌药物，因此对于这个方子的效果还有待研究。

腹痛，脉弦而紧，弦则卫气不行，即恶寒，紧则不欲食，邪正相搏，即为寒疝。寒疝绕脐痛，若发则白汗出，手足厥冷，其脉沉紧者，大乌头煎主之。（17）

大乌头煎方：

乌头大者五枚（熬去皮，不㕮咀）。

上以水三升，煮取一升，去滓，内蜜二升，煎令水气尽，取二升，强人服七合，弱人服五合。不差，明日更服，不可一日再服。

【提问】此条文论述“寒疝”的病因病机是什么？大乌头煎在临床中如何运用？

【回答】第17条不是单纯的疾病，而是描述了一个疾病由太阳到少阴的转变过程。“弦则卫气不行，即恶寒”是因阳气不出表，感到身体寒凉。阳气为何不出表抗邪？主要是由于内里中阳不足，阳气不出表则病邪无所阻挡，直中于内。“不欲食”是指胃阳亦不足，无法阻邪于外，外邪直接中于太阴。“绕脐痛”是“寒疝”腹痛的特点，初起病尚停留在太阴阶段，“白汗出，手足厥冷”说明疾病已发展至少阴。“白汗出”就是冷汗。若病不向少阴发展，手足应自温而不是厥冷。本条是由于卫阳、胃阳两衰，寒邪直中少阴所致，治以大乌头煎破积散寒，温阳止痛。大乌头煎也常与大建中汤合方使用，《外台秘要》将这个组合方称为解急蜀椒汤。解急蜀椒汤也可以看作是附子粳米汤与大建中汤的合方。大乌头煎服法比较特殊，最后取二升，却只饮五合或七合。乌头本身是有毒的，所以不可多用，平时也多与蜜一起使用，以降低毒性。

寒疝腹中痛，及胁痛里急者，当归生姜羊肉汤主之。（18）

当归生姜羊肉汤方：

当归三两，生姜五两，羊肉一斤。

上三味，以水八升，煮取三升，温服七合，日三服。若寒多者，加生姜成一斤；痛多而呕者，加橘皮二两，白术一两；加生姜者，亦加水五升，煮取三升二合，服之。

【提问】当归生姜羊肉汤组方有何特点？临床该如何运用？

【回答】之前讲的诸多方子中，没有一个方子可以入血分。当归生姜羊肉汤实质上就是当归四逆汤的简化方，此方定位于厥阴，且入血分。本条属太阴、厥阴合病，厥阴病本就常夹饮邪，易形成寒饮上逆。本方加减化裁的药物主要入太阴经，如生姜、白术；还有化饮药物，如陈皮、生姜。除了上述的加减以外，还可以加入吴茱萸，组成吴茱萸汤。此方作为应对厥阴寒饮上逆的一个标准处方，收效甚好。本条为血虚寒疝，治以当归生姜羊肉汤温补气血，散寒止痛。当归生姜羊肉汤还可以作为与当归四逆汤配合使用的食疗方，用于平时保健养生之中。

寒疝，腹中痛，逆冷，手足不仁，若身疼痛，灸刺诸药不能治，抵当乌头桂枝汤主之。(19)

乌头桂枝汤方：

乌头。

上一味，以蜜二斤，煎减半，去滓。以桂枝汤五合解之，得一升后，初服二合，不知，即服三合；又不知，复加至五合。其知者，如醉状，得吐者为中病。

桂枝汤方：

桂枝三两（去皮），芍药三两，甘草二两（炙），生姜三两，大枣十二枚。

上五味，剉，以水七升，微火煮取三升，去滓。

【提问】如何理解本条的病因病机？此方与黄芪桂枝五物汤有何联系？

【回答】本条为太阴、少阴合病。“腹中痛”是太阴经症状，“逆冷”为少阴经症状。本条除了内症还有外症“手足不仁、身疼痛”。乌头桂枝汤除了用于寒疝，还可用于一些四肢关节病症，可将其看作加强版的黄芪桂枝五物汤。此方还可以用来治疗“阴缩”。

其脉数而紧乃弦，状如弓弦，按之不移。脉数弦者，当下其寒；脉紧大而迟者，必心下坚；脉大而紧者，阳中有阴，可下之。(20)

【提问】如何理解本条描述的寒疝“可下”的证候？可用何方？

【回答】脉数弦者则为紧脉。紧脉、弦脉主痛，迟脉主寒。紧脉、弦脉及迟脉并见是阴寒之邪结于心下，可用附子泻心汤。脉大而紧提示少阴阳明同病，此时病机为“阳中有阴”。阳为实结，有大便内结；阴为寒，即指代冷积、寒结，可使用“温下法”治疗。以往都是用承气汤类方以下法治疗热证，前面条文中的大黄附子汤开辟了寒证也可用下法的思路。温下法除了用大黄附子汤以外，还有后世发展出来的温脾汤。

附方

《外台》乌头汤：

治寒疝腹中绞痛，贼风入攻五脏，拘急不得转侧，发作有时，使人阴缩，手足厥逆(方见上)。

《外台》柴胡桂枝汤方：治心腹卒中痛者。

柴胡四两，黄芩、人参、芍药、桂枝、生姜各一两半，甘草一两，半夏二合半，大枣六枚。

上九味，以水六升，煮取三升，温服一升，日三服。

《外台》走马汤：治中恶心痛腹胀，大便不通。

巴豆一枚(去皮心，熬)，杏仁二枚。

上二味，以绵缠，捶令碎，热汤二合，捻取白汁，饮之，当下。老小量之。通治飞尸鬼击病。

【提问】这三方治疗腹痛各有何特点？

【回答】三个附方皆是治疗寒疝病的处方，乌头汤与大乌头煎、乌头桂枝汤是一类处方。柴胡桂枝汤治疗少阳、太阴合病，平时用柴胡桂姜汤更多。走马汤用的是标准的温下法，巴豆一味药足可以体现温下法，它既兼附子之热又有大黄泻下之功。方中还加入了杏仁，运用了“提壶揭盖”之法。肺与大肠相表里，降肺气以通腑气。治疗寒疝最佳的处方非乌梅丸莫属。乌梅丸中囊括三阴药物于其中，寒温并用，使用范围广泛，整个大腹部病变皆可使用，腹满、腹痛、寒疝都可以用乌梅丸作主方进行治疗。临床运用之时要根据患者的实际情况进行一定的加减，如寒热药物比例上的调整。

问曰：人病有宿食，何以别之？师曰：寸口脉浮而大，按之反涩，尺中亦微而涩，故知有宿食，大承气汤主之。（21）

脉数而滑者，实也，此有宿食，下之愈，宜大承气汤。（22）

下利不饮食者，有宿食也，当下之，宜大承气汤。（23）

【提问】此三条如何相互鉴别？该如何治疗宿食？

【回答】消化系统有一个特性——更虚更实。幽门部分属寒热错杂之地，其上（食道）属热，其下属寒，再下则又属热。脐部既属少阴，又属太阴，古人有“先天包后天”之说（意即“少阴包太阴”）。

本条开始讲宿食。宿食一般多停留在结肠部分，也有一些情况会停留于上、中脘。第 21 条为“大承气汤主之”，第 22、23 条为“宜大承气汤”，为什么？第 22 条中的情况应属于宿食初停，病变并未到结肠部分，故大承气汤并非是最佳的选择。倘若宿食停于上，则选用瓜蒂散更适宜；倘若宿食停于中，则选用藿香正气散、保和丸更适宜；倘若宿食停于下（结肠），方为大承气汤的适应证。第 21 条“尺中亦微而涩”，尺中本候下部，涩脉是流转不通畅之脉象，知其人宿食停聚于下，故下部流转不通畅，故适合用大承气汤通泻宿食。第 23 条是下利的同时不欲饮食，虽然有下利，却未能通畅，没能将宿食尽数排出体外，此时病情不似第 21 条般严重，可予小承气汤通腑排出宿食。

宿食在上脘，当吐之，宜瓜蒂散。

瓜蒂散方：

瓜蒂一分（熬黄），赤小豆一分（煮）。

上二味，杵为散，以香豉七合煮取汁，和散一钱匕，温服之。不吐者，少加之，以快吐为度而止。亡血及虚者不可与之。

【提问】瓜蒂散所治的宿食有何特点？

【回答】上一条文中已讲过了宿食停于上的问题，这里不再赘述。中医治病讲求因势利导，宿食停于下，应以大便的方式排出宿食；宿食停于上，则以吐法从食道排出停聚的宿食。这也是《黄帝内经》“高者越之”之理。

脉紧如转索无常者，有宿食也。（25）

脉紧头痛，风寒，腹中有宿食不化也。（26）

【提问】宿食与外感该如何区分？临床应该如何治疗？

【回答】此两条旨在分辨宿食与外感，事实上没有这个必要。临床中宿食与外感常常伴随在一起，且两者往往互为因果，相互影响，所以不易区分，也不必区分。最典型的就是胃肠型感冒，小儿、老年患者尤其常见，可以用前文中的厚朴七物汤进行治疗。

本篇我们按照六经对药物组成进行分类，其中太阳经用药，如桂枝；少阳经用药，如柴胡、黄芩；阳明经用药，如大黄；太阴经用药，如白术、生姜、甘草、粳米；少阴经用药，如附子、乌头、细辛；厥阴经用药，如当归、蜀椒。本篇的组方思路、用药原则与前两篇有所出入，消化系统疾病的用药要遵循六经传变的原则，视病情的六经传变路径进行针对性的循经用药。理解这些组方用药的规律之后，医生在消化系统疾病的治疗往往可收获不错的疗效。

五脏风寒积聚病脉证治第十一

本篇是依据五脏学说、六淫学说对脏腑辨证做了一个总结。首先，仲景所在时代的脏腑辨证较后世更为精简，不似如今类型繁多，选方数不胜数，使得年轻医生面对临床疾病时反而不知道如何遣方用药。结合《伤寒论（桂林古本）》的相关篇章可以缩小我们的选方范围，提高临床选方能力。

其次，风寒属于六淫学说的范畴，积聚属于内伤杂病的范畴。本篇贯通了外感病与内伤病，告诉我们治疗脏腑病时首先要明确外邪性质，再明确外邪入侵哪个脏腑，最后明确外邪入侵产生的是“聚”还是“积”。如果是“积”，那么就伴有痰、瘀、水，正好为后面诸如痰饮病、咳嗽病、水气病等篇做了铺垫。

最后，参考《脉经》《三因极一病证方论》《诸病源候论》《伤寒论（桂林古本）》的相关篇章来学习，有助于我们理解本篇的内容。

肺中风者，口燥而喘，身运而重，冒而肿胀。（1）

【提问】如何理解肺中风的病机及证候？临床上应该如何治疗肺中风？

【回答】肺中风即为风邪犯肺的意思，患者可出现肺脏的经证和腑证两种表现。经证即肺脏本来的功能受邪气所产生的变化。肺为娇脏、水之上源，感邪后可出现口燥；肺主气、司呼吸，感邪后容易出现气逆喘息；肺脏还可通调水道，感邪则易出现身重、冒而肿胀等变化。《伤寒论（桂林古本）· 伤风脉证并治》曰：“风病，咳而喘息有音，甚则唾血，嗌干，肩背痛，脉浮弦而数，此风邪乘肺也，桔梗甘草枳实芍药汤主之。”即是印证了这一看法，同时指出可用桔梗甘草枳实芍药汤治疗肺中风经证。肺与大肠相表里，邪气继续入里，与肠中有形实邪相合，进一步变为腑证。《伤寒论（桂林古本）· 伤风脉证并治》后又说“若流于大肠，则大便燥结，或下血，桔梗甘草枳实芍药加地黄牡丹汤主之”。桔梗甘草枳实芍药汤中桔梗、甘草作用于肺，枳实、芍药作用于肠道，此方就已经可以治疗肺中风经腑同病了，但为什么还要加入地黄、牡丹皮呢？因为“治上焦如羽，非轻不举”，要使治疗上焦气分疾病的药物进入下焦血分，就要地黄、牡丹皮这类入血分的药来引导才能发挥疗效。

此外，“身运而重，冒而肿胀”类似于后面所提到的风水。风邪中肺，肺又通调水道，也可以用风邪触动水气来解释这一症状，那么治疗上还可以使用越婢汤、越婢加半夏汤、小青龙汤等来治疗。因此临床面对肺中风，如果是经证，则用桔梗甘草枳实芍药汤；如果入肠道变为腑证，则用桔梗甘草枳实芍药加地黄牡丹汤；如果夹水饮，则类似于风水，用越婢汤、越婢加半夏汤、小青龙汤来治疗。

肺中寒，吐浊涕。（2）

【提问】如何理解肺中寒的病机及证候？临床该如何治疗肺中寒？

【回答】肺中寒是寒邪伤肺的意思。我们可以从《金匮要略心典》所云“寒气闭肺窍而蓄脏热，则浊涕从口出”来理解吐浊涕的原理。《伤寒论（桂林古本）·寒病脉证并治》曰："寒病，喘咳，少气不能报息，口唾涎沫，耳聋，嗌干（咽干之意），此寒邪乘肺也，故其脉沉而迟，甘草干姜汤主之。"这一条文提出，针对肺中寒本该用甘草干姜汤，但文中诉吐浊涕，说明寒饮已化热，因此该用射干麻黄汤或小青龙加石膏汤来治疗。《伤寒论（桂林古本）·寒病脉证并治》又云："其着也，则肘内痛，转侧不便，枳实橘皮桔梗半夏生姜甘草汤主之。"这里的"着"该如何理解呢？《伤寒论（桂林古本）·寒病脉证并治》开篇论述："寒之为病，肾先受之，其客于五脏之间，脉引而痛；若客于八虚之室[①]，则恶血住留，积久不去，变而成着，可不慎欤！寒病，骨痛，阴痹，腹胀，腰痛，大便难，肩背颈项引痛，脉沉而迟，此寒邪干肾也，桂枝加葛根汤主之；其着也则两腘痛，甘草干姜茯苓白术汤主之。"虽然这里论述的是肾中寒，但可以知道"着"是病邪停留于关节的意思，属于经证。那么"肺中寒，其着也"应该是指寒邪久积于手太阴肺经所过的关节，比如肩关节、肘关节，引起关节疼痛、运动障碍，可用枳实橘皮桔梗半夏生姜甘草汤来治疗相关疾病会起到较好疗效。

肺中寒经证就是"着"，可用枳实橘皮桔梗半夏生姜甘草汤，腑证应该用甘草干姜汤，肺中寒夹饮化热后应该用射干麻黄汤、小青龙加石膏汤来治疗。

肺死脏，浮之虚，按之弱如葱叶，下无根者死。（3）

【提问】如何理解真脏脉？肺脏衰竭的脉象又是什么样的？

---

① 八虚之室：人体的八个关节，即两肘、两腋，两髀、两腘，是五脏藏邪所在之处。

【回答】真脏脉是脏腑衰竭的时候出现的脉象。《圆运动的古中医学》云："五行运动圆，见圆不见真，一见五行真，胃气无毫分。心火的真脏脉如钩，如上挂之钩，有上无下之象，只有浮而不降也；肺金的真脏脉如毛，薄涩之象，将散而不收也；肝木的真脏脉如弦，如新张弓弦，劲疾如循刀刃，毫无生意之象，欲疏泄而不能也；肾水的真脏脉如石，如石沉水底，毫无阳和之象，只沉而不升也。此皆中气无存，不能调和四象，四象各现本气之真也，故称真脏。脾土的真脏脉为缓，有如屋漏，时而一落，迟缓不能连续之象，中气不能自存也，五行之真已现，中气先亡，故曰死脉也。如钩、如弦、如石、如缓，则各脉皆钩、皆毛、皆弦、皆石、皆缓，一气独胜，诸气败亡，故死也。"正常有生命力的脉象必须有"胃""神""根"三种要素，其中胃气是根本。《景岳全书》也说："黄帝问曰：见真脏者死，何也？岐伯曰：五脏者，皆禀气于胃，胃者，五脏之本也；脏气者，不能自致于手太阴，必因于胃气，乃至于手太阴也。故邪气胜者，精气衰也；病甚者，胃气不能与之俱至于手太阴，故真脏之气独见，独见者，病胜脏也，故曰死。此胃气即人之阳气，阳气衰则胃气弱，阳气败则胃气绝矣，此即死生之大本也。所谓凡阳有五者，即五脏之阳也，凡五脏之气，必互相灌濡，故五脏之中，必各兼五气，此所谓二十五阳也。是可见无往而非阳气，亦无往而非胃气，无胃气即真脏独见也，故曰死。"因此肺脏衰竭的时候，脉象只有外散，没有内收，呈现按之虚浮、弱如葱叶、重按无力的征象。

肝中风者，头目瞤，两胁痛，行常伛，令人嗜甘。（4）

【提问】如何理解肝中风的病机及证候？临床上应该如何治疗肝中风？

【回答】这一条是在论述风邪入肝的辨证论治。“肝主风，外合于筋，肝中风邪，风胜则动，故头目瞤动也，两胁肝之部，肝受病故两胁痛，风伤筋，故行常伛偻，肝苦急欲甘缓之，故令人嗜甘”。这是《医宗金鉴》的解释，可以与《伤寒论（桂林古本）》在伤风脉证中说“风为百病之长，中于面，则下阳明，甚则入脾；中于项，则下太阳，甚则入肾；中于侧，则下少阳，甚则入肝；病变不一，慎毋失焉”相对应。那么对于肝中风该如何治疗呢？《伤寒论（桂林古本）》给出了答案：“风病，头痛，多汗，恶风，腋下痛，不可转侧，脉浮弦而数，此风邪干肝也，小柴胡汤主之；若流于腑，则困苦，呕逆，腹胀，善太息，柴胡枳实芍药甘草汤主之。”

治疗肝中风经证用小柴胡汤，治疗肝中风腑证就用四逆散。“头目瞤”是肝风内动的表现。那个年代尚无内风的概念，现在来看，可用镇肝熄风汤等来治疗。

肝中寒者，两臂不举，舌本燥，喜太息，胸中痛，不得转侧，食则吐而汗出也。（5）

【提问】如何理解肝中寒的病机及证候？临床应该如何治疗肝中寒？

【回答】这条是在论述寒邪入肝的辨证论治。肝主筋，筋脉受寒则两臂不举。“舌本燥，喜太息，胸中痛，不得转侧，食则吐而汗出”就类似于小柴胡汤主治病证，所以这里是在讲肝中寒的经证。《伤寒论（桂林古本）》云：“寒病，两胁中痛，寒中行善掣节，逆则头痛，耳聋，脉弦而沉迟，此寒邪乘肝也，小柴胡汤主之；其着也，则两腋急痛，不能转侧，柴胡黄芩芍药半夏甘草汤主之。”肝中寒经证应该用小柴胡汤。“其着也”在这里就应该是指肝中寒腑证，按照卫气营血理论，病邪进入血分，所以“柴胡黄芩芍药半夏甘草汤”中的芍药应该是入血分的赤芍。结合第7条寒邪入肝与瘀血相合形成肝着来看，这里也可以用旋覆花汤来治疗。肝寒夹饮上逆也可以导致食则吐，可以用吴茱萸汤。

因此总结下来，肝中寒经证选用小柴胡汤，腑证用旋覆花汤，肝中寒夹饮用吴茱萸汤。

肝死脏，浮之弱，按之如索不来，或曲如蛇行者死。(6)

【提问】如何理解肝之真脏脉?

【回答】这条是在论述肝脏功能衰竭的真脏脉，结合前面《圆运动的古中医学》对肝的真脏脉的描述可知，正常的肝之脉象应该是端直的，这里有去无回，虚浮在外，如蛇形弯曲，因此是肝脏功能衰竭的表现。

肝着，其人常欲蹈其胸上，先未苦时，但欲饮热，旋覆花汤主之。(7)

【提问】如何理解肝着的病机及证候?后世对该方有何发展?

【回答】这里是在论述肝中寒入血分的腑证。寒邪入于肝经的八虚之室，停留在期门穴，因此胸中疼痛闷塞，“欲蹈其胸上”是喜揉喜按之意，这也侧面说明此时偏于气滞，瘀血尚未完全形成，可以使用针灸或者单纯拍打胸部的方法来缓解。选方上，偏于气滞可用橘枳生姜汤，偏于寒饮可用茯苓杏仁甘草汤。“先未苦时，但欲饮热”，在发作之前可以通过喝热水的方法来散寒行气化瘀。

总结一下，肝着在气分且尚未完全入血分时可以用针灸、拍打、饮热水等方法治疗，根据情况可选用橘枳生姜汤或茯苓杏仁甘草汤。完全入血分后，则用旋覆花汤。临床上针对胸闷常常治以小柴胡汤（胸胁苦满、胸中烦而喜呕）合旋覆花（欲蹈其胸上），再酌情加减杏仁、枳壳、栝楼皮等药物。

【提问】肝着为何是在胸上，而不是在两胁呢?

【回答】《伤寒贯珠集》的作者尤在泾认为，肝着虽然病位在肝，但其气反注肺，症状出现在胸部，“所谓横之病也”。《伤寒论》说“肝乘脾名曰纵，肝乘肺名曰横”，肝乘肺导致气病，因此病在胸上，患者欲蹈其胸。选用旋覆花为君药，可以肃肺通络，行气活血散瘀。关于新绛一药众说纷纭，现在可以用茜草、苏木、红花、郁金等替代。

心中风者，翕翕发热，不能起，心中饥，食即呕吐。（8）

【提问】如何理解心中风的病机及证候?心中风应该如何治疗?

【回答】这条看似在讲心中风，但仲景时代对胸痹、心痛到底是源于心的病变还是源于胃的病变并没有严格定义。结合条文来看，这里的病位实则在胃。“翕翕发热，不能起，心中饥，食即呕吐”，分析条文类似半夏泻心汤证。《伤寒论（桂林古本）》云:“风病，胸中痛，胁支满，膺背肩胛间痛，嗌干，善噫，咽肿，喉痹，脉浮洪而数，此风邪乘心也，黄连黄芩麦冬桔梗甘草汤主之。”黄连黄芩麦冬桔梗甘草汤加半夏，则与半夏泻心汤组方大体类似。为什么这里要说是心中风呢?手少阴心经下行经过横膈，联络小肠，经过胃，可能心中风的经证便是胃病表现。如果是寒热错杂，可用半夏泻心汤来治疗，如果热偏重，可用黄连黄芩麦冬桔梗甘草汤来治疗。本条也正好补充了“胸痹心痛短气病脉证治”篇关于热证的遗漏。

心中寒者，其人苦病心如啖蒜状，剧者心痛彻背，背痛彻心，譬如蛊注，其脉浮者，自吐乃愈。(9)

【提问】如何理解心中寒的病机及证候？应该如何治疗心中寒？

【回答】这条是在论述寒邪入心的辨证论治。病位在心，“苦病心如啖蒜状”是因为寒邪闭郁心包，而心阳不得宣发，郁而化热。因此，如果吃了大蒜，心处一样有烧灼感。心阳内郁不能外达四肢，因此手足发冷，心痛彻背，背痛彻心，就像被虫子啃咬的感觉。《伤寒论（桂林古本）》云：“寒病，胸胁支满，膺背肩胛间痛，甚则喜悲，时发眩，仆而不知人，此寒邪乘心也，通脉四逆汤主之；其着也，则肘外痛，臂不能伸，甘草泻心汤主之。”结合前面肺中寒的内容，我们可知心中寒脏证应该用通脉四逆汤，在临床上还可合用乌头赤石脂丸来治疗真心痛重症患者；寒邪客于心经，过八虚之室，则肘外痛且不能伸直，用甘草泻心汤治疗心中寒经证。临床上治疗上肢肘、肩关节及背部疼痛（如网球肘）就可以将甘草泻心汤、枳实橘皮桔梗半夏生姜甘草汤（肺中寒经证方）合方运用。

心伤者，其人劳倦，即头面赤而下重，心中痛而自烦，发热，当脐跳，其脉弦，此为心脏伤所致也。(10)

【提问】如何理解心伤证的病机及证候？应该如何治疗心伤证？

【回答】这条论述的是心阳不足、水饮上犯的心伤证。心伤证更类似于一种慢性心脏疾病，比如风湿性心脏病，就会颜面红赤而下肢水肿。这类心伤证患者上焦心阳不足，虚阳上越就会头面赤，心中痛而自烦发热。下焦水气凌心，因此“当脐跳”指欲作奔豚之象。治以温心阳、制水饮，应该用苓桂甘枣汤。

心死脏，浮之实如麻豆，按之益躁疾者死。(11)

【提问】如何理解心的真脏脉？

【回答】这条论述的是心的真脏脉。《黄帝内经》中记载："真心脉至，坚而搏，如循薏苡子，累累然，色赤黑不泽，毛折，乃死。"心的邪气盛、精气衰，脉象时至时不至，是危象。

邪哭使魂魄不安者，血气少也。血气少者属于心。心气虚者，其人则畏，合目欲眠，梦远行而精神离散，魂魄妄行。阴气衰者为癫，阳气衰者为狂。(12)

【提问】如何理解心伤证出现的神志改变？临床应该如何救治？

【回答】这条还是在论述心病。慢性病患者气血津液耗伤，必然神志也会受到影响，出现魂魄不安的表现。我们在学习火逆证时讲到"伤寒脉浮，医以火迫劫之，亡阳，必惊狂，起卧不安者，桂枝去芍药加蜀漆龙骨牡蛎救逆汤主之"，那么可知阳气衰减会导致惊狂，阴气衰减会导致癫；即心阳不足则狂，心阴不足则癫。心阳不足应用桂枝去芍药加蜀漆龙骨牡蛎救逆汤，心阴不足可用生脉散、复脉汤、炙甘草汤等。那么如何理解这里所谓的"血气"呢？气为阳，血为阴，魂藏于阴，魄出于阳，当心之阴阳不足就会出现魂魄不安的表现。临床上治疗多噩梦的患者就可以根据这一理论来确立用方思路。

脾中风者，翕翕发热，形如醉人，腹中烦重，皮目瞤瞤而短气。(13)

【提问】如何理解脾中风的病机及证候？临床应该如何救治？

【回答】这条是在讲述脾中风的辨证论治。结合整个条文来看，脾中风更像是一个脾虚感冒的症状。这类患者有热重于湿、湿重于热两种转归。太阴病与阳明病常一起出现，阳明主热，太阴主湿。脾中风者，太阴、阳明失调，如果偏于阳明热盛，热重于湿，风邪引动热邪，就会出现翕翕发热、形如醉人的症状；如果太阴湿盛，湿重于热，就会出现水饮积聚于下焦，腹中烦重。《金匮要略浅注》曰："脾居肺肾之中界，病则懒于承上接下，天水不交而短气。"脾胃运化水液，气机失调，上下不交，则皮目瞤瞤而短气。《伤寒论（桂林古本）》曰："风病，四肢懈惰，体重，不能胜衣，胁下痛引肩背，脉浮而弦涩，此风邪乘脾也，桂枝去桂加茯苓白术汤主之；若流于腑，则腹满而胀，不嗜食，枳实厚朴白术甘草汤主之。"脾中风经证，病在上焦，应该用桂枝去桂加茯苓白术汤。病邪入里，进入肠道，腹胀满，病在下焦，应该用枳实厚朴白术甘草汤。

【提问】之前讲了脾中风，那么脾中寒又是如何呢？

【回答】《三因极一病证方论·五脏中寒证》云："脾中寒者，人迎与右关上脉紧而沉细。脾虚中寒，寒邪乘克，脉应本部，长则吉；沉紧，唇揭，为不利。脾中寒之状，心腹䐜胀，四肢挛急，嗳噫不通，脏气不传，或秘或泄。"寒主收引，脾中寒脉象沉细而紧，脾机不运，胸腹胀痛，脾主四肢，肢体挛急，升清降浊受到影响，嗳噫不通，脏气不畅，可能出现便秘，也可能有腹泻。

脾死脏，浮之大坚，按之如覆杯，洁洁状如摇者死。（14）

【提问】如何理解脾的真脏脉？

【回答】这是在论述脾的真脏脉。太阴之脉浮而大，没有胃气则按之浮大而空，就是文中所谓“按之如覆杯”。“洁洁状如摇者”是没有根的表现，都提示脾胃衰败。

趺阳脉浮而涩，浮则胃气强，涩则小便数，浮涩相抟，大便则坚，其脾为约，麻子仁丸主之。（15）

【提问】阳明热盛便秘与脾约便秘有何不同？如何理解麻子仁丸组方？

【回答】这里是在论述关于脾约的辨证论治。脾阳下输水液于膀胱，脾阴则将部分津液保留在肠道。脾阴、脾阳在功能上相互制约。至于脾约，我们可以理解为是脾阳制约了脾阴的功能，肠道津液从小便而出，因此津枯肠燥，产生便秘。那么阳明热盛的便秘与脾约的便秘有何不同呢？阳明热盛的便秘是有便意而难解，脾约的便秘是无便意而不解大便。因此治疗脾约应该在补养脾阴的同时通便。麻子仁丸便是按照这种思路组方。补养脾阴之时用芍药制约脾阳，火麻仁为益脾阴的良药，杏仁制约肺气宣化，增强大肠通下之气；阳明热盛通便就用小承气汤。临床上遇到便秘就应注意判断到底应该使用麻子仁丸还是承气汤，不能混用。

肾着之病，其人身体重，腰中冷，如坐水中，形如水状，反不渴，小便自利，饮食如故，病属下焦，身劳汗出，衣里冷湿，久久得之，腰以下冷痛，腹重如带五千钱，甘姜苓术汤主之。（16）

甘草干姜茯苓汤方：

甘草、白术各二两，干姜、茯苓各四两。

上四味，以水五升，煮取三升，分温三服，腰中即温。

【提问】如何理解肾着？其病机证候与治法方剂如何？

【回答】这条是在论述肾中寒的辨证论治。《伤寒论（桂林古本）》讲过：“寒之为病，肾先受之，其客于五脏之间，脉引而痛；若客于八虚之室，则恶血住留，积久不去，变而成着，可不慎欤！寒病，骨痛，阴痹，腹胀，腰痛，大便难，肩背颈项引痛，脉沉而迟，此寒邪干肾也，桂枝加葛根汤主之；其着也则两腘痛，甘草干姜茯苓白术汤主之。”因此这里的肾着之病是肾中寒。五脏风病可从经、腑入手理解，五脏寒病可从气、血层面理解。肾中寒病在气分、病在上焦，就会出现颈项、肩背酸痛，当用桂枝加葛根汤；如果病邪在下焦，会出现腰背部疼痛、下肢疼痛，就应该用甘姜苓术汤。

【**提问**】如何理解文中述“肾着之病，其人身体重，腰中冷，如坐水中，形如水状”？

【**回答**】阳气上行，则水液阴邪下行。下焦阳气不足，则腰部冷；下焦水液运行受阻，则腰间出汗多。这种情况也可以用甘姜苓术汤来治疗。

【**提问**】为什么患者腰间出汗多却不渴呢？

【**回答**】我们从以方测症的角度来看，《伤寒论》中凡是用了干姜的病证，都表现为不渴。从现代药理来说，干姜可以抑制腺体分泌，对于腹泻、小儿多涎唾有较好疗效。从条文看，患者病位在下焦，症状也发生在下焦；从用药看，治在中焦，因此用干姜、甘草温中焦，白术、茯苓利小便来止汗（因有身劳汗出）。甘姜苓术汤又称肾着汤，腰为肾之府，带脉行于腰间，因此腰部及下肢疼痛、白带增多、下半身出汗、小儿遗尿、习惯性流产等下焦阳虚且水液运行受阻的疾病均可由此方加减运用。笔者在临床上还把甘姜苓术汤与防己黄芪汤合用治疗腹型肥胖，取得一定疗效。

肾死脏，浮之坚，按之乱如转丸，益下入尺中者，死。（17）

【提问】如何理解肾的真脏脉？

【回答】这条是在论述真脏脉。《黄帝内经》记载："真肾脉至，搏而绝，如指弹石，辟辟然，色黑黄不泽，毛折，乃死。"肾阴亏竭，真气不固，脉象躁动不宁，有外脱之象，即是肾真脏脉之表现。此脉在尺脉部会更加明显。

问曰：三焦竭部，上焦竭善噫，何谓也？师曰：上焦受中焦气未和，不能消谷，故能噫耳；下焦竭，即遗溺失便。其气不和，不能自禁制，不须治，久则愈。（18）

【提问】如何理解本条描述的三焦病机及证候？

【回答】这条看起来与五脏风寒积聚无关，但联想到肾着病在下焦但治在中焦，我们可以理解这一条还是在讲五脏病的治疗思路。上焦之虚是因中焦虚，无精微物质润上，因此脾胃不足的患者会"善噫"。下焦之虚是因中焦胃气不和，土虚不制水，因此对于小便多可以从中焦治疗入手，比如上面所讲的肾着汤。

【提问】如何理解条文中讲"气不和，不能自禁制，不须治，久则愈"？

【回答】这里是指土虚不制水造成遗溺失便，有时候不需要治疗。等到中焦脾胃功能恢复，这些症状就会自动痊愈。相反，如果在治疗中损伤脾胃，则反而会导致上述症状久治不愈。

师曰：热在上焦者，因咳为肺痿；热在中焦者，则为坚；热在下焦者，则尿血，亦令淋秘不通。大肠有寒者，多鹜溏；有热者，便肠垢。小肠有寒者，其人下重便血；有热者必痔。（19）

【提问】如何理解本条描述的三焦及大小肠病机及证候？

【回答】肺痿是重亡津液所致；中焦热则因阳明胃热灼

津，大便缺少津液而坚；下焦热则热在肾与膀胱，热迫血出，表现为尿血，或热炼砂石成石淋、尿闭。寒邪客大肠，水谷不分则鹜溏，阳不化阴则下重便血；热邪客大肠，燥伤肠液则便脓血，热注于下则痔疮。这一条是《金匮要略》中唯一一处按三焦辨证的条文，启发了后世的三焦辨证法。文中的“鹜溏”“肠垢”“下重便血”都可以看成是湿、寒、热相合后的临床表现。

问曰：病有积、有聚，有檕气，何谓也？

师曰：积者，脏病也，终不移；聚者，腑病也，发作有时，展转痛移，为可治；檕气者，胁下痛，按之则愈，复发，为檕气。诸积大法：脉来细而附骨者，乃积也。寸口，积在胸中；微出寸口，积在喉中；关上，积在脐旁；上关上，积在心下；微下关，积在少腹。尺中，积在气冲；脉出左，积在左；脉出右，积在右；脉两出，积在中央，各以其部处之。（20）

【提问】如何理解本条描述的积、聚、谷气（檕气）鉴别？其脉象有何特点？临床应该使用何方？

【回答】这一条是在讲通过脉象判断积、聚的位置。外邪入侵五脏，由气分到血分，由经证到脏证，寒邪与痰、瘀等有形之邪相结合后才会形成积病。积病在五脏，聚病在六腑。积病在五脏，难有出路，发有定处，属于血分，病位深，疾病难治；聚病在六腑，多有出路，发无定处，病位较浅。虚人感邪后，风寒等无形邪气入内，与体内痰、瘀结合，积在五脏，因此《金匮要略·血痹虚劳病脉证并治》中用鳖甲煎丸、大黄䗪虫丸来治疗积病。

《三因极一病证方论·五积证治》云：“五积者，五脏之所积，皆脏气不平，遇时相逆而成其病。如忧伤肺，肺以所胜传肝，遇长夏脾旺，传克不行，故成肝积，名曰肥气；肥气者，以其积气藏于肝木之下，犹肥遁于山林也。失志伤肾，肾以所胜传心，遇秋肺旺，传克不行，故成心积，名曰伏梁；伏梁者，以其积气横架于肓原也。怒则伤肝，肝以所胜传脾，遇冬肾旺，传克不行，故成脾积；名曰痞气者，以积气痞塞中脘也。喜则伤心，心以所胜传肺，遇春肝旺，传克不行，故成肺积，名曰息贲；息贲者，以积气喘息贲溢也。思则伤脾，脾以所胜传肾，遇夏心旺，传克不行，故成肾积，名曰奔豚；奔豚者，犹水蓄奔冲于心火也。《难经》以肥气成于戊己，伏梁成于庚辛，以至奔豚成于丙丁者，正合阴阳施化，休旺乘克之大义也。又论曰：病有积，有聚，有槃气。积者，脏病也，终始不移；聚者，腑病也，发无定处，展转痛移为可治。槃气者，即宿食也，由槃饪之邪从口入。更有息积病，乃气息癖滞于胁下，非导引不行。"这一段论述了五脏积未成时的病理演变过程。书中给出的肥气丸、伏梁丸、痞气丸、息贲汤、奔豚汤等便可以用于治疗未成之五脏积。我们也可以将未成之五脏积看成一种癌前状态，在临床使用这些方子或许可以起到预防癌变的效果。

积、聚作为五脏病变发展到不同阶段的病理表现，是由于风、寒等邪气入内与痰饮等有形实邪相合而成。那么具体如何处理，会在接下来的篇章一一讲解。掌握、理解这一篇的知识，对我们重新理解前面的内容并开启后面的痰饮、水气、瘀血、黄疸等篇章都大有裨益。

痰饮咳嗽病脉证并治第十二

问曰：夫饮有四，何谓也？师曰：有痰饮，有悬饮，有溢饮，有支饮。(1)

【提问】什么是中医学的痰饮？

【回答】本篇是一个论述“痰饮”致病的专题篇章。“痰饮”的概念在中医里是非常灵活多变的，它可以根据不同病位，不断发展、转变为痰饮、悬饮、溢饮、支饮中的一种，甚至是后面会介绍的五脏水、留饮、伏饮等。这种理念在现代医学中是无法被理解的。如临床中哮喘的患者，在经过中药治疗后常常表现为大便增多或稀溏。不管用现代医学如何分析，都无法理解呼吸道中的痰如何会与大便扯上关系。

中医理念认为，这是给体内痰饮之邪以出路，从大便排出。经过此过程后，哮喘的症状就会得以缓解。又如后面介绍的溢饮，严重者会出现四肢关节的疼痛，类似于现代医学中的一些风湿性疾病。中医的治疗方法是发汗，现代医学更加无法解释，风湿性疾病的水沉积在关节腔隙之中，用发汗的方法不能解决关节腔隙的水呀！而且发汗能降低患者的类风湿因子吗？笔者在一线抗击新冠疫情时遇到一个重症患者，全身水肿，用透析都没有办法减轻全身的水肿情况。最后笔者选用了越婢加术汤合小柴胡汤治疗，很快解决了患者的水肿。中医治法是有效的，只是中西医是两种不同的体系，各自有不同的理念，对于疾病有着各自的认识、见解，所以常常不能相互贯通，我们也不必强行去用对方的理论来解释中医的疗效。尤其是本篇以及后面几篇讲的都是人体内的“特殊介质”——气、血、水。这与现代医学中的气、血、水概念区别巨大。我们要回归纯粹的中医思维，以这种特殊的思维来学习这些内容。

除了本篇讲述的四饮以外，后面还介绍了五脏水、留饮、伏饮等，甚至于后文中还有水气病专篇。这些病名的概念其实互相关联，你中有我，我中有你。“痰”“饮”常被联合称呼，但二者有着根本区别，《仁斋直指方》中写道：“稠浊者为痰，清稀者为饮。”

【提问】本篇讲咳嗽，而“肺痿肺痈咳嗽上气病脉证治”篇亦讲咳嗽，两者之间有何不同？

【回答】本篇不以咳嗽为主要内容，只将它作为痰饮所伴发的一个症状，一切皆以痰饮为主。而“肺痿肺痈咳嗽上气病脉证治”篇中详细分析了咳嗽有包括痰饮在内的六大方面原因。

问曰：四饮何以为异？师曰：其人素盛今瘦，水走肠间，沥沥有声，谓之痰饮；饮后水流在胁下，咳唾引痛，谓之悬饮；饮水流行，归于四肢，当汗出而不汗出，身体疼重，谓之溢饮；咳逆倚息，短气不得卧，其形如肿，谓之支饮。（2）

【提问】如何理解四饮的证候特点及病因病机？

【回答】本条紧承上条，分析四饮各自的特点。常言肥人多痰湿，如今“素盛今瘦”，痰饮为病还反而变瘦。这种瘦是因痰湿存于腹中，伴随便溏、肠鸣，因为吃进去的食物无法有效消化所致。“素盛”指的是以前体胖，这说明以前脾胃就已经出现了问题，是因脾虚而成的肥胖。痰饮的范围非常广，不只停留在文中描述的“水走肠间”，后面的条文会陆续介绍。痰饮会停留在心下、头部等多个部位，故而治疗痰饮的正方苓桂术甘汤的应用范围很广。水邪不只会形成“痰饮”，根据它的不同病位，还会转变为其他几种形式，所以治疗这类疾病的重点也应该在水邪的转换上。

“悬饮”是水邪转至胁下部，现代来看可能是胸水、腹水一类病证。现代检查手段可以将胸水、腹水分得非常清楚，但古代“膈”的概念不清晰。古代的“膈”主要用于三焦的分界，因此此处悬饮既包括了现代膈上胸水，也包括了现代膈下腹水。“咳唾引痛”是悬饮的表现，一般是胸水症才会有的一个表现，也有可能只是胸腔粘连而导致的。不管是哪一种，我们都可以将它视作悬饮的范畴，临床上经常可以看到这类病证。笔者常用小柴胡汤加青皮、牡蛎、竹茹进行治疗，疗效颇佳。

“溢饮”有两种，一种是水液留存于关节之间，较为复杂，属重症；另一种是水液留存于肌肤之中，属轻症。轻症多见于外感之后，水蕴于肌肤之间，呈现出表证，如身疼痛等，可用麻黄加术汤进行治疗。

“支饮”是本篇的重点，后面用了大量的条文去叙述。它的特点是易上逆、上攻，可攻心、攻肺、攻头，用药方面需要抑制其上攻之势，可以从汗解或从小便解。

综合四饮来看，支饮是最严重的，次之为悬饮，再次之为溢饮，最轻的是痰饮。

水在心，心下坚筑，短气，恶水不欲饮。（3）

【提问】如何理解心水？该用何方治疗？

【回答】“心下”多数都是指代胃，而不是现代意义上的心脏。“坚”是对于肚子胀满的一种形容。“筑”是跳动之意。“短气”是水邪已经影响到肺而产生的症状。“恶水不欲饮”之症与五苓散“水入则吐”有类似的地方，反观五苓散可治心悸、短气、恶水，故而本条亦可选用五苓散。

联系本篇第16条：“心下有痰饮，胸胁支满，目眩，苓桂术甘汤主之。”与本条所表达之意基本相同，故而本条心水当属前文四饮中的痰饮范畴，正治方应为苓桂术甘汤。

水在肺，吐涎沫，欲饮水。（4）

【提问】何为肺水？临床该选用何方治疗？

【回答】本条讲肺水，与“肺痿肺痈咳嗽上气病脉证治”篇“肺中冷”条文基本相同，可选用甘草干姜汤，亦可用本篇中苓桂术甘汤进行治疗。

水在脾，少气身重。（5）

【提问】何为脾水？该选用何方治疗？

【回答】脾水即水邪犯脾，脾为湿邪困阻，脾气升清功能受阻，进而出现“少气身重”之症。本条水邪犯脾仍属四饮之痰饮范畴，仍可用苓桂术甘汤进行治疗。

水在肝，胁下支满，嚏而痛。（6）

【提问】何为肝水？该选用何方治疗？

【回答】本条讲肝水，但它的表现很明显与悬饮相似，症见“胁下支满”。说到悬饮，读者很容易联想到用十枣汤治疗，但十枣汤力量过大，现代很少能见到使用。对于悬饮轻症，医生一般可选用小柴胡汤，稍重者合以旋覆花汤，或后世的《温病条辨》香附旋覆花汤、《三因极一病证方论》控涎丹等方亦可。

水在肾，心下悸。（7）

【提问】何为肾水？临床该选用何方治疗？

【回答】本条与前面篇章中的“脐下悸”归于同一种疾病范畴——奔豚。“脐下悸”是欲作奔豚，用苓桂甘枣汤；“心下悸”是已作奔豚，需用苓桂术甘汤、五苓散。

夫心下有留饮，其人背寒冷如手大。(8)

【提问】如何理解留饮的病机及证候？该选用何方治疗？

【回答】留饮是水饮等有形实邪留存于身体之中，无法驱逐出体外。这里可看作是一种伏邪存留，也就是通常所说的疾病没能“断根”。本条说明了留饮潜伏于心下的位置，平时可感到背部寒凉，范围约手掌大小，属痰饮范畴，可用苓桂术甘汤来治疗，既振奋心阳又伐水邪。背部寒凉有两种情况，其一是本条心阳被束而不温，以苓桂术甘汤治疗；其二为肾阳不能沿督脉上行温于背，方用《伤寒论》附子汤。

留饮者，胁下痛引缺盆，咳嗽则辄已。(9)

【提问】如何理解本条文与上一条文的区别？该选用何方治疗？

【回答】此条留饮属悬饮范畴，与上条所描述痰饮型留饮的治疗方案区别较大。本病的形成仍然是由于水饮留存于胁下部位，形成了悬饮，症状为胁下痛引缺盆，咳嗽则加重。条文中的咳嗽等症状也是悬饮的表现，前文中已有提及——咳唾引痛。

在现代诊疗过程中，医生可以建议患者拍胸部X线片，常常能看到肋膈角变钝。这可能是胸水，也可能是有粘连，皆可视作悬饮治疗。轻者用小柴胡汤加旋覆花汤，重者用十枣汤。

胸中有留饮，其人短气而渴，四肢历节痛。脉沉者，有留饮。(10)

【提问】条文中的留饮有何特点？留饮与溢饮、支饮、痰饮有何关联？

【回答】本条所说的留饮比前两条更特殊，这是一个“转变型”的留饮，从支饮转变为了溢饮。我们从开篇第一条开始就强调，中医思维非常灵活，痰饮并非是一成不变的，它是可流动、可转变的。“四肢历节痛”让人联想到前面讲过的“历节”一病，两者之间还是有些区别的。用桂芍知母汤治疗的历节病，疼痛较溢饮更重，且多为对称分布。溢饮属痰饮的一种，痰饮致病多有局限性，多在痰饮停留的一处有所表现，且疼痛不会过于剧烈。支饮平时多在人体的中心部位，且呈上攻的趋势。条文中看出有逐渐散向四肢形成溢饮的趋势，是病情好转的迹象。作为合格的中医，必须看得懂“病势”，因势利导才是治病的要点，不可反其道而行之，如痰饮居于上，以汗解之；痰饮居于下，以二便解之。“胸中有留饮”即是饮邪留存于胸中，形成支饮。“四肢历节痛”提示病势转变，即将演变为溢饮。“脉沉者，有留饮”是指支饮留存时脉象呈现为沉象。如果病势逐渐转变为溢饮，则不再出现沉脉，而是弦脉。

膈上病痰，满喘咳吐，发则寒热，背痛腰疼，目泣自出，其人振振身瞤剧，必有伏饮。（11）

【提问】如何理解膈上伏饮的证候？该选用何方治疗？

【回答】前文中已经提及，古人“膈”的概念是用于描述三焦，与现代能看到的实体膈膜是不一样的，所以膈上病痰的病位既包括了肺，又包括了胃。从本条症状来看，这是一个非常典型的小青龙汤证。伏饮同样是伏邪的范畴，只不过伏饮更多在肺，这点上与留饮稍有不同。小儿哮喘就是比较典型的伏邪致病，经治疗好转一段时间后又容易复发，非常难根治。“发则寒热”提醒我们不能一概而论用小青龙汤，因为有寒热的区别。寒者可直接用小青龙汤，热者方中须加用石膏。“背痛腰疼”是因内饮受外邪引动导致的疼痛，平时未受引动之时只会如本篇第 8 条一般感到背部寒冷。“目泣自出”也是内饮引动的症状之一。“其人振振身瞤剧”是指“喘症”发作之前身体的一些摇动、抽搐症状，不一定非要看作真武汤“振振欲擗地”。支饮有伏于肺，也有伏于胃。伏于肺用小青龙汤治疗，如哮喘；伏于胃用木防己汤治疗，如心衰。条文中也有提及“咳逆倚息不得卧”，现今医生可对这类患者做 BNP（脑钠肽）检查，即可知其究竟是肺源性哮喘还是心源性哮喘。

夫病人饮水多，必暴喘满。凡食少饮多，水停心下，甚者则悸，微者短气。脉双弦者，寒也，皆大下后善虚。脉偏弦者，饮也。(12)

【提问】痰饮病的病因病机是什么？怎么理解这里的脉象？临床应该使用何方？

【回答】本条是对痰饮病病因的阐述，指的是广义的痰饮，即包括四饮、五水、留饮、伏饮等一切水液类疾病在内。“食少饮多”揭露患者素体脾虚，此为必要条件。脾虚者水入而停于心下，继而不断转变发展成各有特点的四饮、五水。“脉双弦者，寒也”“偏弦者，饮也”。偏弦是指单手出现弦脉，一般是右手，通常认为左手脉寸、关、尺对应心、肝、肾，提示血病；右手脉寸、关、尺对应肺、脾、肾，提示气病与水病。右手出现弦脉，往往提示为实证饮邪。临床应先判别其为四饮中的哪一饮，然后再选方用药。双手都呈现出弦脉，则是虚寒之证夹带水饮，属虚实夹杂，此时常常选用真武汤一类方药治疗。

肺饮不弦，但苦喘短气。（13）

【提问】本条虽然描述的是饮邪，但脉象却不弦，为何？

【回答】之前讲述的饮证都是内饮作祟，脉象呈现弦脉。本条只有外邪而无内饮，所以脉象上不会呈现弦脉，而是偏于浮脉，可理解为“风水”证。湿（水）从外而来，从六经角度可理解为太阳经证，从卫气营血角度可理解为卫分证，属于轻证。应视其症状而用方，如文中“但苦喘短气”，用麻黄加术汤等即可痊愈；如表现水肿等，即从汗而解，可用越婢汤等。若是外邪引发内饮而发病，脉象则会出现弦脉，证属小青龙汤。《金匮玉函经二注》中有一句“水积则弦”，非常详尽地表达了本条的含义。

支饮亦喘而不能卧，加短气，其脉平也。（14）

【提问】为何支饮会出现平脉？

【回答】本条脉平，亦不现弦脉，与上一条机理相同。同样是水饮未“积”，未形成内饮、留饮。这里应当属于支饮中的轻证，可用后文中的葶苈大枣泻肺汤来治疗，即“支饮不得息，葶苈大枣泻肺汤主之”。

病痰饮者，当以温药和之。（15）

【提问】如何理解“以温药和之”？

【回答】痰饮病的首要条件是患者脾虚在先，又有饮邪外犯而为病，故有虚实夹杂的特点。“温药和之”的理解不能停留于字面，如果将温药堆砌成一个化痰的方子，为何不直接用附子甚至是一些温热性更强的药物？此处的“和之”是要达到通阳的目的。后世医家叶天士就提出“通阳不在温，而在利小便”，用温药堆砌之法必不可取。“温药和之”之法是行气、消饮、开阳、通导诸法合于其中，以奏通阳之功。患者脾虚在内，痰饮盛于外，必然不能只用补法，必须使饮邪有路可出。此路即是二便，邪出后才可思考下一步补脾之法。

心下有痰饮，胸胁支满，目眩，苓桂术甘汤主之。（16）

茯苓桂枝白术甘草汤方：

茯苓四两，桂枝、白术三两，甘草二两。

上四味，以水六升，煮取三升，分温三服，小便则利。

【提问】如何理解饮停心下的病机及证候？如何治疗？

【回答】之前的条文中曾经提到，四饮之一的痰饮覆盖的范围很大。肠间、心下、头部等处都可以作为痰饮的停留之地。大多数情况下的痰饮都可以用苓桂术甘汤直接治疗，用后患者可能胸胁不胀了，头目不眩了，但肚子总是“咕咕咕”地鸣响，变成了“肠间水气”。这提示病势转变，余邪未清，可用“水气病脉证并治”篇中的己椒苈黄丸进行善后。

夫短气有微饮，当从小便去之，苓桂术甘汤主之（方见上）。肾气丸亦主之（方见脚气中）。（17）

【提问】如何理解本条的一证两方？

【回答】在病因论述的条文之中，我们讲了最重要的治疗方案是让饮邪有出路，饮去而后补脾。苓桂术甘汤就是令小便走饮邪，肾气丸亦是。两者皆是温法，一是温脾，一是温肾，前者多用于急性期，后者多用于缓解期。除此两方外，更典型的应是五苓散与真武汤。两方皆使水饮从小便而走，五苓散用桂温脾（上），真武汤用附温肾（下）。使用时须辨清饮邪在上还是在下，如目眩、胸胁支满等为水在上，肠鸣等为水在下。上一条还讲了己椒苈黄丸，己椒苈黄丸使饮邪从大便而出，而五苓散、真武汤使饮邪从小便而出。

除此以外，还可参考短气情况进行用方的鉴别。呼吸是呼与吸的统称，吸气功能取决于下焦肝肾，吸不足则是下焦的问题，应用真武汤或是肾气丸；呼气功能取决于上焦心肺，呼不足则是上焦的问题，应用五苓散或是苓桂术甘汤。

病者脉伏，其人欲自利，利反快，虽利，心下续坚满，此为留饮欲去故也，甘遂半夏汤主之。(18)

甘遂半夏汤方：

甘遂（大者）三枚，半夏十二枚（以水一升，煮取半升，去滓），芍药五枚，甘草如指大一枚（炙）。

上四味，以水二升，煮取半升，去滓，以蜜半升和药汁，煎取八合，顿服之。

【提问】如何理解“留饮欲去”的病机及证候？除了甘遂半夏汤还可以用什么方药替代？

【回答】甘遂半夏汤的作用相当于简化版或弱化版的十枣汤。虽然已经弱化了很大一部分，但方子的力量仍然是非常强的。况且《中国药典》提示了甘遂、半夏的用药安全性，应用时又要考虑“十八反”等配伍禁忌，因此临床上很少用到这个方子。“利反快”，“快”是觉得痛快、舒服的意思。此处的自利是一个排邪的过程，呼应后半段中“留饮欲去”。“虽利，心下续坚满”是说虽然身体经过排邪，但心下胀满的症状仍在持续。这是因为自身排邪的力度尚不够，也呼应了后半段“留饮欲去”，是说还有欲去未去的留饮。患者已经在这种时候就需要医者来助其一臂之力，因势利导，增强病患自利的力度，使饮邪排出体外。其实，甘遂半夏汤的力量太强了，临证中完全不必用这么峻猛的方剂，可换用苓桂术甘汤、五苓散、己椒苈黄丸等方剂。

脉浮而细滑，伤饮。(19)

【提问】如何理解“伤饮”之脉？可用何方治疗？

【回答】本条与第12条、第13条相同，因其体内无“积”水、无留饮，所以脉象不弦。浮滑之脉主外证、外饮，可用葶苈大枣泻肺汤或是射干麻黄汤进行治疗。

脉弦数者，有寒饮，冬夏难治。(20)

【提问】如何理解“寒饮”之脉？何谓“冬夏难治”？

【回答】本条论述痰饮病中的寒热错杂证，即寒饮日久不去，郁而化热，治疗这类病证的难度又上了一个台阶。本条更是说明了不要从表面去理解“温药和之”。一个有热象的痰饮病，医生能用一堆温药去治疗吗？这与中医治疗大法中的“热者寒之，寒者热之”相去甚远。“温药和之”还是应理解为以行气、消饮、开阳、通导之手段达通阳之目的更为合适。为什么说治疗这类疾病的难度又上了一个台阶呢？冬夏时节预示着气候要么寒、要么热，而本条中“脉弦数者，有寒饮”提示寒饮有化热趋势，以温药温其寒凉则会助长热象，以寒凉药味清其内热则会助长寒饮。

当然，这种情况虽难但亦有解决之法。前面篇章中学习的厚朴麻黄汤中既有姜、细、味，又有石膏；后世医家张锡纯在小青龙汤中加用石膏，这些都是典型的寒温并用之法。临证之时须视病者寒热之主次而调方药之温凉。

脉沉而弦者，悬饮内痛。(21)

病悬饮者，十枣汤主之。(22)

十枣汤方：

芫花（熬）、甘遂、大戟各等分。

上三味，捣筛，以水一升五合，先煮肥大枣十枚，取九合，去滓，内药末。强人服一钱匕，羸人服半钱，平旦温服之；不下者，明日更加半钱。得快下后，糜粥自养。

【提问】如何理解十枣汤的煎服法？临床上如何运用十

枣汤治疗悬饮呢?

【回答】十枣汤的煎服法特别重要，这里有几个要点。第一个要点是要平旦温服。古代为十二时辰制，汉代将十二时辰予以特定名称，如夜半、鸡鸣、平旦、黄昏等。平旦为古之寅时，对应于现代凌晨3～5时，此时辰为伤寒六经少阳所主时，肝气旺盛。悬饮本与肝密切相关，此证须用十枣汤；又是悬饮重症，故在平旦服药，借天时与药力相合而奏功。在上半篇中讲过，轻症的悬饮只需要服用小柴胡汤、香附旋覆花汤或控涎丹等方即可，并不是所有的悬饮都须用十枣汤这么峻猛的方剂。我们将轻症悬饮理解为在气分，重症悬饮则已入血分。第二个要点是芫花、大戟、甘遂与大枣并不是一起煎煮的。需先煮枣汤，将余三味捣成粉末，最后纳入枣汤中服用。现代很多医生用十枣汤都是一起煎煮服用，忽视仲景注明的煎服法，这是不可取的。第三个要点是糜粥自养。一部分医家认为此粥为枣粥，是大枣久熬成粥，我个人也比较认同此观点。十枣汤服用还须注意有虚实之别，虚人只可服用半钱匕，以下为度。服用后若没有效果，第二天就要逐渐加量。

十枣汤的组成非常有特点，其中芫花以花入药，大戟以中空之茎入药，甘遂以根入药。药物之组成囊括上、中、下三部，药象预示可尽除一身之水，绝对不是盲目地堆砌药物以求峻猛逐水。仲景之法自有其玄妙之处，如十枣汤之法者还有抵当汤，汤中同用虻虫、水蛭，两物一者飞于天，一者潜于水。入药后一者治上部血结瘀热，一者治下部血结瘀热，且同破积，合而奏功。“沉而弦”的脉象，沉主病邪在里，弦既是前文中所讲的偏弦主饮，又是肝经主脉。

当代的医患关系是个较为敏感的话题，患者用了十枣汤之后，往往会发生比较剧烈的排邪、排病反应，若患者不能理解则容易激化医患矛盾。后世医家在十枣汤的基础上演变出一些处方，如控涎丹、舟车丸等。我们可以在临床中考虑用这些十枣汤的变方，或是对十枣汤进行一定的加减化裁，让其排病反应减轻、可控。

十枣汤在现代常用于治疗恶性胸水、结核性胸膜炎、恶性腹水、肝硬化腹水等疾病。很多人都将十枣汤的主治局限于胸水，事实上十枣汤治疗腹水的效果强于胸水。前面的条文中提到悬饮在膈上，但这个膈是三焦意义划分出的膈，而不是现代医学的“膈”，所以十枣汤主治不仅包括胸部，部分腹部也在其中。前文也提到治疗痰饮病的关键点，即是抓痰饮病的转换过程，因势利导驱逐痰饮之邪，十枣汤是以下法驱逐痰饮，腹部肠间离肛门更近，对于驱逐痰饮更加有利。

病溢饮者，当发其汗，大青龙汤主之，小青龙汤亦主之。(23)

大青龙汤方：

麻黄六两（去节），桂枝二两（去皮），甘草二两（炙），杏仁四十个（去皮、尖），生姜三两（切），大枣十二枚，石膏如鸡子大（碎）

上七味，以水九升，先煮麻黄，减二升，去上沫，内诸药，煮取三升，去滓，温服一升，取微似汗，汗多者，温粉粉之。

小青龙汤方：

麻黄三两（去节），芍药三两，五味子半升，干姜三两，甘草三两（炙），细辛三两，桂枝三两（去皮），半夏半升（洗）。

上八味，以水一斗，先煮麻黄，减二升，去上沫，内诸药，煮取三升，去滓，温服一升。

【提问】大青龙汤与越婢汤的区别是什么？大青龙汤与小青龙汤的区别是什么？

【回答】开篇条文中讲了溢饮的概念为“饮水流行，归于四肢，当汗出而不汗出，身体疼痛重”。溢饮的特点与“痉湿暍病脉证治”篇中的湿痹病颇为相似，主方为大、小青龙汤，煎服法中说到“取微似汗”，但方中却用了六两麻黄。全书中麻黄用量最大的两张方子就是大青龙汤与越婢汤，皆是六两。两方的区别就在于石膏用量不同。显然，大青龙汤中的石膏用量大于越婢汤，两方中石膏的作用都是制约麻黄。大青龙汤中石膏用量至鸡子黄大，故虽用六两麻黄仍仅有微汗，使麻黄的发汗之功下降，而利水之能反而提升。

条文中还提示了大青龙汤与小青龙汤的应用区别在于感邪之人不同。两方皆是外来寒邪致病，但表同而里不同，邪气相同而邪气所中之人体质不同，病邪随人体从化亦不同。外来寒邪中于实人、虚人之时会随人体体质从化，实性体质则从阳明热化而用大青龙汤，虚性体质则从太阴寒化、湿化而用小青龙汤。当然也可从寒热角度来辨别，大青龙汤用石膏，主内热，可见痰少干燥；小青龙汤用干姜、细辛，主外寒里饮，可见大量清稀泡沫样痰。临床中遇到寒饮常用小青龙汤，但遇到内热却少用大青龙汤，因方中麻黄用量太大，容易让人心悸且夜不能寐。因此更多是用简化版的大青龙汤，即麻杏石甘汤。

膈间支饮，其人喘满，心下痞坚，面色黧黑，其脉沉紧，得之数十日，医吐下之不愈，木防己汤主之。虚者即

愈，实者三日复发，复与不愈者，宜木防己汤去石膏加茯苓芒硝汤主之。(24)

木防己汤方：

木防己三两，石膏十二枚(鸡子大)，桂枝二两，人参四两。

上四味，以水六升，煮取二升，分温再服。

木防己去石膏加茯苓芒硝汤方：

木防己二两，桂枝二两，人参四两，芒硝三合，茯苓四两。

上五味，以水六升，煮取二升，去滓，内芒硝，再微煎，分温再服，微利则愈。

【提问】仲景使用防己有何临床特点？从现代医学角度如何理解木防己汤证及膈间支饮？

【回答】从之前的防己黄芪汤，到本篇的木防己汤，再到后文中的防己地黄汤，通过比较分析可以发现，用防己的处方中常常配合补益药物。防己的第一个特点是专用于虚人患痰饮病，第二个特点是通利二便以逐痰饮之邪，第三个特点是治在中焦。《本经疏证》中记载："其用为治水侵于脾无惑矣。然仲景治风水、皮水，所谓身重，汗出，恶风，水气在皮肤中，四肢肿，聂聂动者，均与此合，以身重固系脾病，四肢为脾之合故也。独木防己汤之膈间支饮，已椒苈黄丸之肠间水气，一在上，一在下，似不关乎脾者，亦皆用之，何也？盖此上下尽病，治其中也。"

木防己汤临床多用于左心衰竭或者是全心衰竭，条文中"面色黧黑"是心血管循环功能变差的一种面容表现，一般多见于心力衰竭或肾功能衰竭的患者。"心下痞坚"的位置应该在肝区，从现代医学角度来看，是心衰所致心脏瓣膜关闭不全，回心血量受阻，大量血液停留于肝导致的肝淤血，所以能触及痞坚。木防己汤的组方思路与现代医学对于心衰患者的处理方式非常类似。现代常用强心、利尿、扩血管三步措施来治疗心衰患者，而木防己汤中的人参、桂枝可起到强心的作用，防己可以起到利尿的作用，桂枝可以起到扩血管的作用。石膏作为截断用药（治未病），因心衰常常会导致肺淤血而引发肺部感染。另外，此方还可用于肺心病的治疗，方中还可加入一些血分药物，如丹参。《金匮要略心典》认为："痞坚之处，必有伏阳。"所以方中加石膏是为清郁热而设。

从现代医学角度来看，膈间支饮类似于心源性哮喘，现代可通过听诊、设备检查等手段来确诊。"其人喘满，心下痞坚"在《金匮玉函经二注》中解释为："心肺在膈上，肺主气，心主血，今支饮在膈间，气血皆不通利，气不利，则与水同逆于肺而发喘满。血不利，则与水杂糅，结于心下而为痞坚。"古人在没有现代知识体系和现代解剖知识的情况下，得出的病机仍然十分符合现代医学原理。"得之数十日，医吐下之不愈"是误治。看到心下痞坚，部分医者会将病因认为是中焦壅塞，予以吐、下之法治疗。"虚者即愈，实者三日复发"，此处的虚实不是说患者的虚实，而是说病邪的虚实。虚是说痞坚之处没有实质性的病理产物形成，只是心肺功能异常而出现的症状；实则代表已有具体的病理产物形成，可能要考虑局部肿瘤压迫等情况。若只是功能性疾病，用木防己汤后患者往往就会痊愈了。若是已形成病理产物，木防己汤便只能缓解一时的压迫症状，过一段时间后病情又会反复如初。因此需去石膏加茯苓、芒硝，用二便之通道给邪以去路。

后世温病学家将此方发展，用来治疗湿热性关节病，效果颇佳。临床上这一类患者可表现为黄腻苔、咯吐黄痰，或有喘满、坐不能卧。从现代医学角度来看，这些症状很好理解，而从中医角度看，这是支饮的一大特点，即上逆上冲。本条病性为正虚邪实，须用木防己汤这类标本同治、攻补兼施的处方。木防己汤常可用于急性、慢性充血性心衰，以及肺心病、肺气肿、风湿性关节疾病等。用于心衰时，木防己汤可按照气分、血分之辨进行加减。运用于关节疾病之时，则需分清湿热比重，以湿重、热重为主导进行加减。另外也可加用虫类药物搜风通络。

心下有支饮，其人苦冒眩，泽泻汤主之。（25）

泽泻汤方：

泽泻五两，白术二两。

上二味，以水二升，煮取一升，分温再服。

【提问】如何理解泽泻汤？

【回答】此条“苦冒眩”病情严重程度要重于前文苓桂术甘汤的“目眩”。泽泻一药，药性特殊，先升而后降，《本经疏证》记载：“能行在下之水，随泽气而上升；复使在上之水，随气通调而下泻。故名泽泻。”泽泻引水先升后降，这与《素问·经脉别论》中的记载“饮入于胃，游溢精气，上输于脾，脾气散精，上归于肺，通调水道，下输膀胱，水精四布，五经并行”的过程有着相似之处。中医认为未经过脾、肺传输之水属“生水”，不能进入人体正常循环，泽泻的升清降浊功能可助废水完成循环，化为“真水”，正如《本经疏证》中所言：“夫已经输脾归肺者，熟水也；未经输脾归肺者，生水也。熟水已曾泌别精华，但存水质，故直达之，使下出可矣。生水者，天真未离，精华未去，故必引之使上而后下，乃不失其常耳。”此处冒眩是因支饮上逆而导致，此水为“生水”，以大剂泽泻引水先上而后下，化为“熟水”则病可解矣。方中还有一味白术与泽泻相辅相成。泽泻偏泻、偏攻，白术偏补、偏守，二者相辅，且皆能除水，可达标本同治之功。

支饮胸满者，厚朴大黄汤主之。（26）

厚朴大黄汤方：

厚朴一尺，大黄六两，枳实四枚。

上三味，以水五升，煮取二升，分温再服。

【提问】厚朴大黄汤不体现温法，为何可以用于治疗痰饮？

【回答】厚朴大黄汤的药味组成与小承气汤、厚朴三物汤一般无二，只在剂量上有所调整。厚朴大黄汤的通下力度是要强于小承气汤和厚朴三物汤的。本条不属于“温药和之”之法，“温药和之”为治疗痰饮病的总则，属常规治疗方法，厚朴大黄汤则是变法，运用于一些常法不可治的痰饮病。“支饮胸满”通过下法是可以缓解的，因肺与大肠为表里。本条并不是教我们直接用厚朴大黄汤去缓解患者的胸满，而是对我们进行提示：大便也是一个驱邪外出的通道，在一些特别复杂、用常规治法无效的痰饮病中，我们可以在常规治疗的同时配以下法，如己椒苈黄丸，或后世吴鞠通创立的宣白承气汤即是此法的体现。

支饮不得息，葶苈大枣泻肺汤主之（方见肺痈中）。（27）

【提问】如何理解葶苈大枣泻肺汤的用方指征？

【回答】“肺痿肺痈咳嗽上气病脉证治”篇以及“痰饮咳嗽病脉证并治”篇中都已经讲过葶苈大枣泻肺汤，此处就不做过多分析。大枣在方中是解葶苈子之毒性，但依个人临床经验来看，葶苈子一药的不良反应并不大。《神农本草经》言葶苈子“破坚逐邪，通利水道”，故而专用于饮邪犯肺类疾病，使饮邪从大便而出。《淮南子》言：“葶苈愈胀。”此处“胀”应当专指肺胀而言。

呕家本渴，渴者为欲解，今反不渴，心下有支饮故也，小半夏汤主之（《千金》云：小半夏加茯苓汤）。（28）

小半夏汤方：

半夏一升，生姜半斤。

上二味，以水七升，煮取一升半，分温再服。

【提问】如何理解本条文？为什么“今反不渴”？

【回答】本条为支饮犯胃，不管是痰饮还是支饮，都是有可能犯胃的。支饮的最大特点是上逆上冲，方中半夏能止呕，能化饮，能降逆，加生姜辅助半夏止呕，且能解半夏之毒。又见“今反不渴”，最后才选用了小半夏汤。纵观《伤寒》《金匮》，渴与不渴一直是半夏、干姜的用药指征，渴的人一般不用这两味药。渴与不渴在此处也是作为饮邪是否存在的一个重要提示。

腹满，口舌干燥，此肠间有水气，己椒苈黄丸主之。（29）

己椒苈黄丸方：

防己、椒目、葶苈（熬）、大黄各一两。

上四味，末之，蜜丸如梧子大，先食饮服一丸，日三服，稍增，口中有津液。渴者加芒硝半两。

【提问】如何理解“肠间有水气”？

【回答】本方与木防己汤类似，都是以二便分消的方式驱逐饮邪。木防己汤是一个标本同治、攻补兼施的方剂，而己椒苈黄丸治标为主，平时可将两方合而为用。“肠间有水气”其实是痰饮形式转换后的一个症状，多由其他痰饮转化而来。比如经木防己汤治疗之后，原有症状好转，但出现肠鸣、便溏，预示痰饮转到了肠道中，需要用己椒苈黄丸来进行善后。“口舌干燥”就是“生水”占位而“熟水”无法上输导致的，治疗也可以在方中加入泽泻，化“生水”为“熟水”。

卒呕吐，心下痞，膈间有水，眩悸者，小半夏加茯苓汤主之。（30）

小半夏加茯苓汤方：

半夏一升，生姜半斤，茯苓三两（一法四两）。

上三味，以水七升，煮取一升五合，分温再服。

【提问】如何理解小半夏加茯苓汤与小半夏汤的区别？

【回答】本条方剂为小半夏汤加茯苓，症状上比小半夏汤多了眩、悸。此处眩、悸都是由于水饮所引起的，方中加了茯苓以针对此二症。小半夏汤可以看作简化版的苓桂术甘汤，方中加茯苓可以看作是治疗思路提示，真正用的时候可以将完整的苓桂术甘汤加入其中，或是加入苓桂甘枣汤。小半夏汤与小半夏加茯苓汤的最主要区别就在于前者主治寒多饮少，后者主治寒饮并重。

假令瘦人脐下有悸，吐涎沫而癫眩，此水也，五苓散主之。（31）

五苓散方：

泽泻一两一分，猪苓三分（去皮），茯苓三分，白术三分，桂枝二分（去皮）。

上五味，为末，白饮服方寸匕，日三服，多饮暖水，汗出愈。

【提问】五苓散与苓桂术甘汤有何区别？

【回答】五苓散与苓桂术甘汤的区别在于五苓散证水气更盛，而苓桂术甘汤的主治在脾。五苓散在《伤寒论》中曾有出现，用于治疗水逆、水痞。“脐下有悸”提示有奔豚气，五苓散同样是苓桂剂方群中的一员，用于治疗奔豚是没有问题的。有脐下悸的患者一般多为瘦人。脐下悸类似于现代医学的腹主动脉搏动，一般在偏瘦者身上更容易感知到。五苓散一方证治范围特别广，可治疗上、中、下三部水气病。本条所述上部癫眩，中部吐涎沫，下部脐下悸。除此之外，五苓散还可通利三焦，一般的水液代谢异常相关性疾病都可用此方为基础进行加减。

附方

《外台》茯苓饮：治心胸中有停痰宿水，自吐出水后，心胸间虚，气满不能食。消痰气，令能食。

茯苓、人参、白术各三两，枳实二两，橘皮二两半，生姜四两。

上六味，水六升，煮取一升八合，分温三服，如人行八九里进之。

【提问】怎么理解《外台》茯苓饮的方证？其在临床应该如何使用？

【回答】《外台》茯苓饮是治疗痰饮的处方，方中虽不见半夏，但其是由小半夏汤化裁而来，在此基础上加了四君子汤以及橘枳姜汤，攻补兼施。这体现出了治痰先治气的法则。在临床运用的时候，可将半夏也加入方中。本方的应用范围特别广泛，消化系统疾病都可以此方作为基础方来进行加减治疗。其治疗的主要病机为气虚停饮，症见痞、胀、满，舌苔腻，有齿痕，或咽中有痰。治法为益气健脾，消饮除水。现代常用于痞满、妊娠呕吐、反流性食道炎、胃脘痛等病症。

咳家其脉弦，为有水，十枣汤主之（方见上）。（32）

【提问】如何理解咳家？为何可用十枣汤？

【回答】十枣汤的主治并不一定只限于悬饮。“咳家”即久病不愈，用治疗痰饮病的常法一般是没有什么效果的。脉象弦是偏弦，意为有饮邪。久病不愈自然说明不是普通饮邪，而是留饮、伏饮，甚至可能积于局部已成胸水，或是已成肿瘤。但古代没有X线片来确诊，所以不得而知。这个时候就可以用十枣汤这种峻下逐水的方子去试探用药。

夫有支饮家，咳烦，胸中痛者，不卒死，至一百日、一岁，宜十枣汤。（33）

【提问】如何理解此处的“支饮家”？为何可用十枣汤？

【回答】本条与上一条紧密相连，“支饮家”与上条“咳家”相同，皆是在提示久病不愈。“百日”“一岁”实际上说明这个病已经成了慢性病。支饮在内不能出，且咳烦胸中痛，很有可能在内已经形成了胸水或是肿瘤。这种情况以常法治疗是收不到疗效的，只能用十枣汤一试。

久咳数岁，其脉弱者，可治；实大数者，死。其脉虚者必苦冒，其人本有支饮在胸中故也，治属饮家。（34）

【提问】如何理解此处脉象与预后的关系？

【回答】本条仍然在讲咳嗽久病或是慢性咳嗽急性发作性疾病，与上两条联系紧密。“脉弱可治”是慢性疾病的一般遵从原则。脉弱表示正虚但邪气不盛，可进行补虚治疗。“实大数”表示正虚的同时邪气过盛，此时补虚则会助邪，攻邪则会伤正。中医讲究脉证相符为顺，脉证不符则为逆，因此这里多预示病情凶险。此条既有眩冒，又有支饮留于胸中，可用《外台》茯苓饮进行治疗。若常法治疗不可收效，则换用十枣汤一试。

咳逆倚息不得卧，小青龙汤主之（方见上及肺痈中）。（35）

【提问】如何理解小青龙汤在临床中的运用？

【回答】此条以下为本篇的重点条文，第35条至第40条为痰饮病做了较为完整的病程展示，对全篇起到了总结的作用，也诠释了“温药和之”的具体运用。小青龙汤在“肺痿肺痈咳嗽上气病脉证治”篇以及《伤寒论》中都已经被详细地讲述过，此处简单复习一下。“不得卧”有两种可能，一是影响心脏，不能平卧；二是痰饮聚于上，平躺则上冒壅盛。小青龙汤也常常被用于心衰的治疗中。此方主要用于治疗中度到重度的咳、喘，病机为外寒内饮。刘渡舟老先生有几点总结，首先看患者面色是否带黑，此为水色；再看额、面颊、鼻柱等处是否有色素沉着之黑斑，此为水斑；脉症可见脉弦、舌淡胖、大量泡沫样清稀痰。小青龙汤中无茯苓、杏仁，在后面加减用法中可陆续看到。

青龙汤下已，多唾口燥，寸脉沉，尺脉微，手足厥逆，气从小腹上冲胸咽，手足痹，其面翕热如醉状，因复下流阴股，小便难，时复冒者，与茯苓桂枝五味甘草汤，治其气冲。（36）

桂苓五味甘草汤方：

茯苓四两，桂枝四两（去皮），甘草三两（炙），五味子半升。

上四味，以水八升，煮取三升，去滓，分三温服。

【提问】为何使用了小青龙汤后会出现上述症状？为何选用桂苓五味甘草汤善后？

【回答】本篇多次提到痰饮病的重点在于它的形态转换，

我们用药也要抓住这个形态转换的过程，后面几条条文就是这个过程最好的展示。小青龙汤是麻桂合剂，麻黄功在发阳越外，发的阳是肾中之阳，过用或本身肾气不固的人用了之后就会出现“拔肾根”的现象。在发越肾中之阳的同时会将肾水引逆于上部，肾气不固之人往往体现为“寸脉沉、尺脉微”，此类人用了小青龙汤后会表现为痰多，比用药之前更多。“多唾口燥”是“生水”未能转化为正常津液以致无法濡润于口舌的表现。“翕热如醉”“手足厥逆”是上热下寒、阳气居于上、阴寒居于下的表现。“气冲”是奔豚之气上冲。“小便难”是因为阳气居于上，下焦无阳，膀胱不可气化所导致。本条即是使用小青龙汤出现“拔肾根”的一个现象，补救措施就是去掉方中麻黄，且将五味子加量以镇摄、收敛。小青龙汤去掉麻黄、半夏再加上茯苓、五味子后就是桂苓五味甘草汤，此方与苓桂术甘汤非常相似，只少一味白术，不加白术主要是因为“气冲”。《本草求真》云：“肾间动气筑筑，燥渴便闭者禁服，谓其燥肾闭气，则其气益筑。”《本草经疏》及《本经疏证》亦有相关记载。小青龙汤是一把双刃剑，一定要看准患者病势及体质情况后再使用，尽量不要让患者承受本不必要的痛苦。

冲气即低，而反更咳，胸满者，用桂苓五味甘草汤，去桂加干姜、细辛，以治其咳满。(37)

苓甘五味姜辛汤方：

茯苓四两，甘草三两，干姜三两，细辛三两，五味半升。

上五味，以水八升，煮取三升，去滓，温服半升，日三服。

【**提问**】本条与前条有何区别？为什么要去桂枝？

【回答】本条的方子在上一条的基础上又加上了干姜、细辛，开始逐渐回到小青龙汤的思路。这几条逐次加减，其实相当于对小青龙汤中的每一味药进行剖析。此处并没有加上麻黄，而且去掉了桂枝，因为经过第一轮用小青龙汤后，患者的外寒其实已经解除，只剩下内饮在作乱，所以不再需要用麻黄。在经过桂苓五味甘草汤的治疗后，病患冲气之症已得到改善，且已无外寒，故而也不需要再用桂枝。在只有内饮这单一病机的情况下，方子的整个重心重新回到干姜、细辛、五味子温化痰饮的主题上。"胸满"就是痰饮仍盛的表现，也是内饮作乱的一个表现。

咳满即止，而更复渴，冲气复发者，以细辛、干姜为热药也。服之当遂渴，而渴反止者，为支饮也。支饮者，法当冒，冒者必呕。呕者复内半夏，以去其水。（38）

桂苓五味甘草去桂加姜辛夏汤方：

茯苓四两，甘草二两，细辛二两，干姜二两，五味子、半夏各半升。

上六味，以水八升，煮取三升，去滓，温服半升，日三服。

【提问】为什么此处又要去桂枝加半夏？

【回答】本条在上一条的基础上减了干姜、细辛的用量，加上了半夏。本来条文中提到"冲气复发"，按照前几条的用法，应该在方中加入桂枝才对。后文又说："服之当遂渴，而渴反止者，为支饮也。"本来服用了细辛、干姜这类热药燥化痰饮后，患者是应该感觉到渴的，但此处并没感觉到渴，说明痰饮仍未完全除去，说明此时并非冲气上逆，而是支饮上逆，集中表现为"法当冒，冒者必呕"，故而方中不加用桂枝，反加用半夏。干姜、细辛减量则是因为加半夏亦是热药，一是防热药伤阴，二是防二药反助冲气上逆。从第36条变方直到此条，皆是内饮作乱，而无外感之病患。临床用小青龙汤解外邪后要及时调整处方，不要一方到底。

水去呕止，其人形肿者，加杏仁主之。其证应内麻黄，以其人逐痹，故不内之。若逆而内之者，必厥。所以然者，以其人血虚，麻黄发其阳故也。（39）

苓甘五味加姜辛半夏杏仁汤方：

茯苓四两，甘草三两，五味半升，干姜三两，细辛三两，半夏半升，杏仁半升（去皮、尖）。

上七味，以水一斗，煮取三升，去滓，温服半升，日三服。

【提问】方中的干姜、细辛为何加量？

【回答】患者在用了上一条的处方之后水饮消除，呕吐止住，但又出现了新的变证，即“形肿”。虽然呕吐已经止住，但方中并没有去掉半夏，此为防复。临床中也要多秉承这个思维，并不是待病情缓解、症状消除后，就马上转方换药，病后防复是一个非常重要的环节。至于干姜、细辛加量的目的，一是为了与杏仁互动，维持上焦气机升降平衡；二是为了加强温化寒饮之力。

【提问】方中为何不用麻黄而用杏仁？

【回答】本方中新加入了杏仁。小青龙汤在《伤寒论》中有加减法记载：“偏喘者，去麻黄加杏仁。”所以加杏仁的目的是代替麻黄宣肺行水。此处之喘为虚喘，文中“厥”“血虚”都已提示此时已出现阴不足的表现，临床应可见芤脉。这种情况属于麻黄的一大禁忌证，故不用麻黄。此处的“形肿”其实是喘的外在表现，因其人气阴不足，肺气不宣而得。杏仁为肺经之药，主在气分，因其为果仁药物，上有脉络呼应心而能通达血分，用于此处代麻黄，为血虚之人行气宣肺，肺气得宣后“形肿”亦会消除。

若面热如醉，此为胃热上冲，熏其面，加大黄以利之。（40）

苓甘五味加姜辛半杏大黄汤方：

茯苓四两，甘草三两，五味子半升，干姜三两，细辛三两，半夏半升，杏仁半升，大黄三两。

上八味，以水一斗，煮取三升，去滓，温服半升，日三服。

【提问】为何方中要加入大黄？

【回答】此条是患者用了干姜、细辛之后出现胃热，病情与前面的条文一样，也是只有痰饮内乱而没有外邪。加入大黄是一种提示，此时可能患者的痰饮发生转化，出现了“肠间水气”等证，也可用己椒苈黄丸治疗。本方为小青龙汤变方，本方可加大黄，意味着小青龙汤同样可加大黄。

先渴后呕，为水停心下，此属饮家，小半夏加茯苓汤主之。（41）

【提问】为什么此处要选用小半夏加茯苓汤？

【回答】文中虽言“先渴”，但“后呕”之后很可能就没有渴的症状了，所以才会选择用小半夏加茯苓汤。方子在前文中已经详细分析了，此处不再赘述。

本篇的重点在第35条到第40条上，这几条是一个非常完整的病程展示，将小青龙汤的每一味药进行剖析，也将痰饮病的治法、病程转换、“温药和之”的原则展现得淋漓尽致。在治疗痰饮病的过程中，医生需要做到因势利导，驱邪外出，痰饮病的转换过程就显得尤为重要。痰饮病的范围广泛，其流动性强，变化快，抓住痰饮的转换来指导用药，可起到事半功倍的效果。医生甚至应当做到提前预知其转换，先其病截断、预防，也可利用其痰饮转换过程排邪外出。

消渴小便不利淋病脉证并治第十三

本篇的条文排列看似无章法，实则有迹可循。依前篇之序，理不可窥其精义，需合理以《伤寒论》六经之法研究。本书结构亦有其排列顺序，从前篇痰饮，后至水气，又接消渴、黄疸、惊悸吐衄，这是一个由水病逐渐转化至血病的病理变化过程。痰饮体现了水之为病的特点，消渴、水气体现了水病、气病的关系，黄疸为水气病向血分病转变的过渡阶段，惊悸吐衄则已入血分。本篇要讲述的消渴包含了现代医学中的糖尿病，但并非完全等于糖尿病，不能混为一谈。

厥阴之为病，消渴，气上冲心，心中疼热，饥而不欲食，食即吐（蛔），下之不肯止。（1）

【提问】本篇讲消渴，为何开篇用《伤寒论》厥阴证提纲条文开篇？

【回答】此条与《伤寒论》中厥阴证提纲条文基本相同，放置于此处看似突兀，实则条文中囊括了上、中、下三消之症状。从六经来说，本条论述厥阴之消渴。消渴的病机有虚有热，五行中水生木、木生火，水中藏有相火，经过木的加工而化火为用。相火为人体中的生理之火，太过之时则会变为病理之火，此火灼于上、中、下三焦而形成三消。对于这种火，不可以去熄灭它，只能去控制它，遣方用药上不可滥用寒凉清热之品。

厥阴主方是乌梅丸，此条用方亦选乌梅丸为宜。当三焦消渴症同现时，用乌梅丸最为合适，方中既有附子、干姜、细辛等大热之品，又有黄连、黄柏等寒凉之味，即可做到灭相火之过余，同时又护本源相火不灭。有的医家没有认识到“下之不肯止”这一点，妄用寒凉之品试图灭火热之邪，伤了相火本源，患者则会出现下利不止之象。

【提问】如何理解条文中的“气上冲心，心中疼热”？

【回答】心肾相交多在夜间睡眠之时，如今火气过余，心肾无法正常相交，夜间多为厥阴主时，所以出现气上冲心之感。此类患者多伴有心脏方面相关疾病，如冠心病等，发作之时即现心中疼热。此处消渴多在夜间厥阴所主时，年老之人多见。生命的历程也符合六经规律，年老之人生命已进入厥阴阶段，即到了最后阶段。乌梅丸是一个非常好的基础方，方中本就囊括三阴药物，三阴同治，也可进行针对性的加减。少阳与厥阴之间互为表里，常常也可合用小柴胡汤使厥阴之邪从少阳而出。若遇伴表证的情况，乌梅丸还可以适当加用太阳经药物。

寸口脉浮而迟，浮即为虚，迟即为劳；虚则卫气不足，劳则荣气竭。（2）

【提问】如何理解条文中所描述的脉象？

【回答】本书中用脉象讲述条文，一般都是在说这个病的病机，此处脉言虚劳，候的是少阴之脉，提示体内阴阳气血不足。上条说到消渴病机有虚、有热，是在本虚的基础上继而生热，可能是阴虚、血虚所致，亦可能是阳虚、气虚所致。

趺阳脉浮而数，浮即为气，数即为消谷而大坚（一作

紧）。气盛则溲数，溲数即坚，坚数相搏，即为消渴。（3）

【提问】如何理解条文中所描述的消渴病机？

【回答】趺阳脉主候脾胃，“脉浮而数，浮即为气”，此脉象表明胃中有热，是气有余而化火。这提示本条为阳明之消渴，表现为中消之症。须知人体平衡，一处有余则他处不足。举例来说，临床上经常可见汗多的患者，问诊之时必须多加追问。常人一般只说汗多，追问便知为上半部汗出，再追问又知其人下身畏寒。不知病之全貌，只晓汗多，方药岂能对证？“数即为消谷而大坚”是阳明胃热影响津液，而导致大便干结难解。“气盛则溲数”，津液不能通过大便排出体外，就只能从小便排出，小便则增多。

【提问】既然消谷能食，为什么身体反而瘦削？

【回答】饮食入胃之后必经胃游溢精气，通过脾气散精等一系列循环，而消渴之人食后未能经此循环，精微物质尽数直输于下，通过小便而去，未能被身体充分吸收，所以身形瘦削。

男子消渴，小便反多，以饮一斗，小便一斗，肾气丸主之（方见脚气中）。（4）

【提问】五苓散与肾气丸皆是治小便，两者有何不同？

【回答】此处小便反多与后文中的五苓散证不同，五苓散证“小便不利”也是小便增多，但总尿量并没有增加。此处肾气丸“小便反多”是总尿量有所增加。“饮一斗，小便一斗”提示“生水”未能进入脾肺循环、未能变成“熟水”的问题，少了游溢精气、脾气散精、通调水道等工序，直接下输通过小便排出。水液不入循环，主要责之于心阳不足，心阳源自肾阳，阳潜于下无法上输，致心阳不足。此条为下消，即是少阴之消渴，无上条中消消谷之症，因此为下焦之阳无法上输。中消为肾阳经肝木升腾过程中，相火上扰至胃形成胃火所致。两者病因病机有所不同。肾气丸中既用桂枝，又用附子，是共同鼓舞心肾之阳气。一般肾气丸中是用肉桂起到引火归元之用，此处是上焦之阳不足，故换用桂枝以开通、鼓舞上焦之阳。肾气丸中藏有五苓散结构，取其桂枝助上焦心阳；山茱萸、牡丹皮以司肝，肾阳转化心阳需肝木之升腾；熟地黄、附片皆入于肾，熟地黄为阴，附片为阳，熟地黄用量一定要大，形成以阳化阴、蒸腾气之上升。本条有上消与下消的症状，但以下消为主，病机是肾阳不足，气化无权。治以肾气丸温阳化气，蒸津摄水。

脉浮，小便不利，微热消渴者，宜利小便、发汗，五苓散主之（方见上）。（5）

【提问】本条“小便不利”与前条有何区别?

【回答】五苓散是《伤寒论》中太阳经处方，本条有上消、下消表现，属太阳消渴。此处“小便不利”不是尿闭、尿少之意，而更倾向于尿频、尿急。本可一次解尽的小便现在不顺畅，分作数次解完，表现就是尿频、尿急且尿量偏少，总体尿量是没有增多的，与肾气丸的情况不同。五苓散最重要的一个点就是用桂枝来开通上焦之阳气，通阳气、开水道。五苓散还可加人参，即是春泽汤水气并行之意，在后文“水气病脉证并治”篇中有单独论述。五苓散所主之消渴主要还是由于“生水”占位、“熟水”不生造成的。

渴欲饮水，水入则吐者，名曰水逆，五苓散主之（方见上）。（6）

【提问】“水逆”与上条“小便不利”相较，哪种情况更严重?

【回答】本条是水痞证，也称水逆，在《伤寒论》中出现过。本条症状应重于上一条，出现第5条的消渴时不一定有水痞证，但有水痞证时绝大多数有消渴。本条相比上条，小便不利之症必定减轻，小便不利则水液无处可出，最后只得反于胃中，以吐逆的方式从上而出。这也是人体自身水液代谢的调节方式。水液吐出后，小便不利的症状便有所改善，但这些症状都只是标象，过几天水液会再次堆积，无路可出时又会出现以吐排水的情况，所以需要用五苓散温化阳气，使生水转而从小便排出。

渴欲饮水不止者，文蛤散主之。（7）

文蛤散方：

文蛤五两。

上一味，杵为散，以沸汤五合，和服方寸匕。

【提问】如何理解文蛤散所对应的病机？

从条文描述来看，文蛤散应该是生津止渴的一味良药，“饮水不止”说明口渴非常严重，单用一味文蛤便能止住口渴，着实力量大。现代很少见用文蛤这味药，很难做出评价。文蛤属咸寒之品，与牡蛎多有相似之处，属少阴经药物，可滋肾阴。

淋之为病，小便如粟状，小腹弦急，痛引脐中。（8）

【提问】条文中提到的淋病与现代医学的淋病是同一种病吗？临床如何治疗？

【回答】中医的淋病与现代医学中的淋病相去甚远，千万不要混为一谈。本条文描述的症状与现代医学中的尿路结石、尿路感染非常相似。“小便如粟状”是小便中有砂石，有时时中断之意。“小腹弦急，痛引脐中”，特别像输尿管结石堵塞导致的疼痛表现。选方用猪苓汤，日本汉方医学中常用猪苓汤合芍药甘草汤来治疗尿路结石、尿路感染，效果颇佳。如果在应用猪苓汤的基础上出现血尿，还可以合用蒲灰散。

趺阳脉数，胃中有热，即消谷引食，大便必坚，小便即数。（9）

【提问】本条未提及选方，临证治疗应选择何方?

【回答】第9条实际上是第3条的延续，两条条文主要内容相似，此处就不再深入分析。此为中消，属阳明消渴，从症状上来看，“大便难解”“小便频数”颇有些类似前文中的“脾约”。阳明消渴除了用后文中的白虎加人参汤以外，还可用脾约丸或是增液承气汤来治疗。

淋家不可发汗，发汗则必便血。（10）

【提问】“淋家”治疗应如何选方?若发汗后，便血又该如何处理?

【回答】淋家并不是一定要用猪苓汤，也并非要首选猪苓汤，但病情进展至便血之后就属于猪苓汤的证治范畴了。淋家本属气分证范畴，尚未入血分，首选五苓散治疗。桂枝在五苓散中主要起到通阳利尿的作用，而非发汗。如果医者未用五苓散而用麻黄汤等发汗之剂，伤阴后导致病邪深入血分，五苓散主要在气分，对于血分之疾鞭长莫及，所以用猪苓汤，其中阿胶养阴入血分。并不是每一个淋家发汗都会出现便血，便血之人多是阴虚体质，或是老年患者本有伏邪于内，发汗则成劳淋，类似于现代医学中的慢性肾盂肾炎，常常反复发作。猪苓汤除治疗淋病外，还可作为少阴消渴的主治处方。

小便不利者，有水气，其人若渴，栝楼瞿麦丸主之。（11）

栝楼瞿麦丸方：

栝楼根二两，茯苓三两，薯蓣三两，附子一枚（炮），瞿麦一两。

上五味，末之，炼蜜丸梧子大，饮服三丸，日三服，不知，增至七八丸，以小便利，腹中温为知。

【提问】如何理解栝楼瞿麦丸的方证？与肾气丸有何区别？

【回答】本条方剂为栝楼瞿麦丸，方子结构与肾气丸多有相似之处，也属于治疗少阴消渴之方。煎服法中注明“腹中温为知”，由此可反推本条文所治者必有“腹中冷”。《本经疏证》中对瞿麦描述为：“猪苓、泽泻能治动而不化之水，瞿麦能治停而不行之水。”利尿的效果非常强，有通关破格逐水之功效。瞿麦不仅可以治停水，还可以入血分，化有形之邪，现代研究瞿麦对于促进子宫内膜剥脱以及对抗生殖系统肿瘤均有一定疗效，所以孕妇一般不用瞿麦。“其人若渴”提示已伤阴，栝楼根即是天花粉，能生津止渴。天花粉与瞿麦为常用药对，一物生津止渴，一物利水散结。一补一泻，达到利水而不伤阴的目的。栝楼瞿麦丸的整体结构与肾气丸相似，因瞿麦入血分，故也可加入肾气丸中，用以治疗肾虚夹瘀的疾病。此外，肾气丸也可加入后文的蒲灰散来入血分，临床上常常用于治疗慢性前列腺炎一类疾病。此处“小便不利”与肾气丸“饮一斗，小便一斗”症状相反，因此处是伤阴，无水可蒸，所以要加入天花粉等药物补阴分。附子阴中求阳，以助下焦气化蒸腾，而解上焦消渴之困。现代一部分严重的糖尿病、尿毒症也可选用本方进行治疗。

小便不利，蒲灰散主之，滑石白鱼散、茯苓戎盐汤并主

之。（12）

蒲灰散方：

蒲灰七分，滑石三分。

上二味，杵为散，饮服方寸匕，日三服。

滑石白鱼散方：

滑石二分，乱发二分（烧），白鱼二分。

上三味，杵为散，饮服方寸匕，日三服。

茯苓戎盐汤方：

茯苓半斤，白术二两，戎盐（弹丸大）一枚。

上三味，先将茯苓、白术煎成，入戎盐，再煎，分温三服。

【解析】本条三个方剂，蒲灰散与滑石白鱼散所对应病证偏于实证，而茯苓戎盐汤所对应病证偏于虚证。蒲灰散可入血分，常与他方合而为用，引方入血分或阴分。滑石白鱼散也是可以入血分的，药味中有一味乱发，就是血余炭，发为血之余。茯苓戎盐汤中带有补脾之意，治在太阴，可用于慢性肾盂肾炎。前面的条文中提到过太阳、阳明、少阴、厥阴消渴，还未提及少阳与太阴。少阳也有消渴，少阳主导三焦，三焦为气、血、水之通道，消渴多为水气不利，所以打通三焦是非常重要的。之前的消渴方中都可以加入柴胡、黄芩，以通三焦，增强效力。另外，太阴亦有消渴，篇中第2条所论“寸口脉浮而迟，浮即为虚，迟即为劳；虚则卫气不足，劳则荣气竭”，提示消渴亦可从虚劳辨治，所以太阴虚劳篇的小建中汤则可用于太阴消渴。

渴欲饮水，口干舌燥者，白虎加人参汤主之（方见中暍中）。（14）

【提问】此条运用阳明经处方治疗，条文中却没有中焦症状，它属于上消还是中消?

【回答】本条论述阳明消渴的证治，前文中已经提及，治疗阳明消渴可选用白虎加人参汤、麻仁丸、增液承气汤。本条出现了上消症状，没有说中消的症状，但肯定有中消存在。病之源头在于中焦火太旺盛，此火为虚火，由于下焦水不足所导致的。此处先治标，缓解症状，选用白虎加人参汤。方中治火未用芩、连等寒凉之品，而用石膏、知母等药滋阴兼治火。后世在白虎汤的基础上演变出了玉女煎，加了入血分的药物，同样可以用于治疗阳明消渴，可兼顾上消、中消的相关症状。中消及阳明消渴的病因病机与上消、下消不太相同，主要是因为胃火强盛所致，所以治疗中消一般不会同时加用柴胡、黄芩等通三焦的药物。

脉浮发热，渴欲饮水，小便不利者，猪苓汤主之。(15)

猪苓汤方：

猪苓(去皮)、茯苓、阿胶、滑石、泽泻各一两。

上五味，以水四升，先煮四味，取二升，去滓，内胶烊消，温服七合，日三服。

【提问】五苓散与猪苓汤所治病证有何不同?

【回答】猪苓汤的应用范围较为广泛，阳明消渴与少阴消渴都可以用。治疗阳明消渴时常与白虎加人参汤合用，治疗少阴消渴也可和其他少阴处方合用。猪苓汤与五苓散是非常相似的两个处方，需要加以鉴别。五苓散中用白术、桂枝，猪苓汤中用阿胶、滑石，桂枝入太阳，阿胶入少阴，两方在分经上有所区别。治疗部位上亦有不同，五苓散更趋向上部，猪苓汤则更趋向于下部。在病因病机上两方亦不同，五苓散所治之病多由阳虚而起，猪苓汤所治之病多由阴虚而起。消渴需责之于肾，有虚有热，此虚要分辨是肾阴虚还是肾阳虚。猪苓汤一般不与温阳之剂合用，因两方之间阴阳属性不同，病机各异。此处的“小便不利”与五苓散的“小便不利”都属于一种情况，尿急、尿频而尿量不增。五苓散的治法为温阳化气利水，猪苓汤的治法为清热利尿养阴。

水气病脉证并治第十四

本篇整体难度要大于前几篇，条文读起来晦涩难明，以往的诸多医家也没有完整剖析本篇。为什么将疾病命名为水气病，而不直接叫作水肿病呢？从我们学习痰饮病篇的经验来讲，水和气的关系十分密切。《素问·经脉别论》中有言："饮入于胃，游溢精气，上输于脾，脾气散精，上归于肺，通调水道，下输膀胱，水精四布，五经并行。"水需要靠脾、肺转化，也依赖脾气、肺气推动。从更深的层次来讲，水即是气，气即是水。唐容川先生在《血证论·阴阳水火气血论》中记载道："盖人身之气，生于脐下丹田气海之中，脐下者，肾与膀胱，水所归宿之地也。此水不自化为气，又赖鼻间吸入天阳，从肺管引心火，下入于脐之下，蒸其水使化为气。如《易》之坎卦，一阳生于水中，而为生气之根。气既生，则随太阳经脉布护于外，是为卫气。上交于肺，是为呼吸。五脏六腑息以相吹，只此一气而已。然气生于水，即能化水；水化于气，亦能病气。气之所至，水亦无不至焉。故太阳之气达于皮毛则为汗，气挟水阴而行于外者也。太阳之气上输于肺，膀胱、肾中之水阴即随气升腾而为津液，是气载水阴而行于上者也。气化于下，则水道通而为溺，是气行水亦行也。设水停不化，外则太阳之气不达，而汗不得出，内则津液不生，痰饮交动，此病水而即病气矣。"水与气之间可相互转化，气行水亦行，水停气不达，治水亦是在治气，治气亦是在治水。例如叶天士所提出的“通阳不在温，而在利小便”，即是此论的一个实际应用。

想要学好本篇内容，必须熟记《素问·经脉别论》关于水液循环的内容，其次必须对气水关系有一个清晰的认识，最后还要从现代医学的角度去加以分析。全篇提及的治法总共有三种，即《素问·汤液醪醴论》中提出的“开鬼门”“洁净府”“去菀陈莝”。开鬼门即是发汗之法，洁净府即是利小便之法，去菀陈莝即是峻下逐水之法。

师曰：病有风水、有皮水、有正水、有石水、有黄汗。风水，其脉自浮，外证骨节疼痛，恶风；皮水，其脉亦浮，外证胕肿，按之没指，不恶风，其腹如鼓，不渴，当发其汗；正水，其脉沉迟，外证自喘；石水，其脉自沉，外证腹满不喘；黄汗，其脉沉迟，身发热，胸满，四肢头面肿，久不愈，必致痈脓。（1）

【提问】如何理解风水、皮水、正水、石水的病机？

【回答】本条概述了本篇的疾病，并阐述了每一种疾病的相关表现。“风水，其脉自浮”表明此病由外感而起。“外证骨节疼痛，恶风”与太阳病表证的表现非常相似，恶风则是与肺卫相关。从现代医学角度来看，风水的特征与急性肾炎相似。“皮水，其脉亦浮”，虽然仍脉浮，但不恶风，已不是由外感引起。“外证胕肿，按之没指”，水肿的程度明显要重于风水。从现代医学的角度来看，这更像是慢性肾炎。“其腹如鼓，不渴，当发其汗”，除了不口渴以外，此时小便应该正常，表明体内津液未伤，可以用发汗法。反之，若是出现口渴、小便多的情况，则表明体内津液已伤，不可用发汗法。“正水，其脉沉迟”，脉象表明病位在里，从现代医学的角度分析，正水与肾源性水肿比较类似。“外证自喘”，严重的肾源性水肿会影响到心脏，心衰就会致喘。“石水，其脉自沉”，此病类似于现代医学中的肝硬化腹水。“外证腹满不喘”，“不喘”指与前证相鉴别，也表明没有心脏的参与。“黄汗”一病为湿热交蒸所致，病在气分，若不及时诊治，有可能会传入血分，即“必致痈脓”。黄汗主要与前篇中的历节相鉴别，历节主要是疼痛部位出黄汗，而黄汗病则是全身出黄汗。

【提问】后世划分“阳水”“阴水”，此处如何归纳？

【回答】风水和皮水应当属阳水的范畴，主要鉴别点在于恶风；正水和石水应当属阴水的范畴，主要鉴别点在于喘。

脉浮而洪，浮则为风，洪则为气。风气相搏，风强则为隐疹，身体为痒，痒为泄风，久为痂癞，气强则为水，难以俯仰。风气相击，身体洪肿，汗出乃愈，恶风则虚，此为风水；不恶风者，小便通利，上焦有寒，其口多涎，此为黄汗。（2）

【提问】如何理解风水病机？

【回答】“脉浮而洪，浮则为风，洪则为气”，意即风水出现了洪脉。开篇我们讲了水气一体，相互转换，水停气亦不行，气久停则出现“气有余化火”，故而出现洪脉，也是越婢加术汤中要用到石膏的一个原因。风水一病为风邪与水邪结合为病，如同湿热病一般需分孰轻孰重。“风强”即是风邪重于水邪，表现为隐疹，痒则是一种正气与风邪相争的表现。因风邪欲入营分，痒则是卫阳外达来抵御风邪外袭，以缓解其进入营分的一种表现。“久为痂癞”指风邪入营后不能出表，疾病就会由急性转为慢性，继而形成痂癞。风邪本身是没有办法留伏于身体之中的，必须与水相合才行。如此来看，在治疗荨麻疹的过程中，除湿这一环节是非常重要的。

“气强”即是水邪重于风邪。“难以俯仰”与“痰饮咳嗽病脉证并治”篇中所述的“咳逆倚息不得卧”相似，是有支饮在体内。此时患者若受外邪引诱，就会出现内饮作乱，如哮喘。“风气相击”是风邪与水邪旗鼓相当，此种情况下要区分虚实而用药。“身体洪肿，汗出乃愈”属实证，可直接用越婢加术汤发汗。“恶风则虚”属虚证，不可以发汗之法治疗，宜选用防已黄芪汤进行治疗。最后一句关于黄汗的条文症状，看上去非常像甘草干姜汤证，开篇讲了黄汗是湿热交蒸，此处无热是因黄汗初起，尚未化热。

寸口脉沉滑者，中有水气，面目肿大，有热，名曰风水。视人之目窠上微拥，如蚕新卧起状，其颈脉动，时时咳，按其手足上，陷而不起者，风水。（3）

【提问】前三条皆讲到“风水”，这里所讲之风水有何不同？

【回答】本条仍然是风水，脉象却发生变化，变为沉滑。风水一病有轻重之分，第 1 条讲述风水之轻症，第 2 条讲述风水之常症，本条讲述风水之重症。“寸口脉沉滑者，中有水气”表明水气逐渐入里，在向慢性转换。《金匮要略直解》中注解道：“沉者就下之性，滑者流衍之象，故沉滑者中有水也。”“陷而不起者”是水肿的体现，很明显程度要重于前面条文描述的风水。临床上经常会遇到身体水肿的患者，但按了之后并不会“陷而不起”，这类患者属于气肿，而不是常说的水肿。虽是气肿，然气水实为一物，相互转化，在治疗的过程中仍然需要利水。平时在治疗水肿患者的过程中，偶尔会遇见利水而水不行的局面，可以适当地辅以行气药物，使气行水亦行。

太阳病，脉浮而紧，法当骨节疼痛，反不疼，身体反重而酸，其人不渴，汗出即愈，此为风水。恶寒者，此为极虚，发汗得之。渴而不恶寒者，此为皮水。身肿而冷，状如周痹，胸中窒，不能食，反聚痛，暮躁不得眠，此为黄汗，痛在骨节。咳而喘，不渴者，此为脾胀，其状如肿，发汗即愈。然诸病此者，渴而下利，小便数者，皆不可发汗。(4)

【提问】开篇讲述风水会出现骨节疼痛症状，本条中又讲反不疼，是否有些矛盾?

【回答】从本条中的描述来看，太阳病和风水初期的症状是非常相似的。它在风水初期比较像“痉湿暍病脉证治”篇中的风湿病，与太阳病的症状非常类似。风水有可能骨节疼痛，亦有可能不痛。太阳病是一定会出现骨节疼痛的，同时风水会有身体酸重的感觉。对于这种风水初期的症状，可以直接选用“痉湿暍病脉证治”篇中的麻黄加术汤或麻杏薏甘汤进行治疗。

【提问】如何理解“恶寒者，此为极虚，发汗得之”?

【回答】前文讲治风水病要分虚实，若是虚人用了发汗之法就会出现恶寒。所以一定要辨清虚实用药，而不是一味地盲目发汗。

【提问】开篇中讲“皮水不渴”，现在又讲“渴”，是否有些矛盾?

【回答】在中医经典著作中，我们常常会见到这种看似前后矛盾的条文。实际上这是一个病有多种情况，需分而论之。在开篇的讲解中我们也提到，若是出现口渴，说明其人体内津液已伤，不适合再用发汗法。如风水、皮水、肺胀、历节等病都可以通过发汗解病，但在伤阴的情况下则都不可发汗。所以才有下文的“然诸病此者，渴而下利，小便数者，皆不可发汗”。

【提问】周痹与黄汗如何鉴别?

【回答】周痹应当属于血痹的一种，这里讲的是血痹、黄汗相鉴别。血痹主方为黄芪桂枝五物汤，黄汗在后文中的主方为桂枝加黄芪汤，两者应同属一个系列。“胸中窒”是由于气机不通，“不能食”是由于脾阳虚，“暮躁不得眠”是由于湿热阻隔而导致阳不入阴。以上均是描述脾虚湿热导致黄汗的病机。

【提问】如何理解“脾胀”?

【回答】“脾胀”实际上是肺胀，在前文“肺痿肺痈咳嗽上气病脉证治”篇已经学习过。肺胀同风水、风湿等病都是可以互相转化的，主方也是越婢汤系列中的越婢加半夏汤。

里水者，一身面目黄肿，其脉沉，小便不利，故令病水。假如小便自利，此亡津液，故令渴也，越婢加术汤主之(方见下)。(5)

【提问】本条与上条内容出现了矛盾之处，上条讲渴、下利都是不能用发汗法的，此处却仍以越婢加术汤主之，如何理解?

【回答】大多数医家的观点皆是“越婢加术汤主之”应置于“故令病水”之后较为合理，此处亦应以此观点为主。

【提问】在越婢汤的加减法中有一句“恶风者加附子一枚，炮”。若加附子，则方中石膏、附子同用，一寒一热是否合理?

【回答】“里水”指风水重症及部分皮水。越婢加术汤中加白术的意义与“痉湿暍病脉证治”篇中麻黄加术汤的意义相同，都为制约麻黄发汗之功，以达“小发其汗”之目的。麻黄之用在于调动肾中阳气，加用附子更可鼓动肾中阳气。不然，阳气很快便会被麻黄所耗尽，越婢加术汤则不可奏功。同时用石膏、附子制约大剂量麻黄发越阳气于表，即是防止“拔肾根”之意。而“小便自利、口渴”皆是越婢加术汤的禁忌证，此时不宜再用发汗法，可改用猪苓汤。

趺阳脉当伏，今反紧，本自有寒，疝瘕，腹中痛，医反下之，下之即胸满短气。(6)

【提问】本条未出方治，临证中应选择何方为宜?

【回答】本条候脉从寸口变至趺阳，“趺阳脉伏”代表脾虚之人患水饮之病。“本自有寒”提示寒和水常常同时致病。“医反下之”的意思是医者只观察到了患者的水饮病而忽略了寒疝之症，此时采用下法，应该是已椒苈黄丸一类的逐水之法。用了下法后更伤脾阳，导致寒与水合而上攻，形成“胸满短气”之症。“腹满寒疝宿食病脉证治”篇中的附子粳米汤正好适用于本条文之证。

趺阳脉当伏，今反数，本自有热，消谷，小便数，今反不利，此欲作水。(7)

【提问】本条未出方治，临证中应选择何方为宜?

【回答】此条情况与上条相似，上一条为寒化，本条则为热化。水热互结而欲作皮水，应用越婢加术汤，其中石膏正应对热象。此是小便不利之时的用方，若仍然是“小便数”的情况，越婢加术汤则不可用，可改用猪苓汤。

寸口脉浮而迟，浮脉则热，迟脉则潜，热潜相搏，名曰沉；趺阳脉浮而数，浮脉即热，数脉即止，热止相搏，名曰伏；沉伏相搏，名曰水；沉则脉络虚，伏则小便难，虚难相搏，水走皮肤，即为水矣。(8)

【提问】如何理解“沉伏相搏”，临证中应选择何方？

【回答】《金匮要略论注》对本条脉象阐述：“今寸口脉浮而迟，浮主热，乃又见迟，迟者，元气潜于下也。既见热脉，又见潜脉，是热为虚热，而潜为真潜，故曰热潜相搏，名曰沉，言其所下济之元气，沉而不复举，非沉脉之沉也。今趺阳脉浮而数，浮主热，乃又见数，数者卫气止于下也。既见热脉，又见止脉，是于客气为热而真气为止，故曰热止相搏，名曰伏，言其宜上出之卫气伏而不能升也。从上而下者，不返而终沉；从下而上者，停止而久伏，则旋运之气几乎熄矣，熄灭阴水乘之，故曰沉伏相搏，名曰水，见非止客水也。”寸口、趺阳脉象皆是表达阳气潜居于下，无法反于上。第5条中讲过了耗气的问题，现阳气尽居于下，则行水通道中无阳气可制约水气，以致水气泛滥。此种情况急需通导阳气，宜用后文中的桂枝去芍药加麻黄细辛附子汤。桂枝可振心阳，附子可助肾阳，以细辛为桥梁，通心肾之阳，可化“生水”为“熟水”。本方的证治范围绝不仅限于水气病，还可用于心肾相关的各类疾病，如阳痿。本方还可同全真一气汤合而为用，皆作用于心肾，一阴一阳互相为使。

【提问】本方全是温热药物，本来口干的患者会不会越用越口干？

【回答】本方着力于使“生水”转为“熟水”，若本身“生水”过多而身肿甚的患者用了本方后应当水肿、口渴并除。若本身“生水”并不多，确实有可能越用越口干，需在方中酌情加入生地黄、麦冬、玄参等，以达阴中求阳、蒸腾气上之目的。

寸口脉弦而紧，弦则卫气不行，即恶寒，水不沾流，走于肠间。少阴脉紧而沉，紧则为痛，沉则为水，小便即

难。（9）

【提问】如何理解本条所描述的水气病的病机？

【回答】“寸口脉弦而紧”，寸口候肺，弦为卫气不行，紧为有寒。肺出现了问题就会影响体内的真水循环过程，导致肺不能通调水道。“水不粘流，走于肠间”是水液不能完成真水循环，逐渐形成痰饮病。“少阴脉紧而沉”，痰饮病没有得到及时诊治或正确的治疗，逐渐转化为正水。前面在“痰饮咳嗽病脉证并治”篇中已讲过，痰饮病的一大特点就是痰饮之间的转换。“沉则为水，小便即难”表明已经形成水肿。

脉得诸沉，当责有水，身体肿重。水病脉出者死。（10）

【提问】为何“水病脉出者死”？

【回答】“脉得诸沉”，沉脉表示此条水病为阴水，应该是正水或是石水。“脉出”则偏向于浮脉，与阴水脉证不符，属危急重症，预后不良。此处“脉出”也有可能是真脏脉。

夫水病人，目下有卧蚕，面目鲜泽，脉伏，其人消渴。病水腹大，小便不利，其脉沉绝者，有水，可下之。（11）

【提问】本条所言“下法”具体为何法？有哪些方剂？

【回答】本条为“去菀陈莝”法的代表条文。此处下法指的是峻下逐水法，代表方剂为十枣汤、舟车丸、己椒苈黄丸等。用下法必须要有三大指征才行，第一是脉沉；第二是腹大，小便不利；第三是消渴。脉沉说明表水在里不在表，不适合用发汗之法，小便不利则提示水液不能从小便而出，此时可用峻下逐水之法。本条所讲述的水气病应当属石水，治疗中需酌情加入血分或活血化瘀的药物。

问曰：病下利后，渴饮水，小便不利，腹满因肿者，何也？答曰：此法当病水，若小便自利及汗出者，自当

愈。（12）

【提问】为何小便自利、汗出后水气病会自愈?

【回答】水气病若出现小便自利、腹泻、出汗之症不一定是坏事。从“痰饮咳嗽病脉证并治”篇中就提到痰饮在体内是会不断转化的，小便自利、腹泻、出汗同样是水饮的一种转化，可以消除身体中的水饮、水气，使病情向好的方面发展。本条情况非常类似现代医学中的肝硬化腹水，与上条相承接，可能是用了十枣汤类方之后所出现的腹泻、小便自利、汗出，此时不要见利止利、见汗止汗。

心水者，其身重而少气，不得卧，烦而躁，其人阴肿。（13）

【提问】心水一病的病因病机是什么?对应现代医学哪些疾病?选用何方治疗?

【回答】下面的几条都是以五脏的形式将水气分类，五脏之水气病多属正水、石水之范畴。本条心水是因心阳不足而起，心肾要交通，心阳不足进而会影响肾阳，出现下部、低处水肿。心阳已出现问题，故出现“身重而少气，不得卧”。此时不能再选择发汗之法，只能选用利小便之法，选方上需选择带有桂枝的处方以振奋心阳，此处选用苓桂术甘汤最为合适。心水类似于现代医学中的心源性水肿、心律失常等病。

肝水者，其腹大，不能自转侧，胁下腹痛，时时津液微生，小便续通。（14）

【提问】肝水对应现代医学哪种疾病?选用何方治疗?

【回答】中医脏腑中的肝与水并无直接关系，主要依赖气机调节功能与水液产生关系。本条“腹大，不能自转侧，胁下腹痛”类似于现代医学中的肝硬化腹水。肝不但主气机调节，还主藏血，所以治疗中要考虑到血分，选方可以用十枣汤、舟车丸、己椒苈黄丸等峻下逐水之剂，也可参考本篇第 11 条选方。

肺水者，其身肿，小便难，时时鸭溏。(15)

【提问】肺水对应现代医学的哪种疾病？选用何方治疗？

【回答】本条类似于现代医学中的慢性肾炎一病，肺为水之上源，其“通调水道”失职则会出现“身肿，小便难”，水液不从小便而从大便，故见“时时鸭溏”。肺水加重时常常还伴随有喘息、气促等呼吸系统相关症状，所以称为“肺水”。治疗可选用防己黄芪汤。

脾水者，其腹大，四肢苦重，津液不生，但苦少气，小便难。(16)

【提问】脾水对应现代医学的哪种疾病？选用何方治疗？

【回答】本条与现代医学中的低蛋白血症相类似，“四肢苦重”是因水湿阻络。“津液不生”是因脾不能将饮入之水散精归肺，不能完成真水循环。“少气”是由于脾虚之故。本条之证常见于现代医学中的肝硬化、肾病综合征以及癌症晚期见恶病质，可辨证选用后文中的防己茯苓汤等。上述的心水、肝水、肺水、脾水在治疗上皆可加用真武汤，或是用桂枝去芍汤加麻黄细辛附子汤。把握住疾病的基本病机，则其变化皆在运筹帷幄之中。

肾水者，其腹大，脐肿腰痛，不得溺，阴下湿如牛鼻上汗，其足逆冷，面反瘦。(17)

【提问】肾水对应现代医学哪种疾病？选用何方治疗？

【回答】本条继续讲述五脏水，“肾水”并不是指水到了肾脏或是肾脏之水，而是指慢性病后期病及少阴所伴随的水气病，应该归属于正水、石水的范畴。“腹大”其实就是现代医学中的腹水。“脐肿腰痛”，肿和痛的表现部位趋于下部，代表水气的位置也在下部。“不得溺”是不解小便之意，水无去路就会表现为肿。“阴下湿如牛鼻上汗”指的是阴囊等生殖器部位潮湿，可能不只是潮湿，还会肿胀。“其足逆冷，面反瘦”出现足部逆冷，面容削瘦，可见已属重症范畴，从现代医学角度来看可能是肝硬化腹水、尿毒症、肿瘤晚期等危重症。治疗上可以根据辨证情况酌情采用桂枝去芍汤加麻黄细辛附子汤等方。

师曰：诸有水者，腰以下肿，当利小便；腰以上肿，当发汗乃愈。（18）

【提问】如何理解本条所论的治疗法则？

【回答】本条阐述非常清晰，直接告诉读者水气病的治疗以腰部为界，在上用汗法，在下用利小便法。真正到了临床时，这条法则却显得不那么好用。因为水肿往往没有明确边界，很多时候都是全身性的，无法区分腰上、腰下。因此在治疗中我们可以两法同用，处方中既用汗法，又用利小便法，事半功倍。学习本条不要太执着于腰上与腰下、汗法与利小便法，要善于领会其核心要义，即是“因势利导”。

师曰：寸口脉沉而迟，沉则为水，迟则为寒，寒水相搏。趺阳脉伏，水谷不化，脾气衰则鹜溏，胃气衰则身肿。少阳脉卑，少阴脉细，男子则小便不利，妇人则经水不通，经为血，血不利则为水，名曰血分。（19）

【提问】条文中的“趺阳脉伏”“少阳脉卑”“少阴脉细”，分别提示的病机是什么？

【回答】像本条这种以脉象作主线、有较多医学名词的条文，一般都是讲述疾病的机理及其变化。“寸口”主要候肺，“趺阳”主要候脾胃，“寒水相搏”“脾气衰则鹜溏，胃气衰则身肿”，表明此时病尚在气分，未入血分，因肺、脾出现问题而不能完成脾气散精、肺通调水道的功能，致水液代谢失常。“少阳脉卑”提示三焦不通，三焦是气道、水道，亦是血道，三焦不通则气道不畅，故见血与水转运不畅，故可由气分及血。“少阴脉细”则代表着肾气、肾精受损，由于“精血同源”，所以精损则血分亦损，继而也可出现气病及血。

【提问】如何理解血分与水分的关系？临床上如何运用？

【回答】“男子则小便不利”这类疾病在临床上也很常见，类似于现代医学中的慢性前列腺炎，由于肾气不足导致的小便不利，这就是“气病及水”。

“妇人则经水不通”类似于现代医学中的多囊卵巢综合征，临床上表现为月经迟发或闭经，血道不通则体内血与水之间进行转换，或化为痰饮留于身体之中，表现为体重增加，头发油腻，体内形成较多的小卵泡无法长大。这就是“血不利则为水”的原理。另外，女性的自身特点也常能体现“血水转化”的生理现象，例如生产之后的女性乳汁较多，则月经不行；乳汁偏少者，月经便会恢复得比较早，且月经量大时乳汁就会减少。这就是“有经无乳，有乳无经”的原理。再有赤带亦属半血半水的物质，治疗时不能纯粹堆砌活血化瘀药，亦不能堆砌渗水利湿药，要做到血水同治。笔者在临床上治疗多囊卵巢综合征的处方，就是以苍附导痰丸治其水气，配合以少量活血化瘀药，以求痰瘀同治，收到较好疗效。经方中亦有血水同治之处方，如桂枝茯苓丸、当归芍药散等。

问曰：病有血分、水分，何也？师曰：经水前断，后病水，名曰血分，此病难治；先病水，后经水断，名曰水分，此病易治。何以故？去水，其经自下。（20）

【提问】血、水疾病的治疗难易程度不同，面对血水同病应如何去治疗？

【回答】本条承上条讲血、水同病，区分在于血分难治而水分易治。在面对一些血、水同病的疾病时，医生应将重点放在水分、气分。相较于血分而言，水分、气分在医生用药后容易起效。而血分层次较深，短时间的用药难以看到疗效。在前面的条文中就提到过气分与水分容易相互转换，在中医领域里气、血、水三者互通，一定程度上可以相互转化。所以治疗上重点应着力于气分、水分，以此来带动血分变化。治疗的另一个重点则是要把握好转变过程，上一条中讲述的乳、带、经，三者之间就是血、水转化的关系。把握好这层关系就可以做到“收乳开经”或是“收带开经”的效果。还有一些月经不至的患者，医生也可以通过问诊其白带情况而知其属于体内阴液不足还是血水转化困难，从而制定出相应的治疗方案。又如眼科、肾科疾病，多是微小血管病变，属血分较为难治，可通过本条所学习到的理论以治水分、气分，引起血分变化。用血水同治的处方，同样会收到意想不到的疗效。

问曰：病者苦水，面目身体四肢皆肿，小便不利，脉之不言水，反言胸中痛，气上冲咽，状如炙肉，当微咳喘。审如师言，其脉何类？师曰：寸口沉而紧，沉为水，紧为寒，沉紧相搏，结在关元，始时当微，年盛不觉。阳衰之后，营卫相干，阳损阴盛，结寒微动，肾气上冲，喉咽塞噎，胁下急痛，医以为留饮而大下之，气击不去，其病不除。后重吐之，胃家虚烦，咽燥欲饮水，小便不利，水谷不化，面目手足浮肿。又以葶苈丸下水，当时如小差，食饮过度，肿复如前，胸胁苦痛，象若奔豚，其水扬溢，则浮咳喘逆。当先攻击冲气令止，乃治咳；咳止，其喘自差。先治新病，病当在后。（21）

【提问】如何理解本条文所描述的误治经过？何为正治？

【回答】本条很明显出现了“气上冲咽”，要考虑出现奔豚病的可能。一身面目浮肿的患者来看病，医生在切脉之后并没有问水肿相关的问题，反而是关注了胸中痛、气上冲咽等症状。此为标本问题，审外察内为中医的基本原则。患者先病气、后病水，气为本、水为标。“结在关元”说明这个病不是一朝一夕形成的，是伏邪致病。单独寒邪一般不可久伏于体内，它需要病理产物作为载体，相互结合，所以此处应是寒与瘀相结合。寒瘀伏于内，一般女性比较明显，会表现为痛经、不孕等症。后转变为奔豚，考虑可能被麻黄等药“拔肾根”所致，气与水皆上逆则发为奔豚，气机不利则水亦不行，久之则成一身面目浮肿。平时也经常提到“治痰先治气”，此处应是先治气、后治水，应当先用苓桂甘枣汤治奔豚气冲，之后出现“乃治咳，咳止，其喘自差”。然后用防己茯苓汤治疗一身悉肿。相反，如果医者“以为留饮而大下之”，则会出现“气击不去，其病不除”。如果医者“后重吐之”，则会因伤及胃阳而出现“胃家虚烦，咽燥欲饮水，小便不利，水谷不化，面目手足浮肿”。

风水，脉浮身重，汗出恶风者，防己黄芪汤主之。腹痛者加芍药。（22）

防己黄芪汤方：方见湿病中。

附方

《外台》防己黄芪汤：治风水，脉浮为在表，其人或头汗出，表无他病，病者但下重，从腰以上为和，腰以下当肿及阴，难以屈伸（方见风湿中）。

【提问】如何理解本条风水范畴及治法方剂？

【回答】防己黄芪汤在本篇及“痉湿暍病脉证治”篇中都曾出现过，属于桂枝汤系列方。这从该篇所列出的处方加减中即可看出。方中可加入桂枝、芍药，再结合煎服法中加姜枣，故与桂枝汤相合。“汗出恶风”提示本方为表虚证所设。防己一药较为缓和，常与补益药、扶正药协同使用，如黄芪、熟地黄等，故多用于虚证。黄芪在方中可补卫气，也可补肺气，以促其通调水道，使生水转化为熟水。方中有白术、防己，这两味药更倾向于祛除内湿。结合“痉湿暍病脉证治”篇中“服后当如虫行皮中，从腰下如冰”和此处“腰以下当肿及阴”，可知运用防己黄芪汤之肿多在腰下，且伴身重，多属内湿。“风水脉浮”提示此病由外而来，后化为内湿，表现为腰以下肿、身重。遵循因势利导的原则，故选用利小便之法使水从下而去（不再使用汗法使水从表去）。当然，防己黄芪汤亦可使水从表而出，即从本方加入桂枝、芍药，也能达到发汗利水的作用。本方常与肾着汤合而为用，两方作用部位大致相同，都是利水除湿的方剂，相辅相成。从产地来看，防己可分为木防己与汉防己。一部分医家认为，若用于湿痹、以痛为主，当用木防己为好；若用于水气病、以肿为主，当用汉防己为好。此条为表虚风水证，治法为利水消肿，益气固表。

风水恶风，一身悉肿，脉浮不渴，续自汗出，无大热，越婢汤主之。（23）

越婢汤方：

麻黄六两，石膏半斤，生姜三两，大枣十五枚，甘草二两。

上五味，以水六升，先煮麻黄，去上沫，内诸药，煮取三升，分温三服。恶风者，加附子一枚，炮。风水，加术四两（《古今录验》）。

【提问】如何理解本条风水范畴及治法方剂？

【回答】开篇前三条中划分了风水的轻、中、重症，本条就属于风水重症兼有化热，与第 3 条情况类似。方中用了六两麻黄，半斤石膏，量都特别大。石膏主要有两点作用，首先是针对水郁化热的情况，其次就是牵制六两麻黄。“脉浮”说明病自表来。“不渴”是因为前篇讲过，“渴”与“小便自利”是发汗的禁忌证，此处“不渴”表示可以用发汗法。“续自汗出，无大热”主要是与阳明证大汗出、大热相鉴别。

【提问】越婢汤方中用了六两麻黄，条文中却说续自汗出，为何汗出还用六两麻黄？

【回答】大剂量麻黄的主要作用在于利水而非发汗，且方中用了半斤石膏，以牵制麻黄的发汗作用。加减法中还可加入白术，协同抑制麻黄发汗。所以越婢汤虽用六两麻黄，却不属峻汗法之范畴，大剂量麻黄利水，不从汗走而从小便走。本条为风水夹热证，治法为清热透邪，发越水气。

皮水为病，四肢肿，水气在皮肤中，四肢聂聂动者，防己茯苓汤主之。（24）

防己茯苓汤方：

防己三两，黄芪三两，桂枝三两，茯苓六两，甘草二两。

上五味，以水六升，煮取二升，分温三服。

【提问】如何理解本条皮水范畴及治法方剂？

【回答】防己茯苓汤方中运用六两茯苓，大剂量茯苓的运用之法与苓桂甘枣汤如出一辙，方中同样加有防己、黄芪。本方可看作防己黄芪汤与苓桂甘枣汤的合方。与防己黄芪汤相比，方中少了白术，条文中言“水气在皮肤中，四肢聂聂动者”。此处“聂聂动者”与奔豚气所致“脐下悸动”的性质相同，皆源自肾间动气，为白术禁忌证。本条“四肢肿”可由肾气奔豚转化而来，治疗奔豚常选用苓桂剂，所以防己茯苓汤属苓桂剂范畴，也可用于奔豚及其并发症的治疗。本条处方剂量比前文中防己黄芪汤的剂量更大，说明皮水相较于风水水湿更重。

里水，越婢加术汤主之，甘草麻黄汤亦主之。（25）

越婢加术汤方：方见上，于内加白术四两，又见脚气中。

甘草麻黄汤方：

甘草二两，麻黄四两。

上二味，以水五升，先煮麻黄，去上沫，内甘草，煮取三升，温服一升，重复汗出，不汗，再服，慎风寒。

【提问】如何理解本条“里水”范畴？为何一证两方？

【回答】里水包含重症风水和部分皮水。条文中列出两个处方，越婢加术汤与甘草麻黄汤，两方皆以麻黄为主。一者六两，一者四两，代表着两方所采用的法度有所不同。越婢加术汤中的六两麻黄主要为利水而用，使水从小便而出；甘草麻黄汤中的四两麻黄主要为发汗而用，使水从汗而解。

水之为病，其脉沉小，属少阴；浮者为风，无水虚胀者，为气。水，发其汗即已。脉沉者宜麻黄附子汤；浮者宜杏子汤。（26）

麻黄附子汤方：

麻黄三两，甘草二两，附子一枚（炮）。

上三味，以水七升，先煮麻黄，去上沫，内诸药，煮取二升半，温服八分，日三服。

杏子汤方：未见，恐是麻黄杏仁甘草石膏汤。

【提问】麻黄附子汤与《伤寒论》中麻黄附子甘草汤有何不同？

【回答】本条水气病属少阴，当属正水。麻黄附子汤用于此处并非为了发汗，而是为了利小便。本方进一步化裁，则变为越婢加术汤加附子。若患者脉浮，表明为风水而非正水，应用杏子汤更为合适。此处杏子汤无具体药味列出，推测应与三拗汤相似，疏风宣表。麻黄附子汤与《伤寒论》中的麻黄附子甘草汤药味相同，但用法上有所不同。本条文中麻黄剂量增至三两，用生甘草。麻黄附子汤用于行水，而麻黄附子甘草汤用于温里。此条之风水当为风水实证，整篇将风水分出虚实，虚者多有恶风。方中多用黄芪，而实者不言恶风，多用麻黄。所以推测此处用杏子汤应是实证风水，方中应有麻黄，整方应与三拗汤相似。陈修园认为本方当为甘草麻黄汤加杏仁。

厥而皮水者，蒲灰散主之（方见消渴中）。（27）

【提问】如何理解本条病机、治法？

【回答】本条方蒲灰散为血水同治之方。蒲黄入血分，滑石走水分。本方为治疗第19条中“男子则小便不利”之方，但很少单独使用，多为合方使用。血水同病除了之前讲的慢性前列腺炎、多囊卵巢综合征外，还有静脉曲张、脉管炎、下肢静脉血栓等。

【提问】条文中“厥”与“阳虚厥逆”有何区别？

【回答】此厥非少阴不足、手足逆冷，而是气机不通，阳气被郁而厥，可在蒲灰散的基础上合用四逆散。

问曰：黄汗之为病，身体肿（一作重），发热汗出而渴，状如风水，汗沾衣，色正黄如柏汁，脉自沉，何从得之？师曰：以汗出入水中浴，水从汗孔入得之，宜芪芍桂酒汤主之。（28）

黄芪芍桂苦酒汤方：

黄芪五两，芍药三两，桂枝三两。

上三味，以苦酒一升，水七升，相和。煮取三升，温服一升，当心烦，服至六七日乃解。若心烦不止者，以苦酒阻故也（一方用美酒醯代苦酒）。

黄汗之病，两胫自冷；假令发热，此属历节。食已汗出，又身常暮盗汗出者，此劳气也，若汗出已，反发热者，久久其身必甲错。发热不止者，必生恶疮。若身重，汗出已辄轻者，久久必身瞤。瞤即胸中痛，又从腰以上必汗出，下无汗，腰髋弛痛，如有物在皮中状，剧者不能食，身疼重，烦躁，小便不利，此为黄汗，桂枝加黄芪汤主之。（29）

桂枝加黄芪汤方：

桂枝三两，芍药三两，甘草二两，生姜三两，大枣十二枚，黄芪二两。

上六味，以水八升，煮取三升，温服一升，须臾饮热稀粥一升余，以助药力，温服取微汗；若不汗，更取。

【提问】结合以上两条，如何理解黄汗病机特点及预后？如何治疗？

【回答】此两条皆言黄汗病，第28条主要讲述黄汗病之成因，与“痉湿暍病脉证治”篇中历节之因非常相似。第29条句首处先将黄汗与历节作鉴别，有局部发热的是历节，结合该病篇内容来看，历节还应该有局部作痛。后一句又与“劳气”做鉴别，劳气已伤阴，会有盗汗等症。本条透露出了治未病的一些思想，“久久其身必甲错”提示早期不引起重视，失治、误治到后期，有可能会出现邪从水分到血分而兼瘀，外在表现为肌肤甲错。“发热不止者，必生恶疮”，这是疾病又进了一步，恶疮与前文中的痂癞相似，是病邪已入血分的疾病。“久久必身瞤”，同样是指失治、误治后慢慢发展成了“身瞤动”，此处与防己茯苓汤之“聂聂动”类似，提示水分病有加重趋势。“腰以上必汗出”，开篇就讲了治水气病三法，水在腰以上者可汗而解之。“下无汗”是一个不好的征象，下部水无去路则水肿在下。“如有物行皮中”结合前一句，提示肿在腰以下。以上症状符合防己黄芪汤的适应证。黄汗的后续表现形式有多种，说明黄汗病是走而不定的，也说明了及时治疗的重要性。“剧者不能食，小便不利”，不能食是黄疸的特点，因湿热困脾所致，同时小便不利，具备了黄疸发作的条件，说明黄汗已经转变为了黄疸。黄汗病有三大特点，第一是营卫不足，其二是气不足，其三是水湿在内。病机为营卫不和兼有饮邪，用方为桂枝加黄芪汤，此方不应该用于已成恶疮、身瞤、黄疸之后，而是用于初发黄汗时。黄汗是水气病向黄疸转化的过渡阶段，当病邪全部进入营分时，即转变为黄疸病。除此之外，黄汗病还可转为恶疮、身瞤、肝硬化等。

师曰：寸口脉迟而涩，迟则为寒，涩为血不足。趺阳脉微而迟，微则为气，迟则为寒。寒气不足，则手足逆冷；手足逆冷，则营卫不利；营卫不利，则腹满肠鸣相逐，气转膀胱，荣卫俱劳；阳气不通即身冷，阴气不通即骨疼；阳前通则恶寒，阴前通则痹不仁；阴阳相得，其气乃行，大气一

转，其气乃散；实则失气，虚则遗尿，名曰气分。（30）

【提问】如何理解本条描述的气分病病机、脉证、治则？

【回答】阳气、卫气源于下焦，出于上焦，“寸口脉迟”提示为少阴之阳不足，迟是内有陈寒。“涩为血不足”说明本病并非单纯气分疾病，一定程度上涉及血分病。“趺阳脉微而迟”主要提示脾阳不足的状态。脾可摄取水谷中的精微物质，运于心化赤为血，现脾不能完成此功能，则“营卫不利”。“荣卫俱劳”是荣、卫皆不能达其本位，身体就会感觉又冷又痛。“前通”意即不通。阳不通达出现恶寒，阴不通达出现肌肤麻木不仁，意即阴阳两部分皆出现了问题。治疗上要做到阴阳两者兼顾，结合下一条文，应选用麻黄附子细辛汤合桂枝去芍汤治疗。麻黄细辛附子汤可通阳，桂枝汤可通营卫，阴阳兼顾。“实则失气，虚则遗尿”提示，不论体质虚实，一旦体内阴阳阻碍被打通，阴阳相得，气化恢复，身体的各个通道都能重新启动。与《伤寒论》第230条中提到的“上焦得通，津液得下，胃气因和，身濈然汗出而解”类似。“其气乃行，大气一转，其气乃散”也是表示身体各部气机运行无阻。

气分，心下坚大如盘，边如旋杯，水饮所作，桂枝去芍药加麻辛附子汤主之。（31）

桂枝去芍药加麻黄细辛附子汤方：

桂枝三两，生姜三两，甘草二两，大枣十二枚，麻黄二两，细辛二两，附子一枚（炮）。

上七味，以水七升，煮麻黄，去上沫，内诸药，煮取二升，分温三服，当汗出，如虫行皮中，即愈。

【提问】如何理解本条描述的气分病病机、脉证、治则？

【回答】从条文所描述的症状上看，气分病类似于心衰的患者，与木防己汤证相仿。临床中本条所出之方，亦可和木防己汤联合使用，也是第30条的正治之方。“心下”的范围很大，此处主要是指心。“虫行皮中”为排病反应的一种，常在使用扶正药后出现，如桂枝、附子。患者一旦出现“虫行皮中”，即代表药证相对，提示转归良好，此时可跟进使用防已黄芪汤。本条的心衰是以水分为主，病情严重，临床中遇到一定要谨慎对待。结合上一条的分析来看，本条虽名为气分病，实则已出现气分、水分、血分同病，病机为心肾阳虚，用了一个桂附同用的处方，以补心肾之阳。

心下坚，大如盘，边如旋盘，水饮所作，枳术汤主之。（32）

枳术汤方：

枳实七枚，白术二两。

上二味，以水五升，煮取三升，分温三服，腹中软，即当散也。

【提问】如何理解本条描述的气分病病机、脉证、治则？

【回答】本条“边如旋盘”，范围明显大于上条“边如旋杯”，但病情严重程度却远轻于上一条。范围大并非为实质病变，而是气分病变所引起的。煎服法中言“分温三服，腹中软，即当散也”，亦能说明为气分作祟。如若涉及血分则不可能出现“分温三服，腹中软，即当散也”的局面。本条是气、水同病，以气为主，方用枳术丸。枳实通导气，白术消里水。枳术丸亦是气水同病常用治法的体现。行气不通时加以利水，利水不畅时加以行气。

黄疸病脉证并治第十五

寸口脉浮而缓，浮则为风，缓则为痹。痹非中风，四肢苦烦，脾色必黄，瘀热以行。(1)

【提问】如何理解本条黄疸的病因病机？与痹证如何鉴别？

【回答】“脉浮而缓”与《伤寒论》太阳病篇中的太阳中风脉象一致，但此处病机却不一样。此处“缓”是表明体内蕴有湿邪，湿邪致病的一大特点就是脉缓，但仅是指相对脉缓而已。比如见到高热患者体温上升后，心率、脉率却相对较慢。此类患者多夹有湿邪，用药配伍需注意。“缓则为痹”的痹是指由湿邪形成的痹痛。“痹非中风”是在提示我们要与《伤寒论》中的太阳中风作出鉴别，不能见脉象相同就一概而论。例如《伤寒论》中就有多处脉象相同的地方，太阳表证与虚劳都可能出现浮脉，太阴病与太阳中风都可能出现浮缓脉。“四肢苦烦”是一个复合症状，表现为手脚酸胀而重，不能自如活动。“脾色必黄”是中医传统中的五脏主色内容，《素问·阴阳应象大论》中提道：“中央生湿，湿生土，土生甘，甘生脾……在色为黄。”五脏出现问题，反映在人体上就会出现相应脏之主色。黄疸病的最主要病机还是湿热，但并非湿热病就一定会有黄疸的表现。湿热病的范围是很大的，后世医家有专述湿热病的专著，如薛生白的《湿热病篇》。前面的黄汗病也属于湿热病的范畴。黄汗属于黄疸的前一个阶段，尚未发黄，是因为湿热虽蕴藏于体内，但还未进入血分，当湿热进入血分之后就会表现为黄疸。从现代医学的角度来看，黄疸是由于胆红素代谢障碍引起的，胆红素也是血液成分，这点与我们所讲的血分也有相通之处。二便是人体代谢产物排出的重要途径，黄疸病一定要注重二便的问题。

湿热病病机复杂，湿与热合而为病，两者互相牵制，停驻于体内则迁延不愈。在治疗中当需分清湿热病中湿热的权重，所以又分为湿重于热或热重于湿，抑或是湿热并重。两者间关系不同，所立治法不同，用药配伍也会不同。从热化者则病急，症状较重；从湿化者病程绵长，症状往往不显。条文中还提到了“痹”，黄疸与痹证之间较易鉴别，黄疸是湿热之邪入血分而致发黄，痹证则是风寒湿邪阻于经络而致痹痛，病久也可成湿热之痹。

湿热病的治疗需使湿热之邪有去路，最为常见的就是通过二便排出。除了二便以外，能够排出湿热之邪的通道还有巩膜、口腔、耳朵、皮肤等。

趺阳脉紧而数，数则为热，热则消谷，紧则为寒，食即为满。尺脉浮为伤肾，趺阳脉紧为伤脾。风寒相搏，食谷即眩，谷气不消，胃中苦浊，浊气下流，小便不通，阴被其寒，热流膀胱，身体尽黄，名曰谷疸。额上黑，微汗出，手足中热，薄暮即发，膀胱急，小便自利，名曰女劳疸，腹如水状不治。心中懊憹而热，不能食，时欲吐，名曰酒疸。（2）

【提问】如何理解本条黄疸的分类及其相应病机？

【回答】本条讲述了黄疸的分类及不同黄疸的病因病机。从病名来看，“谷疸”“酒疸”“女劳疸”多是由一些不良嗜好、纵欲不节所致病。“趺阳脉”指代脾胃。“紧”指代寒。“数”是热的表现。寒热错杂，脾寒而胃热，此处寒也是代表湿，呈湿热胶结的状态。讲湿热必然要提到太阴、阳明，太阴主湿，阳明主热。很多时候，湿热病的湿热权重要根据患者体质而定。实则阳明，虚则太阴，体型壮硕、高大盛实之人得了湿热病，病证多向阳明热重转化；体型瘦削、气怯声低之人得了湿热病，病证则多向太阴湿重转化。“尺脉浮为伤肾”是说除了常规的阳明太阴湿热黄疸以外，还有一类与肾虚相关的黄疸。“食谷即眩”是饭后欲眠，属于体内有湿热的表现。“浊气下流，小便不通”是湿热阻于中，气机不利，不能完成正常的气化功能，出现小便不通的表现。黄疸患者大多小便不通，若是小便通利，湿热之邪能够正常排出，一般不会形成黄疸。“阴被其寒”，阴指代下部，寒指代湿邪，应是指湿邪流注于下部。“热流膀胱”是指热邪进入了血分，加之小便不利，所以身体尽黄。“女劳疸”并不是指皮肤出现黄疸，而是出于其他原因所致的皮肤颜色改变。从症状上分析，女劳疸有两种可能，第一种是现代医学的肾衰竭，“额上黑”是由于体内去甲肾上腺素代谢障碍所致，皮肤发黄则是贫血所呈现出的萎黄。第二种是肿瘤，比如临床常见的胰腺肿瘤，对应后文中的硝石矾石散所治病证。女劳疸并不局限于男性，女性也有可能患此疾病。条文中提到“小便自利”，是女劳疸与之前所讲述的谷疸之间最大的鉴别点。“腹如水状不治”是女劳疸的重症，之前讲的两种情况都有可能出现腹如水状。“酒疸”的表现与醉酒状态相似，醉酒后胃酸不停上涌，一直都处于非常想呕吐的状态。胃酸反流，所以也会出现心中懊侬而热的表现。

阳明病，脉迟者，食难用饱，饱则发烦，头眩，小便

必难，此欲作谷疸。虽下之，腹满如故，所以然者，脉迟故也。（3）

【提问】如何理解本条病机？如何理解“欲作谷疸”？

【回答】本条虽只言阳明病，但实际上是阳明、太阴同病且以太阴为主，意即湿邪偏重。“食难用饱”是不知饥饱，这种情况在儿童身上常见。儿童经常暴饮暴食，食后又腹胀难受，是脾阳虚的表现。“饱则发烦头眩”是指吃时不感饱胀，暴饮暴食，食后又感饱胀，出现发烦、头眩等表现。“小便难”是指小便不利，湿热之邪不能正常排出，是黄疸发病的前置条件之一，所以“欲作谷疸”。“虽下之”因食后饱胀，遂有医者对症处理而用下法。本身属于脾阳虚的患者，用了下法之后只会更伤脾阳，更容易出现黄疸。后半句是提醒黄疸患者用下法时不能伤及太阴脾。

夫病酒黄疸，必小便不利，其候心中热，足下热，是其证也。（4）

【提问】如何理解酒黄疸“心中热”“足下热”的表现？

【回答】酒黄疸的病机还是以湿热为主，湿热阻滞中焦，中焦气机不利，出现一些局部现象，如头汗、心中热、足下热等。此处足下热指代足胫的问题，与后文不同。这种情况还是以清利湿热、调整中焦气机为主，最终使湿热从二便而出。

酒黄疸者，或无热，靖言了了，腹满欲吐，鼻燥，其脉浮者先吐之，沉弦者先下之。（5）

【提问】如何理解本条描述的酒黄疸的证候及治疗原则？

【回答】“靖言”是指精神安定，言语清晰，表明患者已经处于清醒状态而非醉酒状态。“脉浮者先吐之，沉弦者先下之”是说酒黄疸可以用吐法，也可以用下法，应依脉象而定。脉象指代的是病位，脉浮表明病位偏于上，沉弦则指病位趋于下。《素问·阴阳应象大论》中有云："其高者，因而越之；其下者，引而竭之。"中医讲求因势利导，要顺应病势而为，若病位在下反用吐法，则与病势背道相驰。吐法可选取栀子豉汤或是附方中的瓜蒂散，下法则可选取栀子大黄汤。

酒疸，心中热，欲呕者，吐之愈。(6)

【提问】如何理解本条描述的酒疸证候及治疗原则？

【回答】本条继续讲述酒疸，提到酒疸除脉象以外的症状表现。"心中热，欲呕"是酒疸在上的一些表现。对应病位偏于上的酒疸，我们须顺应病势采取吐法进行治疗。

酒疸下之，久久为黑疸，目青面黑，心中如啖蒜齑状，大便正黑，皮肤爪之不仁，其脉浮弱，虽黑微黄，故知之。(7)

【提问】如何理解本条描述的黑疸证候及病机？

【回答】"心中如啖蒜齑状"是前文中"心中热"的症状更甚。"大便正黑"是有瘀的表现，"爪之不仁"是身痒的表现。整体来看是酒疸阳证转阴，是疾病加重的表现。"酒疸下之，其脉浮弱"，可知造成黄疸加重的原因在于医者误治，患者脉浮弱，表明其病位居于上，应该用吐法，却用下法，使病情加重。湿热病用药很难掌控，清热易伤脾阳，燥湿易助胃热，此条即为下法伤脾阳而阳证转阴。这也提示了我们对于黄疸病用药需细致把握，尤其是后文中带有大黄的处方，大黄在用量上需要仔细斟酌。

师曰：病黄疸，发热烦喘，胸满口燥者，以病发时火劫其汗，两热所得。然黄家所得，从湿得之。一身尽发热，面黄，肚热，热在里，当下之。(8)

【提问】如何理解本条描述的火劫发黄证候及病机？如

何正确处理？

【回答】上一条是错用了下法使疾病加重，本条是错用了汗法使疾病加重，都属于误治。“火劫”是一种非常规的汗法，不良反应很严重，用了之后常常伤及津液。火劫之前的症状为“发热烦喘，胸满口燥”，提示热重于湿，加之用火劫法，热上加热，病情加重，表现为“一身尽发热，面黄，肚热，热在里”。里热炽盛正治应当用下法，通常选大承气汤泻热。条文中提了一句“然黄家所得，从湿得之”，示意症状虽热盛，但勿忘仍是湿热之病。下法中要兼顾祛湿，所以用大黄硝石汤会更加合适。

脉沉，渴欲饮水，小便不利者，皆发黄。（9）

【提问】如何理解本条黄疸的基本病机？

【回答】本条属于湿热并重的黄疸病。“渴欲饮水”是有热的表现，“小便不利”是有湿的表现。“脉沉”是病位在里，已入血分。本条再次阐述了黄疸病的病机。

腹满，舌痿黄，燥不得睡，属黄家。（10）

【提问】如何理解本条描述的“黄家”证候及治疗原则？

【回答】本条的重心在于“痿黄”之上，“痿黄”中的黄色为黄而不润泽，属于后世所辨的“阴黄”，即湿重于热，多指太阴脾虚之人。“燥不得睡”是内有里热的表现。开篇的时候讲了湿热病与阳明、太阴是联系在一起的，实则阳明，虚则太阴，在疾病的变化过程中我们可以根据体质情况调整用药分别加以处理。如果是阳明体质的人或是有疾病热化的倾向，可提前用大柴胡汤截断病程。若是太阴体质的人或是疾病有湿化的倾向，可提前用柴胡桂姜汤截断病程。

黄疸之病，当以十八日为期，治之十日以上差，反剧为难治。（11）

【提问】如何理解本条黄疸十八日治疗时限？对于黄疸的预后判断是否有意义？

【回答】急性黄疸型肝炎的病程通常在2～3周，大部分人可以自愈。若是自然病程长于3周，或是黄疸久不退，则需注意患者是不是肝脏功能等方面有缺陷，或是病情已加重而出现并发症，需借助现代医疗技术快速查清原因。若是经过治疗病程超过3周，就应该反思是否存在误治。很多时候症状消失并非意味疾病治愈，有可能转为慢性。这一点在古代是非常难以发现的，因为无法查到肝功能等相关指标，只能从症状上去判断。《素问·四气调神大论》中有云："是故圣人不治已病治未病，不治已乱治未乱。"应该把重心转到截断病程之上，未病先防，既病防变。

疸而渴者，其疸难治；疸而不渴者，其疸可治。发于阴部，其人必呕；阳部，其人振寒而发热也。（12）

【提问】如何理解本条所讲的难治、可治？

【回答】"渴者"难治，"不渴者"可治，实际上是对湿热权重和太阴、阳明的判断。渴者表热重，在阳明，病多呈急性，症状较剧烈，故而难治；不渴者表湿重，在太阴，病多呈慢性，症状较缓，故而可治。这是古代在没有现代化验指标借鉴时，对黄疸预后做出的大体判断。后面所讲发于阴部，指病发于太阴，以湿化为主，主要表现为呕吐等消化道症状。发于阳部，指病发于阳明，以热化为主，主要表现为发热等热化的症状。

谷疸之为病，寒热不食，食即头眩，心胸不安，久久发黄为谷疸，茵陈蒿汤主之。（13）

茵陈蒿汤方：

茵陈蒿六两，栀子十四枚，大黄二两。

上三味，以水一斗，先煮茵陈，减六升，内二味，煮取三升，去滓，分温三服。小便当利，尿如皂角汁状，色正赤。一宿腹减，黄从小便去也。

【提问】茵陈蒿汤中用大黄，为何说“黄从小便去也”？

【回答】“寒热不食”，食寒则伤脾阳，食热则助胃热，故而皆不食。谷疸的病机为脾胃湿热阻碍气机，故见“食即头眩，心胸不安”。煎服法中提到“黄从小便去也”，茵陈蒿汤中含有大黄，但却并未言黄从大便而去。一般见大黄，便觉此方在于使黄从大便而去也，但从煎服法中可知茵陈蒿汤仍是利小便之方，大黄只用了二两，对比茵陈蒿或是栀子来说，用量比较小。此处大黄并非用于泻下，而在于清透血中瘀热，由小便一起排出体外。运用本方一定要注意好大黄的量，要根据患者的脾阳情况来调整剂量，使其在脾胃可承受的范围之内。

黄家，日晡所发热，而反恶寒，此为女劳得之。膀胱急，少腹满，身尽黄，额上黑，足下热，因作黑疸。其腹胀如水状，大便必黑，时溏，此女劳之病，非水也，腹满者难治，用硝石矾石散主之。（14）

硝石矾石散方：

硝石、矾石（烧）等分。

上二味，为散，以大麦粥汁和服方寸匕，日三服。病随大小便去，小便正黄，大便正黑，是候也。

【提问】如何理解本条女劳疸的病因病机？“日晡所发热，而反恶寒”如何理解？

【回答】“日晡所发热，而反恶寒”是病位有所转变，之前讲的酒疸、谷疸病位在阳明、太阴，病属湿热，就会出现日晡所发热。现在日晡之时不再发热，反而出现了恶寒，表明病位已由阳明、太阴变迁至少阴，病也不再属湿热。至于“足下热”，此处与前文酒疸中的“足下热”不同，酒疸中指足胫，此处指足心。“腹胀如水状”，因肾主水，肾伤后而现腹部如水胀满。矾石就是白矾，民间用于澄净浑水，《本经疏证》中有云：“其质却双绾于阴阳，其功实侧重于治水。此其于淖泽则澄而清之，于沉浊则劫而去之，固善于阴中固气、水中御火矣。”白矾本身是治水之物，且善于祛除污浊。“腹满难治”指的是非水积之腹满，而是实性腹满，表明里面可能有包块，也可能是癌症。硝石矾石散并非用于治疗女劳疸，而是用来治疗女劳疸的变证黑疸，尤其是应对腹部癌性肿块（如胰腺癌等）具有一定疗效。女劳疸出现在黑疸前，属于肾阴阳俱虚而夹瘀，应是虚、瘀、热为主，可用金匮肾气丸作为基础方进行加减。

酒黄疸，心中懊憹或热痛，栀子大黄汤主之。（15）

栀子大黄汤方：

栀子十四枚，大黄一两，枳实五枚，豉一升。

上四味，以水六升，煮取二升，分温三服。

【提问】本条与茵陈蒿汤证如何鉴别？

【回答】本条给出了酒黄疸的证治，酒黄疸在前面的条文中已经详细讲述，这里就不再复述。此处为病位偏上的酒黄疸，选用栀子大黄汤。栀子大黄汤需要与茵陈蒿汤相鉴别，两方比较，大黄量减至一两，因为热的位置在上而非在下，只需少量大黄以祛血中瘀热即可。豆豉、栀子是本方重点，针对伴见食道反流严重的酒黄疸，所以病位在上焦。而茵陈蒿汤针对的是脾胃湿热，病位主要还在中焦。

诸病黄家，但利其小便；假令脉浮，当以汗解之，宜桂枝加黄芪汤主之（方见水气病中）。（16）

【提问】此处用黄汗病方剂，如何理解其病机？与麻黄连翘赤小豆汤有何区别？

【回答】学习本条需要将桂枝加黄芪汤、麻黄连翘赤小豆汤进行鉴别。“诸病黄家”是指经常出现黄疸的患者，这一类患者通常都具有体内夹湿的基础问题。“假令脉浮，当以汗解之”，实际上是指经常出现黄疸的患者肝功能本来就有问题，现在患了感冒，依旧还可用汗法进行处理，但跟常规的处理方式又有所不同，因为要兼顾体内夹湿的基本情况。外感病治疗原则依旧不变，观其有汗无汗，分别用桂枝汤、麻黄汤治疗。兼顾患者黄家体质，随证化裁选用桂枝加黄芪汤或麻黄连翘赤小豆汤。其病机分别对应表虚湿郁、表湿郁热。若用寻常外感处方，则易致其黄疸反复出现。

诸黄，猪膏发煎主之。（17）

猪膏发煎方：

猪膏半斤，乱发（如鸡子大）三枚。

上二味，和膏中煎之，发消药成，分再服，病从小便出。

【提问】如何理解本条描述的黄疸病机及治疗原则？

【回答】本条所述病证在少阴经，而非常规的太阴阳明湿热黄疸。本条涉及阴虚问题。猪膏就是现代常用的猪油，有很好的补阴作用。猪膏发煎体现的治法类似于猪苓汤，可用于湿热夹有阴虚的黄疸。

黄疸病，茵陈五苓散主之（一本云茵陈汤及五苓散并主之）。（18）

茵陈五苓散方：

茵陈蒿末十分，五苓散五分（方见痰饮中）。

上二物和，先食饮方寸匕，日三服。

【提问】本方与茵陈蒿汤有何区别？

【回答】本方与茵陈蒿汤都是治疗黄疸的主方，两方常常合而为用。本方中未使用大黄，但用时一定要注意，茵陈蒿的用量必须要大。五苓散整方用量才五分，茵陈蒿单用量就达到了十分。本方与茵陈蒿汤的区别在于：前者用于湿重于热之黄疸，后者则是针对湿热并重的黄疸。

黄疸，腹满，小便不利而赤，自汗出，此为表和里实，当下之，宜大黄硝石汤。（19）

大黄硝石汤方：

大黄、黄柏、硝石各四两，栀子十五枚。

上四味，以水六升，煮取二升，去滓，内硝，更煮，取一升，顿服。

【提问】本条与栀子大黄汤、茵陈蒿汤如何鉴别？

【回答】这里须将大黄硝石汤与栀子大黄汤、茵陈蒿汤一起作鉴别，三方中都含有大黄。见表1。

表1　大黄硝石汤、栀子大黄汤、茵陈蒿汤的对比

	大黄硝石汤	栀子大黄汤	茵陈蒿汤
大黄用量	四两	一两	二两
应用疾病	黄疸	酒疸	谷疸
病位	下	上	中
湿热关系	热最重	热重	湿热并重

黄疸病，小便色不变，欲自利，腹满而喘，不可除热，热除必哕。哕者，小半夏汤主之。(20)

【提问】如何理解本条描述的黄疸病机及治疗原则?

【回答】"热除必哕"是指清热之力用得太过，而导致脾阳受损出现的症状。本篇的用药皆要注意湿热之间的关系，调整清热力度和燥湿温脾力度。清热太过则会损伤脾阳，燥湿温脾太过则会有助火热。此类情况下也可仿用《伤寒论》中栀子干姜汤之法，先安未受邪之地，顾护脾阳的同时兼顾清热。如果脾阳已损而哕者，用小半夏汤治之。

诸黄，腹痛而呕者，宜柴胡汤。(21)

【提问】如何理解本条描述的黄疸病机及治疗原则?

【回答】可用于黄疸病的柴胡汤类方有三个：小柴胡汤、大柴胡汤、柴胡桂姜汤。如条文中所言"腹痛而呕"当属少阳阳明合病之黄疸，多用大柴胡汤。大柴胡汤用于热重于湿、黄疸从阳明热化之证，也可在黄疸发生之前用于截断病程。小柴胡汤则用于有虚或是夹杂少阳外感的病证。柴胡桂姜汤则用于从太阴湿化之黄疸，也可在黄疸发生之前用于截断病程。

男子黄，小便自利，当与虚劳小建中汤。(22)

【提问】如何理解本条描述的黄疸病机及治疗原则?

【回答】阳明太阴常同病，难以分割，此条则为本篇中唯一一条纯太阴病。此处非真黄疸，而是因气血虚弱而表现出来的萎黄，类似于贫血病的面色，是脾气不足、阳不达表所致。治疗应用黄芪建中汤更为贴切，若有夹湿现象还可加上防己。

附方

瓜蒂汤：治诸黄（方见暍病中）。

【解析】瓜蒂汤主要是吐法的代表方，常用于酒疸的治疗。除瓜蒂散外，还可用栀子豉汤。

本篇的黄疸按六经分类，更加清晰。见表2。

表2　黄疸的六经分类证治

太阳经	桂枝加黄芪汤（表虚湿郁）	麻黄连翘赤小豆汤（表湿郁热）
少阳经	小柴胡汤、柴胡桂姜汤（截断慢性病程，体虚外感）	大柴胡汤（治疗急性黄疸，截断急性病程）
阳明太阴合病	茵陈五苓散（湿重于热）	大黄硝石汤、栀子大黄汤（热重于湿）
	茵陈蒿汤（湿热并重）	
太阴	黄芪建中汤（虚劳发黄）	小半夏汤（误伤脾阳）
少阴	猪苓汤（阴虚发黄）	硝石矾石散（瘀血湿热）

惊悸吐衄下血胸满瘀血病脉证治第十六

本篇将血证、瘀血、惊悸合并讲解，看似不太合理，实则内有玄机。从后面的条文结合《伤寒论》中的论述来看，惊悸与火劫发汗的联系非常紧密，而血为“赤汗”，两者在同一篇中讲述并无不可。血证（出血）与瘀血之间也有着非常紧密的联系，《血证论》中讲述瘀血为“离经之血”，血证是瘀血的前置条件。身体各部出血难治之时，应考虑到瘀血形成的问题。离经之血久不排出体外，最终就会形成瘀血存留体内而致病。而瘀血日久的患者出现身体某些部位出血。这也并不一定是坏事，可能是瘀血得出的良好转归。

血证常用两种辨证论治之法：一为六经辨证。三阳经血证多在出血急性期，多实证，要慎用温性药物。出血病程日久后逐渐转变为虚证，进入三阴后往往考虑慢性失血，多虚证，清热药物效果欠佳，此时往往考虑加用少量温阳药物可提高疗效。血为阴液，长久失血为阴虚，气随血脱则阳亦虚，所以后文中的侧柏叶汤、黄土汤都是寒温并用、气血同调之剂。

二为上下分治。《血证论》中论述：“上焦之瘀多属阳热，每以温药为忌，下焦之瘀多属阴凝。”所以上焦之血证多为急性出血期，多热证、实证，下焦之血证则多兼虚寒。临床中经常会遇到一类血证患者，用药后很快可止血，但停药后又反复出血，为何？出血只是疾病所表现出来的标象，止血后并不意味着治疗完成，而是治疗的第一步。中医诊断基本原则是“审外察内”，要透过患者表现出来的“标”去找到患者内里的“本”，治本才能断绝反复出血的发生。

寸口脉动而弱，动即为惊，弱则为悸。（1）

【提问】如何理解本条脉象描述的惊悸病因、病机？

【回答】“惊悸”看起来和血证并无直接联系，前面讲过，实际上它们是通过汗与血而联系在一起的。“动”应是寸脉动，有些类似于现代医学中的早搏，即寸脉突然不正常地搏动一下。临床见到一大类失眠患者寸脉独大。这类患者失眠特点是过早醒转，脉象也属于动脉的一种。“弱”也指寸脉弱，惊悸都与心相关，所以脉象多表现在寸脉。动脉与弱脉所表达的病机有所不同，动脉提示由于肾阴不足，阴虚阳亢致惊或是阳气上浮夹带水饮凌心而致惊，所以动脉多为虚实夹杂。弱脉提示由于心之气、血、阴、阳不足而表现为悸，所以弱脉多为虚证。惊悸两者相兼时最为难治，可用桂枝去芍药加龙骨牡蛎蜀漆救逆汤进行治疗。

师曰：尺脉浮，目睛晕黄，衄未止；晕黄去，目睛慧了，知衄今止。（2）

【提问】本条所言“尺脉浮，目睛晕黄；晕黄去，目睛慧了”的病机是什么？

【回答】本篇的条文编排有些错乱。第1条讲了惊悸，接着讲血证，第12条、13条又讲回惊悸。“尺脉浮”，尺脉候肾，以沉为宜，浮则表示肾阴已虚。“目睛晕黄”反映的是肝经虚热或是实热。这里为什么用脉象来候肾，又用体征来候肝？推测其目的在于区别标本。尺脉浮表明肾虚为本，目睛晕黄表明肝热为标。肾为水火之脏，命门之火经肝木之升发而为心火，所以命门之火为维持生命活动的基本动力。但肾阴虚之火，经升发可成肝经之虚火。此时直接干预肝之虚火即可止血。开篇曾讲过止血并非治疗的结束，需回头治疗肾阴虚之本证，才可杜绝反复出血的可能性。

又曰：从春至夏，衄者太阳，从秋至冬，衄者阳明。(3)

【提问】如何理解本条衄血与季节的关系？如何治疗？

【回答】从本条看，出血证是可按六经分类的。《伤寒论》中也提到了衄血，第46条："太阳病，脉浮紧，无汗发热，身疼痛，八九日不解，表证仍在，此当发其汗。服药已微除，其人发烦目瞑，剧者必衄，衄乃解。所以然者，阳气重故也。麻黄汤主之。"第56条："伤寒，脉浮紧，不发汗，因致衄者，麻黄汤主之。"这两条都是讲太阳衄血及其证治。第202条："阳明病，口燥，但欲漱水不欲咽者，此必衄。"则为阳明衄血条文。本条从字面意思上讲，春夏衄血在太阳，秋冬衄血在阳明。衄血与季节有一定的关系，但并非绝对。春夏衄血只是大多数在太阳，也会有在阳明情况的发生，同理秋冬衄血亦然。《伤寒论》的条文中只讲了太阳衄血的证治处方，并未讲阳明证治处方，针对阳明衄血可用玉女煎进行治疗。除此之外，临床还可见少阴衄血之证，《血证论》中讲述："又有肾经虚火浮游上行，干督脉经而衄血者，必见腰痛，项脊痛，头昏，足厥冷等证……宜用地黄汤加天冬、阿胶、血余、五味以补之。"

衄家不可汗，汗出必额上陷，脉紧急，直视不能眴，不得眠。(4)

【提问】如何理解本条“衄家不可发汗”？

【回答】“衄家”即为长期反复出现衄血的患者，此类患者是不可以发汗的。在讲惊悸的时候已经提到血为“赤汗”，二者有相通之处，再发汗则过度发汗，过汗则伤阴又伤阳。“额上陷”即是伤阴之表现，“不得眠”是伤阳的表现。本条论述的是在伤阴基础上伤阳的情况，学习本篇血证部分应充分重视伤阴与伤阳的关系。

病人面无血色，无寒热，脉沉弦者衄；浮弱，手按之绝者，下血；烦咳者，必吐血。（5）

【提问】如何理解脉象沉弦、浮弱所提示上下出血的病机？

【回答】本条仍然是在讲血证患者的伤阴伤阳问题。“面无血色”说明是一个贫血患者，“无寒热”提示是一个慢性失血的患者。“沉弦”，沉脉是肾之本脉，表明肾没有出问题；弦脉和之前的“目睛晕黄”同样提示肝经有热，借由脉象、体征来表述肝经有问题，标实在肝。此弦为重按无力之弦脉，所以考虑阴虚阳微的衄血。“浮弱”指脉触之无力，按之欲绝，是虚象，如若出现下部出血，多为阴虚阳脱之危象，应引起高度重视。如若出现烦咳为吐血之兆，多为阴虚阳亢所致。

夫吐血，咳逆上气，其脉数而有热，不得卧者死。（6）

【提问】如何理解本条吐血后的预后判断？

【回答】此条为上部出血，除前文所讲述的弦脉外，数脉亦主出血。“不得卧者死”是指阳气虚脱的危候，古代的时候这样的病证就是死证，当代可能还有多种西医抢救手段，可以适当延长生命。

夫酒客咳者，必致吐血，此因极饮过度所致也。（7）

【提问】如何理解本条文描述咳血、吐血原因及病机？如何治疗？

【回答】本条将咳血与吐血合并在一起讲，现代医学中将人体各处出血都划分得很细致，如咯血、吐血等。而中医理论里并未划分得如此之细致，统一看待为上焦出血，大的治则、治法是基本相同的。此处为酒客体质之人出现咳血、吐血，需注意酒客的湿热体质，可用后面条文中的赤小豆当归散进行治疗。

寸口脉弦而大，弦则为减，大则为芤，减则为寒，芤则为虚，寒虚相击，此名曰革，妇人则半产漏下，男子则亡血。（8）

【提问】如何理解脉弦则为减、脉大则为芤？

【回答】本条原文在本书中多次出现，除此处外，还在“血痹虚劳病脉证并治”篇和“妇人杂病脉证并治”篇出现过。在“妇人杂病脉证并治”篇中给出的证治处方为旋覆花汤。从处方分析可知，本条必为瘀血在内，方中新绛专为活血化瘀而设。“革”是提示既往有过半产漏下或亡血等经历，而致瘀血存内不得消散，提示由慢性失血转变为瘀血。“弦则为减”提示此弦脉为重按无力之弦，为厥阴之脉，宜用温经汤。“脉大为芤”提示此脉为轻触有力之脉，属太阴，宜用桂枝茯苓丸。三阴中太阴、厥阴均有瘀血证，唯少阴无瘀血证，少阴多是动血，多出血而少瘀血。

亡血不可发其表，汗出则寒栗而振。（9）

【提问】如何理解亡血不可发其表（发汗）？

【回答】本条与衄家不可发汗是同样的机理。亡血意味着患者已丢失阴血，血为“赤汗”，此时再用汗法则重伤阳气，患者则会出现寒栗而振。

病人胸满，唇痿，舌青，口燥，但欲漱水，不欲咽，无寒热，脉微大来迟，腹不满，其人言我满，为有瘀血。（10）

【提问】如何理解本条瘀血所致的症状？

【回答】本条是讲述瘀血病证的，注意条文中的诸多鉴别点。“口燥”在此处是与水气病证相鉴别，真正的水气病证，在口燥饮水应该会感到症状缓解。此处“但欲漱水，不欲咽”就是最主要的一个鉴别点。虽口燥，但是不欲饮水，只欲漱水，说明非水气为病，而是瘀血病证。这里再次强调血分证与水分证的鉴别。“舌青”是指舌下络脉曲张，为瘀血的重要舌象表现。“脉微大来迟”不仅指脉象，也是对病机的一种阐述。来迟即是如刀刮竹之感，提示脉来不流畅，主瘀血。“腹不满，其人言我满”，第一个“满”是讲客观体征，从外形上看肚子并不胀满；第二个“满”是讲主观症状，患者感觉肚子胀满不适。“无寒热”是与下一条相对而言，本条为单纯瘀血，未化热故而无寒热倾向。

病者如热状，烦满，口干燥而渴，其脉反无热，此为阴伏，是瘀血也，当下之。（11）

【提问】如何理解瘀血化热的脉证、治法与方剂？

【回答】本条为瘀血化热之证，条文中也提出了当用下法。瘀血有一个特点就是容易化热，未化热的瘀血一般不采用下法，选用太阴的桂枝茯苓丸或是厥阴的温经汤。化热后多在阳明，趋近于下，采用下法是最为合适的，瘀血通过大便排出体外，表现为黑便或是大便隐血。可以选用下瘀血汤或是桃核承气汤、抵当汤等。瘀血是一种有形实邪，必须有出处可去，最理想的出路之一便是肛门。除肛门外，还有黏膜、皮肤等，但临床处理较为不可控，风险大，难以把握，一般不会采取这几种方式。此条文提示除太阴、厥阴以外，三阳经也是有瘀血的。太阳瘀血与阳明瘀血相近，即桃核承气汤证。少阳瘀血则是热入血室，可用小柴胡汤。

火邪者，桂枝去芍药加蜀漆牡蛎龙骨救逆汤主之。(12)

桂枝救逆汤方：

桂枝三两（去皮），甘草二两（炙），生姜三两，牡蛎五两（熬），龙骨四两，大枣十二枚，蜀漆三两（洗，去腥）。

上为末，以水一斗二升，先煮蜀漆，减二升，内诸药，煮取三升，去滓，温服一升。

【提问】如何理解“火劫致惊”的治法及方剂？

【回答】“火邪”就是火劫法的意思，属于古代最为强势的一种发汗方法。现代仍有火劫之法，只是转变了形式而已。严格意义来说如艾灸、拔罐、桑拿等都属于火劫法的范畴，所以临证中一定要谨慎使用，应特别注意其指征。火劫强汗致惊后既伤阴又伤阳，在此种情况下我们就需要思考是先补阴还是先补阳的问题。火邪致惊从症状上看属于阳证范畴，即虚阳上脱，属于危急之症，当急先固阳，缓图补阴。就好像现代医学抢救患者，维持生命体征是第一要务，升压药一定要在第一时间用上，然后再进行扩容补液等。中医没有像输液之类的直接手段，只能后期再来调补阴液。方中龙骨、牡蛎为回阳救逆的药物。虚阳上浮夹有饮邪，与奔豚夹饮为同一机理，方中加入蜀漆用于祛饮。本病病机为心阳受损，神气浮越，痰饮凌心。本方与桂枝加龙骨牡蛎汤相比，因为夹有痰饮的问题，所以去了白芍，加了蜀漆；龙骨、牡蛎加大剂量是为重镇救逆而用。本方也可用于临床各种焦虑症、神经官能症等。

心下悸者，半夏麻黄丸主之。（13）

半夏麻黄丸方：

半夏、麻黄等分。

上二味，末之，炼蜜和丸小豆大，饮服三丸，日三服。

【提问】如何理解本条水饮凌心治法及方剂？与苓桂甘枣汤如何区别？

【回答】本条文方证与奔豚方苓桂甘枣汤为对方，皆是治疗心阳不足、水饮凌心的心下悸。半夏麻黄丸以麻黄代替桂枝之用，两方主要区别在于麻黄、桂枝两药。两方治法都为振奋心阳，降逆化痰。麻黄可加速心率，多用于一些缓慢型的心律失常。而桂枝、甘草可以让心率降低，应用于一些虚性亢奋的心动过速。半夏麻黄汤中以半夏作降逆化痰之用，而苓桂甘枣汤中以茯苓降逆化痰。

吐血不止者，柏叶汤主之。（14）

柏叶汤方：

柏叶、干姜各三两，艾三把。

上三味，以水五升，取马通汁一升，合煮，取一升，分温再服。

【提问】如何理解本条虚寒吐血的治法及方剂？方中温性药物是否会加重出血？

【回答】本篇最后四条都是讲述血证的具体方证。本条“吐血不止”就是开篇时讲过的情况。患者吐血，服药后血止，停药后又反复，所以提示病程较长。这就要求医者既要认识血证之标在于热，又要认识到血证之本可能在于寒，所以治本还得温阳。侧柏叶汤中有干姜、艾叶，临证中仍需谨慎小心，担心“炉烟虽熄，灰中有火”，温阳治本时还需兼顾其标。否则，用温阳药不慎反可能助热，而使吐血“死灰复燃”。针对此点，侧柏叶汤中有侧柏叶、马通汁为牵制，二者皆为寒性药物，以兼顾其标。马通汁现在不太好找，个人建议以童便作为替代。方中寒热各半，像这类方子在临床使用之时，要注意根据患者真实病证的寒热情况来调整寒药、温药的用量比例。本病本在中下焦阳虚，标在上焦之虚热。

下血，先便后血，此远血也，黄土汤主之。(15)

黄土汤方：亦主吐血衄血。

甘草、干地黄、白术、附子（炮）、阿胶、黄芩各三两。灶中黄土半斤。

上七味，以水八升，煮取三升，分温二服。

【提问】如何理解本条虚寒便血的治法及方剂？

【回答】本条讲述下血即大便出血，从用方上来看，应该早已过了急性出血期。出血日久后，病情逐渐由实转虚，但并未形成瘀血，所以尚在慢性出血期。“远血”是大便后下血之意，提示出血部位离肛门较远。本方和侧柏叶汤配伍有相似之处，也是寒温并用的处方，方中灶心土、附子、白术可温补太阴、少阴。黄芩可清少阳之热，生地黄、阿胶可退肾中虚热。本病之本在少阴，标在少阳，黄土汤标本兼治，清补同用。《血证论》中将黄土汤进行了拆分并加以发挥，笔者临证中以归脾汤加艾叶、阿胶、黄芩治疗崩漏，临床使用收效极佳，即是受此启发。

下血，先血后便，此近血也，赤小豆当归散主之（方见狐惑中）。(16)

【提问】如何理解本条湿热便血的治法及方剂？与“百合狐惑阴阳毒病脉证治”篇中的用法有何不同？

【回答】本条讲述“近血”，为先下血而后大便，提示出血部位离肛门较近。此病证在《血证论》中进行了再次划分，分为肠风下血与脏毒下血。赤小豆当归散是主治脏毒下血的处方，《血证论》中提道："脏毒者，肛门肿硬，疼痛流血，与痔漏相似。"书中取仲景赤小豆当归散立法之义另组新方而治，针对大便不通、大肿大痛的情况，以防风、枳壳取代赤小豆，以大黄、赤芍取代当归，名为解毒汤。针对大便不结、肿痛不甚的情况，以四物汤代当归养血之意，再加用地榆、荆芥、槐角、丹皮、黄芩、土茯苓、地肤子、薏苡仁、槟榔。其中部分药物是取代赤小豆之意，另一部分是虑及湿热在下，酌加清药。若病处急性出血期之时，还需兼服十灰散。

赤小豆当归散是《伤寒论》中治疗狐惑的处方，用在本条治疗湿热便血，前文中酒客血证也兼有湿热，故而也可用本方进行治疗。本方治疗狐惑上、中、下三焦兼顾，此处治疗便血、肛周脓肿，其实血证与皮肤病是有很多相通之处的。《血证论》中特意列出血痣与血瘙两篇，讲的都是血证反映在皮肤的一些表现。正所谓"治风先治血，血行风自灭"。

心气不足，吐血，衄血，泻心汤主之。（17）

泻心汤方：亦治霍乱。

大黄二两，黄连一两，黄芩一两。

上三味，以水三升，煮取一升，顿服之。

【提问】如何理解本条热盛吐、衄的治法及方剂？

【回答】本条泻心汤用了黄连、黄芩、大黄，从方证上来看或许觉得本条描述了一个纯实无虚之证。但条文中言"心气不足"显然也有虚的部分，应是虚实夹杂证。《伤寒论》中有一个类似的处方——大黄黄连泻心汤，两方在煎服法上有着较大差别，《伤寒论》中是水泡的方式，本条中是水煎服。水泡只取大黄、黄连之气，因痞为气滞，气有余而化火，火势不重，而本条已成吐血、衄血之病症，说明火势较重，需以水煎服而泻火。三黄中大黄泻脾土之火，黄连泻心之火，黄芩泻肝木之火。吐血首责于脾土之火，衄血首责于肝木之火，而心为土之母，木之子。在泻脾火、肝火的同时当泻心火，可达事半功倍之效。刚才讲本条是虚实夹杂之证，但为何处方选用攻伐力度如此强劲的方剂？这里还是开篇讲述的标本问题，泻心汤只是治疗此病证的第一步，先治其标以止血。本病之本在于心之气阴不足，第二步仍需求本以补气阴。

本篇开篇讲述了惊悸的病因病机，并在第 12、13 条阐述了治疗惊悸的处方，即桂枝去芍药加龙骨牡蛎蜀漆救逆汤和半夏麻黄丸。惊悸之后着重讲了衄血，也以六经的方式进行了分类，太阳经衄血用麻黄汤，阳明经衄血用玉女煎，少阴经衄血用地黄汤加减。随后讲了其他血证（出血）的一些条文，重点在于阐述血证中的两个重点：标本之治和伤及阴阳。接着讲了瘀血，同样以六经分类，太阳经瘀血是桃核承气汤证，少阳瘀血是小柴胡汤证，阳明瘀血是抵当汤证、下瘀血汤证，太阴瘀血是桂枝茯苓丸证，少阴多动血而少瘀血，厥阴瘀血是温经汤证。最后四条讲述了血证的方治，从方证中再次提示了标本之治、寒温并用的一些法则。

呕吐哕下利病脉证治第十七

本篇是一个大章节，条文总共有47条，其中有20条的内容都与《伤寒论》中条文相同。在学习本篇时要以六经辨证对条文、方剂进行分类。不以六经之法学习本篇则会感觉条文杂乱无章，难以分类对比。重点学习条文与条文之间、方剂与方剂之间的鉴别要点。

夫呕家有痈脓，不可治呕，脓尽自愈。（1）

【提问】如何理解痈脓“不可治呕”的治疗原则？

【回答】呕吐是一个症状，它和咳嗽、下利一样，都是一种排邪的方式。为什么说“呕家有痈脓，不可治呕”？这就像遇到正在咳嗽咯脓痰、下利便脓血的患者一样。此时不能去贸然止咳、止利。咳、利是外在症状，如果强行止咳、止利，会使体内之邪无路可出。呕吐也是一样，只是外在症状，也是疾病之标象，同时也是一个排邪的方式。要想真正治好病只治标还不行，定当求本，需要找出呕吐的内在原因再进行治疗。本条旨在于让读者明白呕吐的标本问题。

先呕却渴者，此为欲解；先渴却呕者，为水停心下，此属饮家；呕家本渴，今反不渴者，以心下有支饮故也，此属支饮。（2）

【提问】如何理解留饮致呕的鉴别诊断及治疗方剂？

【回答】紧接的第2条揭示了呕吐之本在于痰饮。本条与“痰饮咳嗽病脉证治”篇中第28条、第41条条文内容相重合。呕吐有两个常见原因，第一个是痰饮，本条方证在痰饮篇中已明确提出小半夏汤主之。在学习呕吐的过程中要与痰饮篇联动学习，可加深理解。“渴”这一症状在问诊呕吐时非常重要。“先呕却渴者，此为欲解”，是因患者体内无饮作祟，只是单纯性的呕吐。“先渴却呕，为水停心下，此属饮家”，后一种情况则是内有痰饮的呕吐，所以不能自己消解、好转。呕吐的首要鉴别点就是对“渴”的辨证，“今反不渴，以心下有支饮故”，渴与不渴可找到呕吐的源头。如果只是单纯呕吐，患者出现口渴可自行消解；不渴的呕吐因有痰饮在内，若不用药，则会反复发作。痰饮篇中已给出解决方案——小半夏汤。呕吐的第二个常见原因就是冲气，与奔豚的病机相类似，是冲气上逆而造成呕吐。这在痰饮篇小青龙汤加减处方中有详细阐述。

问曰：病人脉数，数为热，当消谷引食，而反吐者，何也？师曰：以发其汗，令阳微膈气虚，脉乃数，数为客热，不能消谷，胃中虚冷故也。

脉弦者虚也，胃气无余，朝食暮吐，变为胃反。寒在于上，医反下之，今脉反弦，故名曰虚。（3）

【提问】如何理解本条数为客热、脉弦为虚的脉证？胃反的病因病机是什么？

【回答】本条与《伤寒论》中第112条有重合之处。本篇中第3、4、5条都是在讲胃反的条文，本条主讲胃反的来源，主要是由于过早地使用了汗法、下法，导致脾阳损伤从而出现胃反，所以胃反的病机是脾阳亏虚。“数”脉最容易误导医者以为是热证，就会出现后半段条文中的“医反下之”，例如使用大黄甘草汤。大黄甘草汤与本条最大的鉴别点在于食已即吐与朝食暮吐，临床问诊中，我们一定要注意询问患者呕吐的时间。并不是说一定要早上吃了晚上吐才叫朝食暮吐，吃进去食物需要隔一段时间后才呕吐，就属于朝食暮吐。学习中医要灵活对待症状，不能抠字眼。从以上分析可以看出，前半段条文所指的“数”为客热，当为虚阳上浮而致。后半段条文中的“脉弦”，很多医家都将其解释为寒邪的表现，个人理解应是左手关脉弦。肝脾之间关系特殊，脾弱之时就会出现肝木乘脾土，自然就会出现弦脉，所以也叫“虚”。

寸口脉微而数，微则无气，无气则荣虚，荣虚则血不足，血不足则胸中冷。(4)

【提问】如何理解本条胃反气血两虚的脉证与病机？

【回答】“寸口脉”在此处不是指寸脉，指的是寸口三部脉，是相对下一条的趺阳脉而言。“微则无气”是指中气不足，亦可代表胃气不足、脾阳不足。“无气则荣虚”，中气、胃气不足亦是营气不足，营气不足则血之化生不足，故而血虚。本条是继上条讲述脾阳虚的一些症状和特点。可以理解为脾阳虚的表现主要有三：朝食暮吐、胸中冷、左手关脉弦。

趺阳脉浮而涩，浮则为虚，涩则伤脾，脾伤则不磨，朝食暮吐，暮食朝吐，宿谷不化，名曰胃反。脉紧而涩，其病难治。(5)

【提问】如何理解本条“脉浮而涩”的胃反脉证、病机？

【回答】“趺阳脉”是与上条寸口脉相对而言。前两条着重讲述胃反为损伤脾阳所致，此条讲述虚实夹杂型胃反。若是纯虚型胃反，直补脾阳即可，可用小建中汤或是理中汤。

本条为虚实夹杂型胃反，相对难治，直接补脾阳的方法往往行不通。条文的最后“脉紧而涩”是指在胃反的基础上出现了寒热错杂，治疗上要更加复杂一点，超出了大半夏汤治疗的范围，往往需用半夏泻心汤进行治疗。寒热错杂、虚实夹杂的疾病在治疗上非常麻烦，久病阴阳俱损，在补阳时要兼顾补阴，本来脾虚又伴热证，在清热时又需虑及不伤脾阳。基于这些矛盾证候，所以说难治。

病人欲吐者，不可下之。（6）

【提问】“欲吐而不可下之”的运用范围是什么？这与第17条大黄甘草汤证是否矛盾？

【回答】像本条这种精短简练的条文，读者就要善于读出其隐藏含义。如本条就隐藏了前置条件，推测本条所论呕吐应当以虚证为主，后文中第17条就有用下法的呕吐，当属实证范畴。纯虚证的呕吐需用补法，不能用下法；虚实夹杂型呕吐需用和法，也不能用下法；实证呕吐则可以用下法，予以大黄甘草汤。

哕而腹满，视其前后，知何部不利，利之即愈。（7）

【提问】“哕而腹满”的治疗原则是什么？与前条不可下之是否矛盾？

【回答】本条首次提到“哕”，学习前我们要先明白“呕”“吐”“哕”各有什么不同。《寿世保元》呕吐篇开篇论述道：“呕吐者，饮食入胃而复逆出也。有声无物谓之哕，有物无声谓之吐，呕吐谓有声有物。”

“哕”是不会有呕吐物的，即干呕。后世将呃逆也算作“哕”的一种。哕和呕吐一样只是一个标象，真正想彻底治愈还得抛开标象寻求病机。“腹满”是哕的重要伴随症状，问诊中不可忽略。腹满往往提示实证可能性大一些。除腹满以外，问诊还要问二便。如果有二便不利的，多属实证，直接通利二便即可。小便不通可予猪苓汤，大便不通可予调胃承气汤。哕属实证则一般比较容易治疗。哕属虚证，往往不伴二便不利，不可再用下法进行治疗，可用后文中的橘皮生姜汤。

呕而胸满者，茱萸汤主之。（8）

茱萸汤方：

吴茱萸一升，人参三两，生姜六两，大枣十二枚。

上四味，以水五升，煮取三升，温服七合，日三服。

【提问】从方剂反推，此处除“呕而胸满”以外还应有哪些症状？

【回答】本条又讲回呕吐，字面意思是说伴有胸满的呕吐可用吴茱萸汤治疗。讲前面的条文中时说过，像这种精短简练的条文一定要读出它隐藏的意思。使用吴茱萸汤的前置条件在下面第 9 条中。第 9 条是标准的吴茱萸汤证，本条除了“呕而胸满”以外，应还包含有第 9 条中的症状，所以才会选择吴茱萸汤作为主方。本条属于厥阴寒呕，寒邪自厥阴肝而来。厥阴经寒证处方有温经汤、当归四逆汤，厥阴脏寒证处方则是吴茱萸汤。经寒证主要表现在厥阴经循行之处出现相关症状，涉及妇科疾病较多，如卵巢囊肿、少腹部痛经。脏寒证的表现则会偏上，肝寒往往沿冲脉上逆，进而影响到脾。奔豚气亦是随冲脉上逆而发病，本条即是厥阴寒凝而出现的呕吐证，与奔豚气的机理类似，同样需要区分是否夹饮。如第 9 条中干呕、吐涎沫则是不夹饮邪或饮邪不甚，只用吴茱萸汤即可；若是伴大量呕吐物，多是伴有饮邪，需吴茱萸汤合二陈汤主之。

干呕，吐涎沫，头痛者，茱萸汤主之（方见上）。（9）

【提问】如何理解本条呕吐病机？

【回答】本条条文内容与《伤寒论》第 378 条相重合。吴茱萸汤在上一条已经剖析过了，这一条主要讲述吴茱萸汤的使用指征及鉴别点。干呕、吐涎沫并不足以确定使用吴茱萸汤，本条的重点在于头痛。此头痛与一般头痛部位不同，吴茱萸汤头痛在巅顶，是厥阴经循行所过部位。吴茱萸汤在《伤寒论》中出现的地方共有三处：阳明篇第 243 条、少阴篇第 309 条、厥阴篇第 378 条，三处皆有呕吐症状。

呕而肠鸣，心下痞者，半夏泻心汤主之。(10)

半夏泻心汤方：

半夏半升(洗)，黄芩、干姜、人参各三两，黄连一两，大枣十二枚，甘草三两(炙)。

上七味，以水一斗，煮取六升，去滓再煮，取三升，温服一升，日三服。

【提问】如何理解本条呕吐病机？

【回答】本条“呕”是上焦症状，“痞”是中焦症状，“肠鸣”是下焦症状。半夏泻心汤与小柴胡汤、乌梅丸都是和法代表方剂，治疗范围广泛且寒温并用，可以治疗一些矛盾性的疑难杂症。笔者在讲解《伤寒论》时提到过半夏泻心汤，典型症状是痞、呕、利，本条也是这三大主症。半夏泻心汤属于太阴阳明合病方剂，此处主要用于寒热错杂的呕吐。

干呕而利者，黄芩加半夏生姜汤主之。(11)

黄芩加半夏生姜汤方：

黄芩三两，甘草二两(炙)，芍药二两，半夏半升，生姜三两，大枣十二枚。

上六味，以水一斗，煮取三升，去滓，温服一升，日再，夜一服。

【提问】如何理解本条寒热错杂的吐利？与上条有何区别？

【回答】本条黄芩加半夏生姜汤与上条半夏泻心汤紧密连接，本条属于太阴少阳合病方剂，且与半夏泻心汤为对方。半夏泻心汤主治寒热错杂，方证分析当属热在上，寒在下，属寒利范畴；本条黄芩加半夏生姜汤由黄芩汤变化而来，主治属于少阳热利的范畴。热利一般是夹带痛症的，方中白芍可起到止痛之用。黄芩加半夏生姜汤的主治症状只有上焦干呕、下焦下利，没有中焦痞证，这也是它与半夏泻心汤的一个不同点，所以方中去掉了黄连。两方都包含有小半夏汤，用于处理上焦症状，对于下焦，半夏泻心汤用干姜以处理寒利，黄芩加半夏生姜汤则以黄芩汤处理热利。半夏泻心汤更适合于慢性病长期使用，黄芩加半夏生姜汤则更多用于急性病。

诸呕吐，谷不得下者，小半夏汤主之（方见痰饮中）。（12）

【提问】如何理解本条呕吐病机？

【回答】本条与本篇第2条相呼应。支饮在胸中，以小半夏汤主之。小半夏汤一方无明显寒热之辨，所以“诸呕吐”都可以使用它，是属于太阴阳明、标本兼治的一个方剂。

呕吐而病在膈上，后思水者，解，急与之。思水者，猪苓散主之。（13）

猪苓散方：

猪苓、茯苓、白术各等分。

上三味，杵为散，饮服方寸匕，日三服。

【提问】如何理解本条呕吐病机及本方适应证？猪苓汤与猪苓散如何区别？

【回答】本篇的呕吐可从四个维度去分辨，首先是标本问题，其次则是虚实问题，再考虑是否化生寒热属性，最后看是否夹饮。本条猪苓散就是一个治本之剂，属于太阴方剂。猪苓散剂量用得非常小，其实是在治未病，而不是治已病。以往有过痰饮病史，或是经常患痰饮病的患者呕吐后伤津而出现渴，但此时饮水解渴又怕再度形成痰饮，所以在饮水之前先服猪苓散，可防水聚成饮，可谓防饮之方。后文中的茯苓泽泻汤与本方则不同，茯苓泽泻汤剂量大很多，乃治饮之方也。猪苓散与猪苓汤也有不同，猪苓汤同样是治饮之剂，剂量比猪苓散大且病情较为复杂，用于湿热与阴虚同时出现且湿重于热的情况。猪苓汤的对方是后文中的文蛤汤，文蛤汤多运用于热重于湿的情况。

呕而脉弱，小便复利，身有微热，见厥者，难治。四逆汤主之。（14）

四逆汤方：

附子一枚（生用），干姜一两半，甘草二两（炙）。

上三味，以水三升，煮取一升二合，去滓，分温再服。强人可大附子一枚，干姜三两。

【提问】如何理解本条呕而“见厥者”基本病机及治疗？

【回答】本条是疾病后期进入少阴阶段后出现呕吐的表现，病情较为严重，一般在门诊很难见到这种患者。从条文来看符合脱证患者的表现。“身有微热”是上半身（尤其是头面部）有微热感，是阳脱于上的表现，体温一般不会太高，因为患者体内已经没有“火”了，体温升不上去。“小便复利”是阴脱于下的表现，阳脱于上而阴脱于下（阴阳离决），患者就会一直想解小便甚至是遗尿，因阳气浮越于上，小便不能自守。本条内容与《伤寒论》中第 377 条内容相同，可运用四逆汤进行治疗。说明患者在难治阶段而并非死证，胃气尚存。若到了更严重的阶段只有用通脉四逆汤一试，看患者是否还有一线生机。

呕而发热者，小柴胡汤主之。（15）

小柴胡汤方：

柴胡半斤，黄芩三两，人参三两，甘草三两，半夏半斤，生姜三两，大枣十二枚。

上七味，以水一斗二升，煮取六升，去滓再煎，取三升，温服一升，日三服。

【提问】如何理解本条“呕而发热”的病机及治疗？

【回答】本条是夹杂寒热属性的呕吐，属于典型的少阳呕吐。症状为呕吐伴发热。条文虽短，但仍需补齐它的隐藏条件，证属少阳，所以推断发热应为寒热往来，或许还伴有小柴胡汤四大主症（往来寒热、胸胁苦满、默默不欲饮食、心烦喜呕）以及少阳经三大主症（口苦、咽干、目眩）。少阳呕吐除了可以用小柴胡汤外，还可使用温胆汤。

胃反呕吐者，大半夏汤主之（《千金》云：治胃反，不受食，食入即吐。《外台》云：治呕心下痞硬者）。（16）

大半夏汤方：

半夏二升（洗完用），人参三两，白蜜一升。

上三味，以水一斗二升，和蜜扬之二百四十遍，煮取二升半，温服一升，余分再服。

【提问】如何理解大半夏汤主症？为何重用半夏？

【回答】本条讲的是胃反的主治方剂——大半夏汤。这是一个虚实夹杂、标本同治的处方，方中用了二升半夏，是半夏用量最大的处方。本条属于虚重实也重的情况，加大半夏的用量是针对一些梗阻的情况，从条文推断可能是幽门处出现了梗阻的情况。本方在加大半夏用量的同时配上了人参、白蜜，可见单用半夏可能达不到止呕的目的。现代医生用大剂量半夏，承担的风险是非常大的，所以要视情况来选择应用。因病位靠近幽门，考虑痰瘀互结，我们可以加入一些化瘀药物来加强半夏的通幽作用。

食已即吐者，大黄甘草汤主之（《外台》方，又治吐水）。（17）

大黄甘草汤方：

大黄四两，甘草一两。

上二味，以水三升，煮取一升，分温再服。

【提问】如何理解大黄甘草汤主症？

【回答】首先，“食已即吐”需与“朝食暮吐”相鉴别，在前文胃反的条文中已经讲述过。此条是由热所致，为典型的阳明证，大黄甘草汤属于通阳明的方剂。本条也是说明患者有梗阻，推断梗阻的部位应该比大半夏汤证更靠下一点。

胃反，吐而渴，欲饮水者，茯苓泽泻汤主之。（18）

茯苓泽泻汤方《外台》云治消渴脉绝、胃反吐食之，有小麦一升。

茯苓半斤，泽泻四两，甘草二两，桂枝二两，白术三两，生姜四两。

上六味，以水一斗，煮取三升，内泽泻，再煮取二升半，温服八合，日三服。

【提问】本条所治胃反与大半夏汤证有何区别？与第13条猪苓散有何关联？

【回答】本条又言“胃反”，此处胃反与第3条到第5条的胃反是截然不同的含义。此处是指饮邪所致的反复呕吐。刚才在讲猪苓散的时候提及茯苓泽泻汤，它也是一个治本之剂。本条情况应是已用过猪苓散。患者吐后出现口渴、欲饮水，经调服猪苓散并喝水之后仍然出现反复呕吐。这说明已成饮邪，属于已病而非未病，所以需用本方。如果再在本条的基础上出现伤阴化热，则需使用猪苓汤。

吐后，渴欲得水而贪饮者，文蛤汤主之。兼主微风脉紧，头痛。（19）

文蛤汤方：

文蛤五两，麻黄、甘草、生姜各三两，石膏五两，杏仁五十枚，大枣十二枚。

上七味，以水六升，煮取二升，温服一升，汗出即愈。

【提问】如何理解文蛤汤的治法？

【回答】文蛤汤之法取自于越婢汤，两张方子的组成是相似的，与猪苓汤形成对方。猪苓汤应用在虽有化热但湿重于热的情况，文蛤散应用于化热后热重于湿的情况。方中用了半斤石膏，麻黄相对于越婢汤减了一半的量，就是考虑到热重而水湿不重，故而减低麻黄行水之功效。

干呕吐逆，吐涎沫，半夏干姜散主之。（20）

半夏干姜散方：

半夏、干姜各等分。

上二味，杵为散，取方寸匕，浆水一升半，煎取七合，顿服之。

【提问】本条半夏干姜散证与第12条小半夏汤证有何区别？

【回答】本条需与吴茱萸汤条文相鉴别，这也是之前为什么说吴茱萸汤的使用指征在于头痛与否。如果只是干呕、吐涎沫，很有可能是半夏干姜散证而并非吴茱萸汤证。本方为小半夏汤的衍生方剂，本条所吐涎沫为清稀泡沫样，属于寒性呕吐，方中运用了干姜。如果在此基础上出现了热症，则可以加用黄芩、黄连，形成半夏泻心汤寒温同用的架构。本条的涎沫一定是没有任何味道的，如果出现了酸味，则不是半夏干姜散治疗的范畴，应该属于左金丸的证治。半夏干姜散属于太阴阳明同治方剂。

病人胸中似喘不喘，似呕不呕，似哕不哕，彻心中愦愦然无奈者，生姜半夏汤主之。(21)

生姜半夏汤方：

半夏半升，生姜汁一升。

上二味，以水三升，煮半夏，取二升，内生姜汁，煮取一升半，小冷，分四服，日三夜一服。止，停后服。

【提问】本条生姜半夏汤与上一条半夏干姜散有何区别？干姜与生姜有何不同？

【回答】“喘”是属于呼吸系统的症状，“呕”是属于消化系统的症状，“心中愦愦然无奈”是属于心血管系统的症状。三大系统症状同现，是气机不畅而致。气机不畅的本源在于内有痰饮作祟。本条方剂需与半夏干姜散作出鉴别（关键在于生姜与干姜的区别）。本条使用了生姜汁，与小半夏汤相比，生姜有加量，本方与《伤寒论》中生姜泻心汤为同一立意，半夏泻心汤与前文半夏干姜散为同一立意。生姜加量在于治疗痰饮。生姜与干姜有非常大的区别。干姜治本，而本在太阴；生姜治标，而标在痰饮。脾为生痰之源，用干姜的目的在于切断生痰之源；生姜则是针对已生成的痰饮之邪，将其祛除。干姜是守而不走，生姜是走而不守。在平时使用时，医生可以将干姜与生姜合用。本方与大半夏汤鉴别则在于病机不同，本方只针对痰，而大半夏汤则针对痰瘀互结的情况。

干呕，哕，若手足厥者，橘皮汤主之。（22）

橘皮汤方：

橘皮四两，生姜半斤。

上二味，以水七升，煮取三升，温服一升，下咽即愈。

【提问】如何理解本条病机？为何会“手足厥”？

【回答】本条与下一条都是讲哕，在第7条讲述了哕的实证，用通二便之法可治。本条无腹满之症，亦无小便不利之症，不可盲目用通二便之法。此处伴随症状为手足厥，此厥与前文四逆汤之厥截然不同。四逆汤之厥为阳不足，此处厥为气机不畅所致，故与四逆散之厥相同。哕者，有声无物，无痰饮之虑，主要在于气滞，用橘皮汤。橘皮汤与前面篇章中所学的橘枳生姜汤非常相似，如果有胸满的症状也可以加上枳壳。本条也属于哕的实证，病位偏向于上部，主要是由于气滞所致。

哕逆者，橘皮竹茹汤主之。（23）

橘皮竹茹汤方：

橘皮二升，竹茹二升，大枣三十枚，生姜半斤，甘草五两，人参一两。

上六味，以水一斗，煮取三升，温服一升，日三服。

【提问】如何理解本条病机？与上条有何区别？

【回答】本条较上条而言，化生出了寒热属性。本方类似于半夏泻心汤的架构，因哕无饮邪之虑，所以弃用半夏，同时以竹茹代替黄芩、黄连作清热之用。本方应对虚实夹杂中有化热倾向的哕证，若是有寒象则可用丁香柿蒂汤，如寒热均不显可用旋覆代赭汤。

呕吐的六经分类，见表3。

表 3　呕吐的六经分类

太阳阳明合病	文蛤汤（化热，热重）
少阳病	小柴胡汤（呕而发热）
阳明病	大黄甘草汤（食已即呕）
太阴阳明合病	半夏泻心汤（痞、呕、寒利）
	小半夏汤（诸呕吐，无寒热之分）
	大半夏汤（朝食暮吐，胃反主方）
	半夏干姜散（寒性呕吐，断痰之源）
	生姜半夏汤（因痰致呕，祛已成之痰）
太阴少阳合病	黄芩加半夏生姜汤（干呕兼热利）
太阴病	猪苓散（少量，以治未病）
	茯苓泽泻汤（复成饮邪，反复呕吐）
少阴病	四逆汤（脱证呕吐）
厥阴病	吴茱萸汤（厥阴脏寒呕吐）

哕证的分类，见表 4。

表 4　哕证的分类

实证在下	猪苓汤（利小便）
	调胃承气汤（利大便）
实证气滞	橘皮汤（利气机而除哕、厥）
虚实夹杂，化生寒热	橘皮竹茹汤（虚实夹杂化热）
	丁香柿蒂汤（虚实夹杂化寒）
	旋覆代赭汤（虚实夹杂，寒热不显）

夫六腑气绝于外者，手足寒，上气脚缩，五脏气绝于内

者，利不禁，下甚者，手足不仁。（24）

【提问】本条所述五脏六腑气绝症状应如何理解？

【回答】本条从脏腑角度对呕吐、哕、下利病机进行总体阐述，在本篇中起到承上启下的作用。六腑之气以胃气最为重要。胃气衰竭，中焦不足以温暖四肢，则手足寒；寒凝筋脉，脚挛急，故脚缩；中焦气机上逆，则可见呕吐、哕、喘等。五脏之气以肾气最为重要，肾气衰竭则下利不止，元阳不足，手足寒冷更甚，四肢麻木不仁。这其实也论述了疾病从三阳向三阴的转变过程。疾病在三阳时主要损害胃气，临床表现则以呕吐、哕等上部症状为主，治疗应该时时顾护胃气。疾病在三阴则以下利为主，上部症状减轻，治疗则应顾护肾气。临床上少年、青壮年患者往往病在三阳，易伤脾胃，所以太阴、阳明症状突出；老年体弱者病多在三阴，易损肾气，少阴、厥阴症状明显。

下利脉沉弦者，下重；脉大者，为未止；脉微弱数者，为欲自止，虽发热不死。（25）

【提问】如何从脉象上判断下利预后？

【回答】此条至第36条都是在从脉象论述下利病势的进退。《伤寒论》中第365条："下利，脉沉弦者，下重也；脉大者，为未止；脉微弱数者，为欲自止，虽发热，不死。"也有类似论述。下利之人本应脉沉，若见弦脉，属于阴中见阳脉，是逐渐康复的好现象，但患者此时下利更严重，那就是阳复太过了。参考后文，可能还要出现脓血便等阳复太过化热之象。腹泻患者若见脉大，说明邪气旺盛，这不是疾病向愈的表现。此时脉象若出现脉沉，但又微微见数脉，可能还兼有一些发热但不盛等表现，这就代表疾病就由阴出阳，疾病向愈。针对此时阳复邪弱情况，若能继续扶阳则邪自去。通过脉象判断病势的阴阳、虚实、盛衰对于临床诊疗特别重要。

下利，手足厥冷，无脉者，灸之不温，若脉不还，反微喘者死。少阴负趺阳者，为顺也。（26）

【提问】如何理解“灸之不温”“反微喘者死”？如何理解“少阴负趺阳者，为顺也”？

【回答】参考第24条可知，下利更伤肾阳，迟脉可候肾气之强弱。若下利重，手足寒冷加重而至厥，可以温灸少阴肾经与太阴脾经之穴位。若温灸后仍脉象微弱，说明先后天枯竭无源，则可能出现阴阳离决之候。若阳气上脱则见微喘，病情危重。肾阳不足者可以后天补先天，只要趺阳脉仍可候则还有救，因此说“少阴负趺阳者，为顺也”。中医诊脉，素来讲究“胃、神、根”，将胃气有无、胃气盛衰放在第一位，临床上可用通脉四逆汤来处理这一类危急重症。在《伤寒论》第362条述：“下利，手足厥冷无脉者，灸之不温，若脉不还，反微喘者，死（少阴负趺阳，为顺也）。”与此条文同理。

下利，有微热而渴，脉弱者，今自愈。（27）

【提问】如何理解“微热而渴，脉弱者，今自愈”？

【回答】承接前文，“下利，胃阳将复”，除了微热、脉弱，还有口渴的症状。因下利患者本就伤脾胃阳气，因此脉弱。本条与《伤寒论》第360条“下利，有微热而渴，脉弱者，今自愈”和第331条“伤寒先厥，后发热而利者，必自止。见厥复利”相对应。

下利脉数，有微热汗出，今自愈；设脉紧，为未解。（28）

【提问】如何理解“脉紧，为未解”？可用什么处方治疗？

【回答】从前文可知，“下利脉数，有微热汗出”是胃阳来复之候，象征着疾病将愈。若见脉紧，说明阳气来复受阻（表未解）。结合下文第 36 条可知，若脾胃阳虚之人患外感，刚开始脉不紧，随着阳气来复，将在体表产生正邪斗争，因此才会出现身体疼痛。“设脉紧”就是假设服用温阳药，或者患者自身阳气来复时，出现表里同病。此时治疗方法应该是先温里再解表。比如先用四逆汤再用桂枝汤，当然也有一些医家主张直接用理中人参汤（即理中汤加桂枝）治疗。

下利，脉数而渴者，今自愈；设不差，必清脓血，以有热故也。（29）

【提问】如何理解“下利，脉数而渴者”的两种结局？

【回答】这条是在讲述下利阳复太过，病入血分，导致下利脓血之证。与《伤寒论》第 367 条“下利，脉数而渴者，今自愈；设不差，必清脓血，以有热故也”相对应。阳复之后疾病有两种转归，一种是阳复恰到好处，如第 25 条“脉微弱数”，第 27 条“微热而渴，脉弱”，都意味着阳复刚好合适；另一种就是阳复太过，疾病进入血分，顺病势而走，邪气通过便血、尿血、鼻衄、红汗等方式排出体外。联合下文可知桃花汤证、白头翁汤证、诃梨勒散证便是对此条的进一步论述。

下利，脉反弦，发热身汗者，自愈。（30）

【提问】本条下利、脉反弦、发热身汗预示着什么？可用什么处方治疗？

【回答】前文所述下利本当脉弱，阳气来复则脉微数弱。弦脉主少阳，此处脉反弦也是阴证出阳之候，病邪从少阳托邪外出，故见发热、出汗，可以自愈，也可以用小柴胡汤类来治疗。但要注意小柴胡汤内含黄芩可能伤及脾阳，故也要兼顾脾胃，对于少阳太阴合病者可适当加入附片、干姜等助阳驱邪。治疗少阳太阴合病还可以直接用柴胡桂姜汤，兼顾少阳太阴。

下利气者，当利其小便。(31)

【提问】本条“下利气者”的病机是什么？可用什么处方治疗？

【回答】下利病在气分而不在血分时，治疗原则应该是利小便，选方可用胃苓汤、五苓散等。但胃苓汤、五苓散药性偏温，若有大便臭秽、黏腻、腹痛等化热之候，可以去桂枝加黄芩、黄连，或者直接用葛根芩连汤。仲景在此处告诉读者不要见泻止泻，也可以使用通因通用之法，利小便实大便，邪尽则自愈。

下利，寸脉反浮数，尺中自涩者，必清脓血。(32)

【提问】本条下利便血的病机是什么？用什么处方？

【回答】这条是在讲述下利在血分的处理原则。“寸脉反浮数”是下利化热之症，尺脉对应下焦，“尺中自涩”意味着邪入下焦血分，气机不利则脉涩，因此治疗应该清脓血，用白头翁汤。因此下利脓血的病机就是阳复太过而入血分。临床下利也可伤阴，方药则应加入阿胶、鸡子黄等滋阴药。本条对应《伤寒论》第363条：“下利，寸脉反浮数，尺中自涩者，必清脓血。”

下利清谷，不可攻其表，汗出必胀满。(33)

【提问】如何理解本条下利清谷，不可攻表？如何正确治疗？

【回答】下利清谷为何不可攻其表呢？可能是因阴病出阳，病邪外出则正邪相争于外，产生恶寒发热、身体疼痛等表证。此时若攻其表则可能损耗阳气，则脾胃更虚，因此虽汗出但腹胀满。那么此时该如何处理？喻嘉言创立的人参败毒散使用逆流挽舟之法治疗外感腹泻，便是给出了解决方案。笔者在临证中曾尝试用五苓散利尿止汗，也颇有疗效。此条对应《伤寒论》第364条：“下清谷，不可攻表，汗出，必胀满。”

下利，脉沉而迟，其人面少赤，身有微热，下利清谷者，必郁冒，汗出而解，病人必微厥，所以然者，其面戴阳，下虚故也。（34）

【提问】条文中“其人……身有微热”“郁冒”代表着什么？何为正治？

【回答】下利之后肾阳更伤，因此脉沉而迟。人体展开自救，动员体内仅剩的阳气来抗邪，在阳复的过程中出现面少赤、微热等表现。阴病出阳，正邪抗争于表，则可出现郁冒之象，类似头眩晕、身轻微颤动。若病情向愈，则汗出而解，此时可能出现战汗，汗后则下利自止。因为阳微而汗出，所以患者四肢微厥。若正不胜邪，则出现阴阳离决之戴阳证。此时用药应该选用重用干姜、附片的通脉四逆汤，先天与后天互济，扶阳与驱邪兼顾。此条对应《伤寒论》第336条：“伤寒病，厥五日，热亦五日，设六日当复厥，不厥者，自愈。厥终不过五日，以热五日，故知自愈。”

下利后脉绝，手足厥冷，晬时脉还，手足温者生，脉不还者死。（35）

【提问】本条病机是什么？用什么处方治疗？

【回答】对应上文第26条，可理解为下利后更伤脾阳，脉绝说明脾阳大伤，应当急以温阳救逆，可用艾灸温脾胃经脉；承接上条，这里还可以看成使用通脉四逆汤急救肾阳后，急当温补脾阳，再用附子理中汤。至此，本篇都未提示任何方药，全部在阐述人体抗病过程中的自救过程。中医治病理念与西医不同，重视的是对病势的调理，在关键时刻扶阳，顺病势而为则有利于疾病向愈。本条对应《伤寒论》第368条："下利后脉绝，手足厥冷，晬时脉还，手足温者生，脉不还者死。"晬（zuì）时可理解为是一天之内。

下利，腹胀满，身体疼痛者，先温其里，乃攻其表。温里宜四逆汤，攻表宜桂枝汤。（36）

四逆汤方：方见上。

桂枝汤方：

桂枝三两（去皮），芍药三两，甘草二两（炙），生姜三两，大枣十二枚。

上五味，㕮咀，以水七升，微火煮取三升，去滓，适寒温，服一升。服已，须臾啜稀粥一升，以助药力，温覆令一时许，遍身絷絷微似有汗者益佳，不可令如水淋漓。若一服汗出病差，停后服。

【提问】本条病机是什么？为何需先温其里，乃攻其表？

【回答】本条参考第28条之理解，可理解为少阴阳虚下利之人阴证出阳而表未解。少阴太阳同病，若先解表，则里更虚、腹胀满，所以治疗上应该先温其里，再解其表。结合本篇第14条"呕而脉弱，小便复利，身有微热，见厥者难治，四逆汤主之"，所以温里可用四逆汤。此法是针对里虚兼表证而言，若里实兼表证则可先解表再攻里，如太阳阳明合病之葛根汤证。但考虑到桂枝汤为太阴病方，且若为少阴太阳合病，也可以试用麻黄汤。但若过用麻黄则易损肾阳。更何况脾主肌肉，太阴少阴合病也可出现身体疼痛、腹胀满之症状，所以我更倾向认为本条病机理解为少阴太阴合病更为合适。此条对应《伤寒论》第372条："下利，腹胀满，身体疼痛者，先温其里，乃攻其表。温里，宜四逆汤；攻表，宜桂枝汤。"

下利，三部脉皆平，按之心下坚者，急下之，宜大承气汤。（37）

下利，脉迟而滑者，实也。利未欲止，急下之，宜大承气汤。（38）

下利，脉反滑者，当有所去，下乃愈，宜大承气汤。（39）

下利已差，至其年月日时复发者，以病不尽故也，当下之，宜大承气汤。（40）

【提问】如何理解以上几条病机？各条之间有何不同？

【回答】第37～40条皆是在论述大承气汤的应用。第37条"三部脉皆平"说明患者病在阳明未入三阴，心下坚则提示阳明腑实，热结旁流则下利清水、大便臭秽。腹泻是标，里实为本，使用通因通用之法，急下存阴用大承气汤。第38条也是在强调通因通用之法，脉迟而滑说明此证虚实夹杂，可能是脾虚兼有宿食导致的太阴阳明合病之腹泻，太阴脾虚夹杂阳明腑实。此证大承气汤不当久用，到后面应转为温脾汤类方，救治太阴脾虚为主。下利本当脉弱，但第39条脉象反滑，与上一条脉迟而滑相比，病性更偏实，可能宿食仍在。其实仲景还是在强调大承气汤治疗实性下利，急性期下利多为实证，因此强调急下之。但第40条很明显是在讲久病下利，为何还要使用大承气汤呢？可能是考虑宿食已成伏邪，一遇到外邪就被触发，导致腹泻复发，针对实邪仍然可以用通因通用之法继续导邪外出。

下利谵语者，有燥屎也，小承气汤主之。（41）

小承气汤方：

大黄四两，厚朴二两（炙），枳实大者三枚（炙）。

上三味，以水四升，煮取一升二合，去滓，分温二服。得利则止。

【提问】如何理解本条脉证病机？

【回答】下利之后实热犹在，上扰清窍则谵语，困扰中焦、下焦则有燥屎，那么这时的下利应该是阳明腑实之热结旁流所致，而不是脾胃、肾阳亏虚所致。治疗就可选用小承气汤，还是遵循通因通用之法。本条对应于《伤寒论》第374条："下利谵语者，有燥屎也，宜小承气汤。"

下利便脓血者，桃花汤主之。（42）

桃花汤方：

赤石脂一斤（一半剉，一半筛末），干姜一两，粳米一升。

上三味，以水七升，煮米令熟，去滓，温服七合，内赤石脂末方寸匕，日三服。若一服愈，余勿服。

热利下重者，白头翁汤主之。（43）

白头翁汤方：

白头翁二两，黄连三两，黄柏三两，秦皮三两。

上四味，以水七升，煮取二升，去滓，温服一升。不愈，更服。

【提问】如何理解以上两条脉证病机及治法？白头翁汤与桃花汤有何区别？

【回答】下利化热，病邪入血分，病情严重时会出现便脓血，应该用白头翁汤。但便脓血日久，肯定耗伤阳气，且白头翁汤属寒凉之剂不宜久用，因此要用温性的桃花汤来收尾。在临床治疗中经常会遇见这种问题，阳虚患者久用温补之药，肯定会化热，此时就应该转为寒凉之方来调节阴阳，但寒凉之方久用亦会伤阳，这时候就应该再次换回温补之品。如此几经转方调整，患者才能康复，其中时机的把握就显得尤为重要。

白头翁汤治疗湿热下注之下利，以里急后重为特有临床症状，但对于暴注下泻之“邪热利”则应该用葛根芩连汤。白头翁汤治疗病位属下焦。笔者在临证中多用于治疗一系列下焦炎症，如盆腔炎、前列腺炎、阴道炎等属于湿热下注型患者。桃花汤与白头翁汤当以寒温来划分区别，桃花汤对应《伤寒论》中第306条：“少阴病，下利便脓血者，桃花汤主之。”第307条：“少阴病，二三日至四五日，腹痛，小便不利，下利不止，便脓血者，桃花汤主之。”

下利后，更烦，按之心下濡者，为虚烦也，栀子豉汤主之。（44）

栀子豉汤：

栀子十四枚，香豉四合（绵裹）。

上二味，以水四升，先煮栀子，得二升半，内豉，煮取一升半，去滓，分二服，温进一服，得吐则止。

【提问】如何理解本条脉证病机及治法？如何理解“得吐则止”？

【回答】此条是在讲下利后仍有余热在中、上焦导致的虚烦如何善后。下利后上实下虚，胸中烦热，按之心下濡，说明下焦虚证犹在。中、上焦之热可火郁发之，用栀子豉汤，还可用竹叶石膏汤。如果患者中焦仍虚，那还可以适当加入生姜、人参、大枣等药。此条对应《伤寒论》第375条：“下利后，更烦，按之心下濡者，为虚烦也，宜栀子豉汤。”

此方煎服法有“得吐则止”，是因为上焦有邪，实邪从呕吐出则病愈，这也可以看出栀子豉汤之烦躁是虚实夹杂，实为主，虚为辅，若实多则呕吐，若虚多则心烦。

下利清谷，里寒外热，汗出而厥者，通脉四逆汤主之。(45)

通脉四逆汤方：

附子大者一枚（生用），干姜三两（强人可四两），甘草二两（炙）。

上三味，以水三升，煮取一升二合，去滓，分温再服。

【提问】如何理解本条脉证病机及治法？

【回答】此条对应《伤寒论》第370条："下利清谷，里寒外热，汗出而厥者，通脉四逆汤主之。"下利清谷而厥为里寒，汗出属外热，可谓为里寒外热，其实此汗出不是因热而致，乃虚寒极于里而精气外脱的恶候，故以通脉四逆汤主之。《伤寒论》第317条："少阴病，下利清谷，里寒外热，手足厥逆，脉微欲绝，身反不恶寒，其人面色赤，或腹痛，或干呕，或咽痛，或利止脉不出者，通脉四逆汤主之。"结合前文第34条来看，考虑为少阴阳虚之人，微阳来复，表里同病，则里寒外热，汗出而厥说明邪胜正虚，变为阴阳离决之戴阳证。此时应该用通脉四逆汤来回阳救逆。

下利肺痛，紫参汤主之。(46)

紫参汤方：

紫参半斤，甘草三两。

上二味，以水五升，先煮紫参，取二升，内甘草，煮取一升半，分温三服（疑非仲景方）。

【提问】如何理解本条病机及治法？

【回答】此条的病机可从肺与大肠相表里来理解，长期下利者可能有肺部基础疾病，后世医家多用紫参治疗肺癌，可能是一个肺癌患者出现了下利症状，用紫参汤来治疗，使病邪从大便出。

气利，诃梨勒散主之。(47)

诃梨勒散方：

诃梨勒十枚（煨）。

上一味为散，粥饮和，顿服（疑非仲景方）。

【提问】如何理解本条病机及治法？与第31条“下利气者”如何区别？

【回答】第31条讲了下利在气分，应该利小便。对于实证下利在气分者，当然应该用利小便的方式治疗。但对于本条虚证气分下利，则应该温补中焦兼以固涩。单用止泻能力较强的诃子十枚，与养益脾胃之粥同服，为止泻治标之方。真人养脏汤也是止泻之要方，但全方以罂粟壳最为重要，治疗各种纯虚无实之慢性久泻。

附方

《千金翼》小承气汤：治大便不通，哕，数谵语。

《外台》黄芩汤：治干呕下利。

黄芩、人参、干姜各三两，桂枝一两，大枣十二枚，半夏半升。

上六味，以水七升，煮取三升，温分三服。

【提问】两个附方分别对应的病机及主症是什么？

【回答】《千金翼》之小承气汤前文已有讨论，在此不再论述。

黄芩汤与半夏泻心汤皆是治疗寒热错杂之症。黄芩汤治疗的是上寒下热之证，其呕吐是虚寒上逆所致。下利则是热在下焦所为，与痞满、呕吐、下利之半夏泻心汤证相比，没有胸膈痞满之症状，且半夏泻心汤治疗的是上热下寒之证。从组方上看，黄芩汤为半夏泻心汤去黄连加桂枝而成。因黄连清心火，桂枝温心阳，那么黄芩汤证较半夏泻心汤证的脾寒更重，胃热较轻。

与前文第11条黄芩加半夏生姜汤证相比，此方无芍药，无腹痛之症，而黄芩加半夏生姜汤证有腹痛之症。见表5。

表5　六经方剂对比

六经	方	药	煎服注意
阳明	大承气汤	大黄四两（苦寒，酒洗），厚朴半斤（苦温，炙，去皮），枳实五枚（苦寒，炙），芒硝三合（咸寒）	上四味，以水一斗，先煮二物，取五升，去滓，内大黄，煮取二升，去滓，内芒硝，更上微火一两沸，分温再服。得下，余勿服
	小承气汤	大黄四两，厚朴二两（炙，去皮），枳实三枚（大者，炙）	以上三味，以水四升，煮取一升二合，去滓，分温二服。初服汤，当更衣，不尔者，尽饮之；若更衣者，勿服之
	栀子豉汤	栀子十四枚（掰，味甘寒），香豉四合（绵裹，味苦寒）	上二味，以水四升，先煮栀子，得二升半，内豉，煮取一升半，去滓，分为二服，温进一服。得吐者，止后服
少阳	黄芩汤	黄芩三两，人参三两，干姜三两，桂枝一两，大枣十二枚，半夏半升	上六味，以水七升，煮取三升，温分三服
太阴	桂枝汤	桂枝三两（去皮），芍药三两，甘草二两（炙），生姜三两，大枣十二枚	上五味，㕮咀，以水七升，微火煮取三升，去滓，适寒温服一升，服已，须臾啜稀粥一升，以助药力，温覆令一时许，遍身漐漐微似有汗者益佳，不可令如水淋漓。若一服汗出病差，停后服

续表

六经	方	药	煎服注意
少阴	四逆汤	甘草二两（炙，味甘平），干姜一两半（味辛热），附子一枚（生用，去皮，破八片，辛，大热）	上三味㕮咀，以水三升，煮取一升二合，去滓，分温再服，强人可大附子一枚，干姜三两
	通脉四逆汤	甘草二两（炙），附子大者一枚（生用，去皮，破八片），干姜三两（强人可四两）	上三味，以水三升，煮取一升二合，去滓，分温再服。其脉即出者愈
	白头翁汤	白头翁二两，黄连三两，黄柏三两，秦皮三两	上四味，以水七升，煮取二升，去滓，温服一升。不愈，更服
	桃花汤	赤石脂一斤（一半封，一半筛末），干姜一两，粳米一升	上三味，以水七升，煮米令熟，去滓，温服七合，内赤石脂末方寸匕，日三服，若一服愈，余勿服
太阳	紫参汤	紫参半斤，甘草三两	上二味，以水五升，先煮紫参，取二升，内甘草，煮取一升半，分温三服（疑非仲景方）

疮痈肠痈浸淫病脉证并治第十八

诸浮数脉，应当发热，而反洒淅恶寒，若有痛处，当发其痈。（1）

【提问】怎么理解这个条文？

【回答】这条是在论述普通外感疾病与局限性炎症疾病的鉴别。普通外感疾病正邪斗争于表，可出现发热恶寒、身痛、脉浮数等症状。痈脓按照现代医学理解是炎性感染所致，按道理来说也会出现类似症状。以急性阑尾炎为例，临床上阑尾炎急性期少见发热，只有在形成脓毒血症时才可见发热恶寒，因此痈脓在初期是不发热的，与外感表证发热截然不同。

【提问】既然不发热，为何会淅淅恶寒呢？

【回答】当炎症感染形成的痈脓限于局部时，全身卫气循行通畅，因此全身不发热。当局部卫气不畅，不通则痛，则全身恶寒，且痈脓部位红肿发热疼痛。以急性扁桃体炎为例，初期也是不发热，但会出现恶寒、疼痛症状。只有即将形成化脓性扁桃体炎时，才会出现发热的症状。这也告诉医生，当在临床上见患者外寒症状时，可能考虑到局部有内火的存在，治疗上必须小心谨慎。例如在治疗“寒包火”型急性化脓性扁桃体炎时，就必须在清热处方基础上加辛温解表药，如麻黄等。《黄帝内经》称之为“火郁发之”，外层寒解则内火自出。此时千万不要一味用清热解毒药，否则卫阳更伤，痈脓更甚。如果患者可能本来就是阳虚体质，发痈脓后阳气更伤，加之气机不畅，所以出现恶寒。

【提问】痈脓治法当如何?

【回答】仲景说应当发其痈脓，笔者理解为当脓未成时可用截断疗法防止痈肿化脓，在疾病初期就引邪外出；若已成脓，可使用下法等使邪从大小便外出，恰好印证了中医外科治疗大法中的清、托之法。

师曰：诸痈肿，欲知有脓、无脓，以手掩肿上。热者为有脓，不热者为无脓。(2)

【提问】通过这个条文，仲景是想告诉我们什么?

【回答】这条看似在讨论有脓无脓，实则强调诊疗痈肿首先要清楚是否成脓。古人探查是否成脓是通过触诊患处皮肤是否发热，有热即是脓液已成。现代则通过穿刺、B超等方式，更加精准。

肠痈之为病，其身甲错，腹皮急，按之濡，如肿状，腹无积聚，身无热，脉数，此为腹内有痈脓，薏苡附子败酱散主之。(3)

薏苡附子败酱散方：

薏苡仁十分，附子二分，败酱五分。

上三味，杵末，取方寸匕，以水二升，煎减半，顿服。小便当下。

【提问】如何理解本条所描述的在脓已成的情况下还用附子?

【回答】这里是在探讨慢性肠痈的证治。以慢性阑尾炎为例，其病程迁延，时时腹痛，每次发作时间短，不化脓，又耗伤人体气血。恰似文中所述，有“其身甲错，腹皮急，按之濡如肿状，腹无积聚”的表现。脓未成则不发热，或理解成阳虚患者免疫力低下，无法形成正邪抗争，所以身无热。西医往往没有合适的治疗手段，只有等到急性期炎症激化，再采用手术治疗。薏苡附子败酱散中加入附子，就是为了调动体内的阳气，激化正邪斗争，使得慢性痈肿逐渐成脓。再加入解毒化脓之薏苡仁、排脓之败酱草，则使毒邪渐消。所以薏苡附子败酱散对于脓成或脓未成均可使用，对于急性或慢性阑尾炎均可使用，但必须调整方中附子剂量。

【提问】为何服药后小便当下？

【回答】这是痈脓毒邪从小便排出的表现。一方面薏苡仁除湿、利小便作用强，因此毒邪可从小便而出；另一方面阑尾炎病变在盲肠末端，通过反流入回肠再从肠道排出难度大，所以往往逐渐渗透入周围组织间，通过代谢从小便出来。

【提问】薏苡附子败酱散可用于治疗现代临床哪些疾病？

【回答】从薏苡附子败酱散的组方来看，本方寒性药用量远大于温性药，如果要拓展此方用于临床，一定要重视药性配伍，把握好方子阴阳的平衡。从此方立意来看，除了治疗肠痈，其他慢性炎症如慢性盆腔炎、慢性前列腺炎、慢性扁桃体炎、复发性口腔溃疡等均可以使用。

肠痈者，少腹肿痞，按之即痛，如淋，小便自调，时时发热，自汗出，复恶寒。其脉迟紧者，脓未成，可下之，当有血。脉洪数者，脓已成，不可下也。大黄牡丹汤主之。（4）

大黄牡丹汤方：

大黄四两，牡丹一两，桃仁五十个，瓜子半升，芒硝三合。

上五味，以水六升，煮取一升，去滓，内芒硝，再煎沸，顿服之。有脓当下；如无脓，当下血。

【提问】如何理解本条所描述的“脓已成，不可下”时还用大黄牡丹汤？

【回答】此条还是在讲肠痈的论治。因肠痈是火毒邪气结聚于肠内，但尚未完全化脓，因此见少腹肿痞，因有肿块压迫或湿热郁阻膀胱，则按压腹痛且小便淋沥自出，体内正邪相争则时时发热、汗出、恶寒。热伏血瘀则脉迟紧。痈脓未成，仲景用大黄牡丹汤泻热逐瘀，大黄、牡丹皮、桃仁均可入血分，引热外出。但方中瓜子有化痰排脓作用，因此大黄牡丹汤可用于脓已成但未完全化脓之时，这也是服用法中说有脓当下的原因。

【提问】为何仲景又言“脓已成不可下”呢？

【回答】可能是此时攻下，脏器蠕动增强，反而会导致脏器穿孔，而使炎症扩散的风险增加，比如导致脓毒血症、腹膜炎等，如若脓完全已成则不可下。

【提问】在疾病的不同阶段，痈肿该如何选方治疗？

【回答】从卫气营血理论来看，当痈肿在气分，应该用大承气汤类，直接通腑泻热，则毒邪自去；若痈肿在血分初期，应该用桃核承气汤；若热伏血瘀，已经开始化脓但未完全成脓，则用大黄牡丹汤；完全成脓则用薏苡附子败酱散。如何判断是否完全化脓呢？据临床所见，完全化脓时因脓液有破溃之象，疼痛反而会有所缓解，此时便可择机用药。

问曰：寸口脉浮微而涩，法当亡血，若汗出，设不汗者云何？答曰：若身有疮，被刀斧所伤，亡血故也。（5）

【提问】本条对金疮的描述对现代临床还有何意义？

【回答】仲景所处时代兵祸连年，常有金疮伤。因津血同源，因此亡血家禁发汗。亡血者阳浮阴弱，脉象浮微而涩。条文所述对于今天临床有何意义呢？临床上碰到急性内伤大出血患者，常常难以判断其轻重，往往要依靠各种检查后才能知晓，但中医可通过脉诊初步了解病情缓急，及时作出判断处理。

病金疮，王不留行散主之。（6）

王不留行散方：

王不留行十分（八月八日采），蒴藋细叶十分（七月七日采），桑东南根白皮十分（三月三日采），甘草十八分，川椒三分（除目及闭口者，去汗），黄芩二分，干姜二分，芍药、厚朴各二分。

上九味，桑根皮以上三味，烧灰存性，勿令灰过，各别杵筛，合治之为散，服方寸匕。小疮即粉之，大疮但服之。产后亦可服。如风寒，桑东根勿取之。前三物皆阴干百日。

【提问】本条对金疮的处理对现代临床还有何意义？

【回答】这条仲景言王不留行散治疗金疮伤，对我们如今治疗外科术后伤口久不愈合有临床意义。《本经疏证》言王不留行可使血液顺流而下而不停滞，就能活血祛瘀止痛；蒴藋细叶（即接骨草）可以行血通经，消瘀化滞；桑根白皮可以促进伤口愈合；烧灰存性使用则是取灰可止血之意；干姜、川椒、厚朴温通血脉，破血行气；黄芩、芍药清热解毒凉血，寒热并用；甘草用量最大，除了调和诸药，更可补益中焦，促进伤口愈合；外感风寒的外伤患者要去掉桑根白皮，防止引外邪入内；王不留行、蒴藋细叶、桑东南根为存其寒凉之性，因此采用阴干之法；仲景述视创口大小，选择使用外敷内服之法。

排脓散方：

枳实十六枚，芍药六分，桔梗二分。

上三味，杵为散，取鸡子黄一枚，以药散与鸡黄相等，揉和令相得，饮和服之，日一服。（7）

排脓汤方：

甘草二两，桔梗三两，生姜一两，大枣十枚。

上四味，以水三升，煮取一升，温服五合，日再服。

【提问】本条所描述的排脓散与排脓汤有何区别？

【回答】排脓散组方类似于《金匮要略·妇人产后病脉证治》中专为排脓所设的枳实芍药散，善于治疗下部痈脓。鸡子黄属阴，大补阴液，配伍枳实、芍药、桔梗，调和方中阴阳，更可促进伤口恢复。同样，结合后文枳实芍药散可以推断排脓散属于病在血分，因此芍药应为赤芍更佳。排脓汤则类似于甘草桔梗汤，善于治疗上部痈肿、病在气分者。

浸淫疮，从口流向四肢者，可治；从四肢流来入口者，不可治。（8）

浸淫疮，黄连粉主之（方未见）。（9）

【提问】如何理解浸淫疮的预后？对于临床治疗有何意义？

【回答】按照皮肤病的治疗原则，病势从内向外，为顺，预后较好；若病势从外向内，则为邪毒攻心，为难治。治疗浸淫疮应该顺病势而为，使邪毒外排，因此一般不用酸性药、收涩药，以免闭门留寇。治疗浸淫疮，仲景建议用黄连粉。虽未见方，但结合《黄帝内经》所谓“诸痛痒疮皆属于心”便可理解。

趺蹶手指臂肿转筋阴狐疝蛔虫病脉证治第十九

趺蹶、手指臂肿转筋、阴狐疝、蛔虫病看起是毫不相干的几个疾病，但是都与厥阴经相关，肝主筋，肝藏血，血虚则风动。因此仲景将其归纳在一起讨论。

师曰：病趺蹶，其人但能前，不能却，刺腨[①]入二寸，此太阳经伤也。（1）

【提问】如何理解本条文所描述"趺蹶"的病机及证治要点?

【回答】从经络循行部位来看，趺蹶这种病伤及人体下肢足部的经络，导致行走不利。阳明经在前，太阳经在后，患者只能向前，不能向后，说明伤到了足太阳膀胱经，经脉气血阻滞，因此要针刺治疗。所以这种情况更贴近腓肠肌痉挛的临床表现，可针刺承山等穴位治疗。

病人常以手指臂肿动，此人身体瞤瞤者，藜芦甘草汤主之。（2）

藜芦甘草汤方：未见。

【提问】如何理解本条文所描述的"手指臂肿动"的症

---

① 腨（shuàn）：即指小腿肚。

状、病机及治疗原则？

【回答】痰湿阻络则手指臂肿、麻木，其人身体瞤瞤，说明痰湿夹风，此证与风痰阻于经络相关。藜芦作用类似于猪牙皂，擅长涌吐风痰，加以甘草调和诸药，可以起到治疗作用。笔者在临证中常用温胆汤化裁或用指迷茯苓丸治疗这类疾病，也能取得较好疗效。还有前面我们学习的防己黄芪汤，也可以治疗类似疾病，尤其是下肢的水肿、麻木、转筋，考虑湿邪侵入带脉，所以需加入薏苡仁、木瓜、蚕沙等祛湿化痰之品。

转筋之为病，其人臂脚直，脉上下行，微弦。转筋入腹者，鸡屎白散主之。（3）

鸡屎白散方：

鸡屎白。

上一味，为散，取方寸匕，以水六合，和，温服。

【提问】如何理解本条文所描述的转筋的脉症病机及治疗原则？

【回答】此处转筋之病与上方所述症状不同，前面痉挛、麻木等都是由于外邪入络所致，本条是在论述内伤转筋。痉病多为湿热阻滞经络，筋脉失养，所以可见脚直、脉上下行、微弦，前面学习“痉湿暍病脉证治”篇就已有论述。转筋痛入少腹，说明邪从厥阴肝直攻脾脏，木旺克土。古代中医认为动物粪便适当炮制后入药有极好的清热作用。鸡这种动物大小便都是通过肛门排泄，因此认为鸡屎白有良好的清湿热、滋阴作用。《金匮要略心典》谓“鸡为木畜，其屎反利脾气”，用于此病证的治疗，与病机正合。此证属于湿邪化热夹风，伤及阴血导致下肢痉挛。证属厥阴肝经，临床上也可用乌梅丸加减代替鸡屎白治疗。

阴狐疝气者，偏有小大，时时上下，蜘蛛散主之。（4）

蜘蛛散方：

蜘蛛十四枚（熬焦），桂枝半两。

上二味，为散，取八分一匕，饮和服，日再服。蜜丸亦可。

【提问】如何理解本条文所描述的阴狐疝的病机及治疗原则？阴狐疝与前面所学寒疝有何不同？阴狐疝相当于现代什么疾病？

【回答】此条是在论述阴狐疝的证治。阴狐疝多是因风寒侵袭肝经所致，其发病时睾丸时大时小，时上时下，非常类似于腹股沟斜疝。在前面我们学习了寒疝的论治。寒疝大多属于太阴、少阴经的疾病，而阴狐疝多属于厥阴经的疾病，在寒疝的治疗中也提到用乌梅丸来治疗。此处提到治疗阴狐疝用蜘蛛散，方中取蜘蛛是以其可以上下结网之象思维，应对睾丸直上直下而言，而桂枝辛温可行散厥阴肝经之寒。此方类似厥阴经方当归四逆汤，其中也含有桂枝温经散寒，可以替代蜘蛛散发挥作用。笔者在临证中用当归四逆汤加吴茱萸、小茴香等温肝暖肝之品，治疗幼儿睾丸鞘膜积液等疾病便是受此启发。

问曰：病腹痛有虫，其脉何以别之？师曰：腹中痛，其脉当沉，若弦，反洪大，故有蛔虫。（5）

【提问】如何理解本条文所描述的“腹中痛，其脉当沉，若弦，反洪大”提示有蛔虫？对于临床有何意义？

【回答】这条看似在讲蛔虫腹痛的脉象，但现在蛔虫腹痛患者已经不多见了。此证脉象可以看成邪从太阴少阴之寒化热传入厥阴之证。以六经来理解消化道疾病，病在食道多属阳明；在胃脘多属太阴阳明，寒热错杂多见；在下腹部多属厥阴，腹痛多以寒痛为主。此时腹痛脉象本当沉弦，若出现脉洪大，说明里面还有热邪的存在。所以脉弦反洪大不仅提示有蛔虫，还提示腹痛多为寒热错杂。治疗这类寒热错杂的腹痛常用乌梅丸。蛔虫是一种肠道寄生虫，经常跑到肺、胆等其他器官，可以让上焦、中焦产生一些炎症症状，就像一些肠道细菌可以移行至其他器官导致感染。所以乌梅丸主证应属寒热交错或是上热下寒。

蛔虫之为病，令人吐涎，心痛发作有时，毒药不止，甘草粉蜜汤主之。（6）

甘草粉蜜汤方：

甘草二两，粉一两，蜜四两。

上三味，以水三升，先煮甘草，取二升，去滓，内粉、蜜，搅令和，煎如薄粥，温服一升，差即止。

【提问】如何理解本条文所描述蛔虫病的症状及治疗措施？

【回答】这里是在论述治疗蛔虫上扰急性发作时出现心胸痛，可用安蛔法之甘草粉蜜汤。一般治疗蛔虫病可分为杀蛔法、安蛔法两种，当蛔虫病慢性疼痛时，应该用杀蛔法，将蛔虫排出体外。若蛔虫正在体内扰动脏器，则应该急则治标，让蛔虫先安静下来，因此方中加入大量蜂蜜、甘草。这里的粉有米粉和铅粉两种说法，从立意来看应该是米粉为佳。

【提问】为何蛔虫病会吐涎呢？

【回答】《伤寒论》厥阴病篇开头就提道：“厥阴之为病，消渴，气上撞心，心中疼热，饥而不欲食，食则吐蛔，下之利不止。”所以厥阴病本来就有气机上逆，夹饮便会出现吐涎。

【提问】甘草粉蜜汤有何临床意义？

【回答】延伸来看，甘草粉蜜汤属于治太阴病之方。在厥阴腹痛加重时可出现胸痛，此时可用治太阴病之方救急。临床上治疗此种情况也可以用小建中汤，方中加入大量饴糖缓急止痛，与甘草粉蜜汤作用类似，立意相同。若是居家时碰到心胸或者胸腹急性痉挛性疼痛（排除心肌梗死及急腹症），除了用艾灸等方法，也可以用单味蜂蜜、饴糖等缓急止痛。

蛔厥者，当吐蛔，今病者静而复时烦，此为脏寒，蛔上入膈，故烦，须臾复止，得食而呕，又烦者，蛔闻食臭出，其人当自吐蛔。（7）

蛔厥者，乌梅丸主之。（8）

乌梅丸方：

乌梅三百枚，细辛六两，干姜十两，黄连一斤，当归四两，附子六两（炮），川椒四两（去汗），桂枝六两，人参、黄柏各六两。

上十味，异捣筛，合治之，以苦酒渍乌梅一宿，去核蒸之，五升米下，饭熟捣成泥，和药令相得，内臼中，与蜜杵二千下，丸如梧子大，先食，饮服十丸，三服，稍加至二十丸。禁生冷滑臭等食。

【提问】如何理解本条文所描述蛔厥的症状及病机？

【回答】这里是在讲蛔厥的病机。蛔虫喜温厌寒，当胃热肠寒时，蛔虫就容易移行到胃、胆囊中，导致患者时而烦躁，甚至随着食物味道的吸引向胃部移行，严重时造成吐蛔。治疗蛔厥可以用乌梅丸。但现在临床已极少见到吐蛔，这条又有何现实意义呢？对于某些胃热肠寒的食后腹泻或者食后呕吐者，也可以用乌梅丸来治疗，比如幼儿厌食症、吐奶等等。这些都是因为中焦有热、下焦有寒、寒热错杂导致的，均可用乌梅丸来治疗。

【提问】乌梅丸和甘草粉蜜汤如何鉴别？

【回答】第7条与第6条相比，病机两者相同，但蛔厥的症状更重。在用方上，蛔厥之乌梅丸是属于厥阴之方，寒热错杂；而甘草粉蜜汤立意与小建中汤相同，属太阴之方，纯属补益，缓急止痛。

【提问】脏厥与蛔厥该如何鉴别呢？

【回答】脏厥是临床上的危重症，蛔厥是有形或无形之邪，阻碍气机导致的寒热错杂症状，当寒大于热则发冷，热甚则烦、吐、欲便。从乌梅丸之组方来看，方中还有川椒、黄柏等清湿热之药，说明蛔厥证中除了寒热错杂，还应兼有湿热。

【提问】针对三焦病位不同，胃肠道疾病如何选方治疗？

【回答】笔者在临床上治疗胃肠道疾病，如果病位在上焦多用小柴胡汤，也可合用栀子豉汤；病位在中焦多用半夏泻心汤；病位在下焦多用乌梅丸。但乌梅丸应用范围极广，也可加减运用于其他部位。

妇人妊娠病脉证并治第二十

妇人妊娠期间难以用药，学习此篇的意义有二：一为知晓妊娠期间使用中药的禁忌，在临床上如何灵活运用中药；二为把握妊娠期间患者体质与用药矛盾。医者言“产前一把火，产后一盆冰”，学会如何处理这些矛盾，在顾护母亲及胎儿的同时治疗疾病。本篇的妊娠病及下篇的产后病每病皆设有两方，一为常规使用，二为特殊情况下使用。《金匮要略》用方常有寒热对照之意，便是如此。此外，在这两篇中仲景都非常重视对肝脾的治疗，调理肝脾、调理气血是治疗的主要思路。

师曰：妇人得平脉，阴脉小弱，其人渴，不能食，无寒热，名妊娠，桂枝汤主之（方见下利中）。于法六十日当有此证，设有医治逆者，却一月，加吐下者，则绝之。（1）

【提问】如何理解本条文的脉症、病机及治疗原则？

【回答】这条是在论述妊娠胎儿未成人形之前的脉象及证治。妇人妊娠本当脉滑而大，但胎儿未成人形之时，气血下行以养胚胎，则手太阴肺经气血不足，所以不应见滑脉。妊娠胎儿未成人形之时，妇人总体呈现阳浮而阴弱的表现，因此见阴脉小弱。其人脉平、口渴、不能食是为妊娠恶阻之故，妊娠恶阻多在孕12周左右消失，胎儿成形也是在

12 周左右，因此“不能食”也暗指这是妊娠前期胎儿未成之时。《傅青主女科》所言：“妇人怀娠之后，恶心呕吐，思酸解渴，见食憎恶，困倦欲卧，人皆曰妊娠恶阻也，谁知肝血太燥乎！夫妇人受妊，本于肾气之旺也，肾旺是以摄精，然肾一受精而成娠，则肾水生胎，不暇化润于五脏；而肝为肾之子，日食母气以舒，一日无津液之养，则肝气迫索，而肾水不能应，则肝益急，肝急则火动而逆也；肝气既逆，是以呕吐恶心之症生焉。”这是从肝肾母子关系来解释妊娠恶阻的。气血养胞胎，而肝血不足，肝体阴而用阳，木旺乘土，则呕吐不能食，桂枝汤为太阴病第一方，因而用于此处。此外肝气上逆则呕吐，因此临床上也常用吴茱萸汤来治疗妊娠呕吐。

先兆流产最容易发生在孕 8 ～ 12 周，因为胎儿在这段时间前孕激素的支持主要来自母体，之后才来自胎盘，因此最易流产，仲景说“六十日之前当有此证”即是印证了这一点。这就提示医生在娠期早期尽量不用下法、吐法，否则就会导致流产，这就是所谓的“绝之”。

妇人宿有癥病，经断未及三月，而得漏下不止，胎动在脐上者，为癥痼害。妊娠六月动者，前三月经水利时，胎也。下血者，后断三月衃也。所以血不止者，其癥不去故也。当下其癥，桂枝茯苓丸主之。（2）

桂枝茯苓丸方：

桂枝、茯苓、牡丹（去心）、桃仁（去皮、尖，熬）、芍药各等分。

上五味，末之，炼蜜和丸，如兔屎大，每日食前服一丸。不知，加至三丸。

【提问】如何理解本条所描述的桂枝茯苓丸的脉症？胎

与癥如何鉴别？桂枝茯苓丸可用于妊娠期吗？

【回答】此条文看似在讲癥瘕伴妊娠，但实则是在鉴别妊娠与癥瘕。古时没有现代检查设备，其鉴别要点有三：①审病位：癥瘕病位在肚脐以上，妊娠位置在肚脐以下；②询月经是否规律：癥瘕病停经前3个月月经不调，妊娠停经前3个月月经正常；③查小腹跳动时间：癥瘕者停经3个月之内就出现小腹跳动之象，而妊娠者6个月才出现胎动。

桂枝茯苓丸主入血分，专治气虚血瘀夹有水饮的癥瘕，桂枝温通血脉，芍药凉血活血，桃仁、牡丹皮活血化瘀，茯苓健脾化湿利水，水饮、瘀血得通则癥瘕即去。仲景在这里也提示我们，当单纯活血化瘀效果不佳时，可辅以利水法。正所谓“血不利则为水”，水与血本就是互相转化的。

一般癥瘕者很难怀孕，那么桂枝茯苓丸则应该是用来治疗月经不调，而不用于调理妊娠患者，但妊娠期短期出血又见到水饮与瘀血夹杂时，也可以加减运用此方。总体来看，仲景在妊娠和产后用方大多为丸散剂，药性比较柔和，这也是考虑到孕妇的特有体质。

妇人怀娠六七月，脉弦发热，其胎愈胀，腹痛恶寒者，少腹如扇，所以然者，子脏开故也，当以附子汤温其脏（方未见）。（3）

【提问】如何理解本条所描述的附子汤的脉症、病机？妊娠期可以使用附子吗？

【回答】这条是在论述妊娠阳虚腹痛的证治。腹中虚寒则见脉弦，虚阳外越则发热，胎儿愈长则腹愈胀，中阳虚寒则血室大开而寒邪入里，腹部阵阵冷痛，就像有人拿扇子在扇一样。妊娠腹痛一般用当归芍药散，特殊情况下才用附子汤。妊娠前期，孕妇体质是“产前一把火”要慎用温热药，所以前期腹痛一般用当归芍药散。而妊娠后期可伴阳虚气虚，此时也可少量使用附子温其脏。

师曰：妇人有漏下者，有半产后因续下血都不绝者，有妊娠下血者。假令妊娠腹中痛，为胞阻，胶艾汤主之。(4)

芎归胶艾汤方（一方加干姜一两，胡氏治妇人胞动，无干姜）：

芎䓖二两，阿胶二两，甘草二两，艾叶三两，当归三两，芍药四两，干地黄四两。

上七味，以水五升，清酒三升，合煮，取三升，去滓，内胶，令消尽，温服一升，日三服。不差，更作。

【提问】如何理解本条所描述的胞阻的含义及病机？

【回答】妊娠下血、腹中痛，称为胞阻。妇人漏下、半产、胞阻的病因病机都是血虚寒凝，胞阻之人冲任亏虚，血液下漏不能资养胞胎，而导致妊娠出血及腹痛。

【提问】芎归胶艾汤方义为何？

【回答】芎归胶艾汤也入血分，与前面的桂枝茯苓丸同属治疗妊娠腹痛的对方，两方所治腹痛一虚一实。方中当归、阿胶养血补血，川芎为血中之气药能活血行血，艾叶温经止血，芍药益阴补血，熟地黄补血养肝，再加清酒更入血分为引经药，重在温经活血化瘀。因此芎归胶艾汤的主治病机重在血虚有寒，桂枝茯苓丸重在痰瘀互结，临床运用时须加以鉴别。此外，芎归胶艾汤与当归芍药散也是同治腹痛的，但芎归胶艾汤偏于血分，与当归芍药散偏于气分不同。

妇人怀娠，腹中㽲痛，当归芍药散主之。(5)

当归芍药散方：

当归三两，芍药一斤，茯苓四两，白术四两，泽泻半斤，芎䓖半斤（一作三两）。

上六味，杵为散，取方寸匕，酒和，日三服。

【提问】如何理解本条妊娠期腹痛的病机？当归芍药散方义为何？

【回答】此处妇人腹痛病机为肝血虚而脾湿盛、肝脾气血不和所致。当归芍药散中重用芍药调肝脾之气，当归、川芎调肝血而疏肝气，白术、茯苓健脾利湿，泽泻利水。由此可知当归芍药散与附子汤同治腹痛，也是一个寒热对方，当归芍药汤一般用于妊娠早中期，重在调肝脾，养血为要。附子汤一般用于妊娠后期，重在调脾肾，养气为要。

【提问】当归芍药散与附子汤为治疗妊娠腹痛寒热对方，但治疗肝郁腹痛为何不加黄芩呢？

【回答】仲景在《伤寒论》中提及治疗腹痛都没有加黄芩，比如小柴胡汤加减中明确提及腹痛者去黄芩。这是为何？此条文所述腹痛是“㽲痛”，绵绵作痛，说明腹中可能还有寒邪在，因此不宜加黄芩，另外《金匮要略论注》指出“然不用热药，原非大寒，正气充则微寒自去耳”，因此不需用寒药，补充正气即可，用当归芍药散调和肝脾法治之。

妊娠呕吐不止，干姜人参半夏丸主之。(6)

干姜人参半夏丸方：

干姜一两，人参一两，半夏二两。

上三味，末之，以生姜汁糊为丸，如梧子大，饮服十丸，日三服。

【提问】如何理解本条所描述的妊娠恶阻的病机？干姜人参半夏丸方义是什么？

【回答】这里论述的是妊娠恶阻的证治。干姜人参半夏丸与桂枝汤是治疗妊娠恶阻的对方，与第1条桂枝汤所述妊娠恶阻相比，症状更重，出现呕吐不止、吐涎沫的症状，病机为痰饮内伏。干姜人参半夏丸由前面所载的半夏干姜散与小半夏汤化裁而来，加入人参顾护胎元。半夏有毒，妇人妊娠应用时应注意剂量及应用时机，不能妄用。

妊娠小便难，饮食如故，当归贝母苦参丸主之。（7）

当归贝母苦参丸方（男子加滑石半两）：

当归、贝母、苦参各四两。

上三味，末之，炼蜜丸如小豆大，饮服三丸，加至十丸。

【提问】如何理解本条所描述的妊娠小便难的病机？当归贝母苦参丸的方义是什么？

【回答】妊娠小便难，但食欲正常，说明其病位在下，病机当为血虚夹有湿热。肺为上水之源，此方用贝母意在下病上治。秦伯未曾用此方治疗大便秘结，盖因肺与大肠为表里，贝母在方中宣上通下，可降利肺气，当归养血补血，苦参清热利湿。治疗男子湿热结聚下焦之小便难要加滑石，还可以加蒲黄（意即蒲灰散），还可与猪苓汤合用效果更好。

妊娠有水气，身重，小便不利。洒淅恶寒，起即头眩，葵子茯苓散主之。（8）

葵子茯苓散方：

葵子一斤，茯苓三两。

上二味，杵为散，饮服方寸匕，日三服，小便利则愈。

【提问】如何理解本条所描述的妊娠水肿的病机？葵子茯苓散的方义为何？

【回答】妊娠水肿之病机有二：一是血虚又兼见湿热化瘀，二是膀胱气化不利。葵子即是冬葵子，有滑窍行水的作用，与茯苓合用有开通膀胱气机、行气利水之效。葵子茯苓散与贝母苦参丸是一组对方，当膀胱气机不利，水气上冲头眩的时候就该用葵子茯苓散。前方多用于实证，后方用于虚实夹杂之证。

妇人妊娠，宜常服当归散主之。（9）

当归散方：

当归、黄芩、芍药、芎䓖各一斤，白术半斤。

上五味，杵为散，酒饮服方寸匕，日再服。妊娠常服即易产，胎无苦疾。产后百病悉主之。

【提问】如何理解本条所描述的胎动不安的病机？当归散与当归芍药散如何鉴别？

【回答】妇人妊娠，气血要濡养胎儿，肝血不足，血虚则生热，脾虚则生湿，故见妊娠胎动不安。前面已经提到，治疗妊娠腹痛就该用当归芍药散。那么这里的当归散与当归芍药散如何鉴别呢？当归散与当归芍药散相比，去掉了泽泻，加入了黄芩，说明当归散证有胎动不安，但无腹痛的表现，是单纯的漏下见血而无腹痛，多用于妊娠前期安胎。由于这个方治疗漏下用了黄芩，可看成与同治漏下使用艾叶之芎归胶艾汤的寒热对方。

总结一下，前面所讲临床上治疗妊娠后期偏于寒的腹痛、漏下可以用芎归胶艾汤。妊娠前期偏于热的腹痛、漏下用当归芍药散；若热象明显，可再加入少量黄芩，并适当加大芍药剂量。笔者曾用当归芍药散治疗行试管婴儿术植入 7 周后胎动不安的患者，取得较好疗效。

妊娠养胎，白术散主之。（10）

白术散方（见《外台》）：

白术四分，芎䓖四分，蜀椒三分（去汗），牡蛎二分。

上四味，杵为散，酒服一钱匕，日三服，夜一服。但苦痛，加芍药；心下毒痛，倍加芎䓖；心烦吐痛，不能食饮，加细辛一两，半夏大者二十枚。服之后，更以醋浆水服之。若呕，以醋浆水服之；复不解者，小麦汁服之；已后渴者，大麦粥服之。病虽愈，服之勿置。

【提问】如何理解本条文所描述胎动不安的病机？白术散的方义为何？

【回答】这里是在论述脾虚痰湿之人胎动不安，应该用白术散。白术散中白术调脾、健脾祛湿，川芎调肝血，蜀椒温脾暖肝化湿，牡蛎敛阴潜阳，制约辛温太过。白术散与芎归胶艾汤同属后期，散寒养胎，也可用于素体阳虚之人安胎，临床上可与附子汤合用。从寒热角度来看，此方辛温以治寒，因而可加细辛、半夏等，与附子汤方义一致。仲景这里用散剂也体现了顾护孕妇体质，无峻烈之虑。白术散与当归散相比，白术散重视调气，常用于妊娠后期安胎；当归散重视调血，常用于妊娠前期安胎。

妇人伤胎怀身，腹满不得小便，从腰以下重，如有水气状，怀身七月，太阴当养不养，此心气实，当刺泻劳宫及关元。小便微利则愈（见《玉函》）。（11）

【提问】如何理解本条文所描述的妊娠伤胎的病机？劳宫及关元是否妊娠禁用？

【回答】孙思邈《备急千金要方·养胎》就曾提出："妊娠七月，手太阴脉养，不可针灸其经，手太阴内属于肺，主皮毛。七月之时，儿皮毛已成，无大言，无号哭，无薄衣，无洗浴，无寒饮。"这属于逐月养胎法。根据此法，怀孕七月就是太阴肺经在养胎，心气实就是心火充实的意思。损伤了肺阴后，肺为水之上源，肺不能通调水道，故见小便不利，腰以下重，如有水气状。仲景言刺劳宫、关元，不符合现在临床实际，可以选用治疗腰以下有水气之肾着汤、防己黄芪汤等来代替，有心火实者可加少许黄连。也可用前方当归贝母苦参丸，用提壶揭盖之法，宣通上下。现代后期养胎中医多用傅青主保产无忧散来替代白术散等方。

妇人产后病脉证治第二十一

问曰：新产妇人有三病，一者病痉，二者病郁冒，三者大便难，何谓也？师曰：新产血虚、多出汗、喜中风，故令病痉；亡血复汗、寒多，故令郁冒；亡津液，胃燥，故大便难。（1）

【提问】如何理解本条所描述的产后常见三种疾病的病因、病机？

【回答】产后三病都与失血相关，产后津血俱虚，阳浮而阴弱则多汗出，这时候多是虚阳上越，但头汗出。产后中风则是产后感冒之意。津液亡失，阴血不足不能濡养筋脉，若再复感风邪则容易出现四肢挛急。产后津液亡失，虚阳上越，阳气上冲则头晕郁冒。津液亏虚则大便难。

当下产后护理即指民间所谓“坐月子”一般是40天。在这个时期一定要注意补养津液，防止各种阴伤津亏之证出现。

产妇郁冒，其脉微弱，呕不能食，大便反坚，但头汗出，所以然者，血虚而厥，厥而必冒。冒家欲解，必大汗出。以血虚下厥，孤阳上出，故头汗出。所以产妇喜汗出者，亡阴血虚，阳气独盛，故当汗出，阴阳乃复。大便坚，呕不能食，小柴胡汤主之（方见呕吐中）。（2）

【提问】如何理解产妇“郁冒”和“大便难”的病因、

病机？小柴胡汤治疗郁冒的机理是什么？

【回答】产后失血，营卫气血亏虚，脉微弱，虚阳上浮则但头汗出，胃肠阴液不足则呕不能食，大便坚硬。郁冒、大便难同时出现。此时不能发汗也不能攻下，应该用和法。要使冒家欲解，则应使三焦气机通畅，营卫和合则郁冒解，因此可以用小柴胡汤加桂枝汤。正如《伤寒论》第230条所云："阳明病，胁下硬满，不大便而呕，舌上白苔者，可与小柴胡汤。上焦得通，津液得下，胃气因和，身濈然汗出而解。"

病解能食，七八日更发热者，此为胃实，大承气汤主之（方见痉中）。（3）

【提问】如何理解本条所描述的使用大承气汤的脉证病机？

【回答】大承气汤的出现，说明用了小柴胡汤后病由少阳入阳明，此时除了应用大承气汤，还可以试用大柴胡汤。一来通便，二来防止热势进一步加重成痉病。使用大承气汤的时机一定要把握好，首先是已经用了小柴胡汤，病入阳明；其次是脾胃未损，若脾胃已经受损则可以用更温和的增液承气汤加减。

产后腹中㽲痛，当归生姜羊肉汤主之。并治腹中寒疝，虚劳不足。（4）

当归生姜羊肉汤方：见寒疝中。

【提问】如何理解本条所描述的产后腹痛的病机？本条当归生姜羊肉汤与"腹满寒疝宿食病脉证治"篇的治疗有何区别？

【回答】当归生姜羊肉汤是民间常用的食疗方，此处属于产后腹痛，病机当为血虚而寒聚于腹。全方重在用当归补血活血，而腹满寒疝之当归生姜羊肉汤重在用羊肉温中散寒。这个方我们前面已经讲过，从立意上看更像一个简化版的当归四逆汤，其与当归芍药散之腹痛相比，寒邪更重，腹痛更甚。

产后腹痛，烦满不得卧，枳实芍药散主之。（5）

枳实芍药散方：

枳实（烧令黑，勿太过），芍药等分。

上二味，杵为散，服方寸匕，日三服，并主痈脓，以麦粥下之。

【提问】如何理解本条所描述的产后腹痛的病机？与上一条有何区别？为何枳实芍药散可以用于痈肿？

【回答】此条所述产后腹痛为实寒腹痛，上条是虚寒腹痛，腹痛为实则烦满不得卧。枳实芍药散以在气分之枳实，合用在血分之芍药组方，与排脓散相比少了桔梗和鸡子黄。本方一半在气，一半在血，而痈肿便是由气到血演变而成，故而也可用于治疗痈脓已成或未成之时。下条下瘀血汤也治疗产后腹痛，但病邪已入血分，症状更重，与本条还在气血之间有所不同。

师曰：产妇腹痛，法当以枳实芍药散，假令不愈者，此为腹中有干血着脐下，宜下瘀血汤主之。亦主经水不利。（6）

下瘀血汤方：

大黄二两，桃仁二十枚，䗪虫二十枚（熬，去足）。

上三味，末之，炼蜜和为四丸，以酒一升，煎一丸，取八合，顿服之，新血下如豚肝。

【提问】如何理解本条所描述的产后腹痛的病机？与前两条如何区别？下瘀血汤的方义如何理解？

【回答】结合上方来看，这里的产后腹痛是服用枳实芍药散无效，说明病邪已完全入血分，形成瘀血了。产后多虚，应该以和法为主，不能轻易用下瘀血汤，但此处病邪完全由气入血了，权宜之计只能使用破血逐瘀之法。下瘀血汤类似于大黄䗪虫丸，使得邪气从下焦大便或者月经或恶露而出，因此凡是与下焦血分相关疾病皆可用，也可治疗与瘀血相关的月经病。服用方法上“以酒一升”，是为了引药入血分，而用蜂蜜是为了缓和诸药峻烈之性。

产后七八日，无太阳证，少腹坚痛，此恶露不尽。不大便，烦躁发热，切脉微实，再倍发热，日晡时烦躁者，不食，食则谵语，至夜即愈，宜大承气汤主之。热在里，结在膀胱也（方见痉病中）。（7）

【提问】如何理解本条所描述的产后腹痛的病机？本条中除了大承气汤可以使用桃核承气汤吗？

【回答】产后七八日依旧有腹痛如坚，恶露不尽，不大便，发热，日晡时烦躁者，均说明病邪还是在阳明气分。有瘀血者，应该入夜更盛，但这里却是“至夜即愈”，说明还没有形成瘀血，因此可以用大承气汤，若为邪热在里、瘀热结于膀胱之血分证，才可用桃核承气汤。

产后风，续之数十日不解，头微痛恶寒，时时有热，心下闷，干呕汗出，虽久，阳旦证续在耳，可与阳旦汤（即桂枝汤，方见下利中）。（8）

【提问】如何理解本条所描述的产后中风的病机及证治？

【回答】前面已经讨论过，产后中风其实就是产后感冒。分娩后产妇血虚，营卫不和，腠理不固，容易发生外感，正邪相争于外则里气不和，就会干呕、胸闷等。桂枝汤将太阳与太阴同治，可谓产后第一方，临床上常与小柴胡汤合用，效果更佳。

产后中风，发热，面正赤，喘而头痛，竹叶汤主之。(9)

竹叶汤方：

竹叶一把，葛根三两，防风、桔梗、桂枝、人参、甘草各一两，附子一枚(炮)，大枣十五枚，生姜五两。

上十味，以水一斗，煮取二升半，分温三服，温覆使汗出。颈项强，用大附子一枚，破之如豆大，煎药扬去沫。呕者，加半夏半升洗。

【提问】如何理解本条所描述的产后中风的病机及证治？与上一条如何区别？如何分析竹叶汤的方义？

【回答】这里的产后中风，病因还是产后津血大亏，虚阳上浮则发热、面赤，正气不足感染风邪则头痛而喘。从组方来看，竹叶汤是桂枝加人参汤再加竹叶、防风、桔梗、葛根等组成，所治较上条来说病情更重，治疗也更加复杂，既要温阳又要滋阴。煎服法中提及还可加附子、半夏，说明这类患者阳虚更盛，可能是阳虚产后感冒。考虑属于产后患者，需要哺乳，如果加入苦寒药可能会伤脾胃，造成乳汁减少，若无阳虚则无须顾及，也可以去附子并适当加入石膏等清气分之品(仿竹叶石膏汤之意)。

妇人乳中虚，烦乱，呕逆，安中益气，竹皮大丸主之。(10)

竹皮大丸方：

生竹茹二分，石膏二分，桂枝一分，甘草七分，白薇一分。

上五味，末之，枣肉和丸，弹子大，以饮服一丸，日三夜二服。有热者，倍白薇，烦喘者，加柏实一分。

【提问】如何理解“乳中虚”的病机？与上一条如何鉴别？如何理解竹皮大丸的方义？

【回答】哺乳者的乳汁为脾胃气血所化，一般哺乳期间脾胃气血多相对不足，加上产后失血，则易出现中焦虚热，胃气随肝经冲脉上逆则烦躁、呕逆，其病机就是脾胃气虚，肝经冲脉上逆。与上一条相比虽然都治产后发热，但这里肝胃不和更为严重，方中无附子说明阳虚之象并不重。前面我们讲了寒凉药会损伤脾胃，影响哺乳，为何这里还用石膏呢？因为大量使用了甘草来补脾和中，桂枝与甘草合用可以平冲降逆，且制约了石膏的寒凉之性，加白薇取退虚热之意。

产后下利虚极，白头翁加甘草阿胶汤主之。（11）

白头翁加甘草阿胶汤方：

白头翁、甘草、阿胶各二两，秦皮、黄连、柏皮各三两。

上六味，以水七升，煮取二升半，内胶令消尽，分温三服。

【提问】如何理解本条所描述的湿热下利伤阴的证治？本条中白头翁汤为什么要加阿胶、甘草？

【回答】如今产后便脓血者已经少见，但此条文对临床仍有指导意义。产后本来气血两虚，如果湿热又聚集在肠道，就很容易导致里急后重的下利便脓血。湿热与气血虚同在，虚实夹杂，就要加入阿胶甘草来补益气血，在补益的同时通利湿热。临床上常常可碰到一些虚实夹杂的疾病，如产后恶露不尽导致的慢性盆腔炎者，就可试用此方。

那么结合前面几条来看，产后上焦虚实夹杂的症状可以用竹叶汤、竹皮大丸治疗，下焦虚实夹杂的症状就可用白头翁加甘草阿胶汤来治疗。

附方

《千金》三物黄芩汤：治妇人在草蓐，自发露得风。四肢苦烦热，头痛者，与小柴胡汤，头不痛但烦者，此汤主之。

黄芩一两，苦参二两，干地黄四两。

上三味，以水八升，煮取二升，温服一升，多吐下虫。

【提问】如何理解本条所描述的产后四肢烦热的证治？如何理解三物黄芩汤的方义？

【回答】此处讲的是产后下部感染该如何治疗。产后发热多是感受风寒，邪在少阳，病在上部当用和法，因此小柴胡汤是产后发热第一方。产后血虚又与湿热结于下焦之感染发热，就可用三物黄芩汤。三物黄芩汤以地黄为君，治在少阴。若从伏邪思想来看，就是湿热之邪在少阴，而前面的白头翁加阿胶甘草汤是湿热之邪在厥阴。患者本就有湿热伏邪在少阴、厥阴，分娩后正气不足，才发为下部感染。那么治产后盆腔炎就可以用三物黄芩汤加白头翁加阿胶甘草汤。“多吐下虫”可以看成古人对致病菌的一种描述。

《千金》内补当归建中汤：治妇人产后虚羸不足，腹中刺痛不止，吸吸少气，或苦少腹中急，摩痛引腰背，不能食饮。产后一月，日得服四五剂为善，令人强壮宜。

当归四两，桂枝三两，芍药六两，生姜三两，甘草二两，大枣十二枚。

上六味，以水一斗，煮取三升，分温三服，一日令尽。若大虚，加饴糖六两，汤成内之，于火上暖令饴消。若去血过多，崩伤内衄不止，加地黄六两，阿胶二两，合八味，

汤成内阿胶。若无当归，以芎䓖代之；若无生姜，以干姜代之。

【提问】如何理解本条所描述的产后腹痛的病机？内补当归建中汤的方义如何理解？

【回答】产后气血亏虚，脾胃功能不足，不能濡养其他脏腑，则腹中刺痛不止，小腹拘急。内补当归建中汤就是桂枝汤加当归，气血双补。这时候患者应该是邪气已去，正气亏虚，只需调补气血即可，补血还可加地黄、阿胶等，补气可加人参、黄芪等，在此基础上增减可以做成专用于产后调理的膏方。

妇人杂病脉证并治第二十二

前两篇讲述了妇人妊娠及产后的一些疾病，本篇为妇人三篇的最后一篇，论述妇人的一些杂病。本篇的核心条文在第 8 条，此条为整篇的总纲及灵魂所在，介绍了妇人杂病的几个常见病因、发病机理、发病形式等。本篇主要介绍了妇人月经病，腹痛，外阴疾病等。

妇人中风七八日，续来寒热，发作有时，经水适断，此为热入血室。其血必结，故使如疟状，发作有时，小柴胡汤主之（方见呕吐中）。（1）

【提问】如何理解本条所描述的热入血室的病机及证治？

【回答】本条文中提到了“血室”的概念，后文描述多为少阳症状，所以用了小柴胡汤。血室与少阳之间究竟存在什么样的联系？这是我们需要弄清楚的关键点。

“经水适断”是本条的关键点，与后文中的“经水适来”是两种截然不同的情况。从中医角度来看，阴道是女性所独有的，它与肛门与尿道类似，都是身体与外界相连的通道，也可以作为自身的排邪通道。此处“经水适断”，则代表着月经这一通道的关闭，后文“经水适来”则表示可借由月经这一通道排邪。当邪不可随月经而出，故而误入血室，此时要注意邪气之寒热分化，此处为热邪，不可久伏于血室，常寻他道发作，一般是从少阳发越而出，故而出现原文中所述的“如疟状”，即小柴胡汤证中的往来寒热。单纯热邪是不能伏藏在血室的，若想伏藏，必与湿邪相结合。若邪为寒邪则可长期伏于血室，久之则成“宫寒”体质，女子每逢月事之时，寒邪引动可表现为痛经，或致婚后女子久不受孕。

经水断后邪气直入血室，最后表现为少阳之证，个人认为血室与少阳之间一定有某种联系或是通道存在，只是暂时未明确。甚至后文提到的阳明，与血室之间都应有着联系或是通道存在。“血室”在历史上也存在争议，每一个医家都有自己独特的见解，有认为血室指肝，也有认为血室指冲脉或是胞宫。个人认为血室应当分时段来看待，女子月经变化不同周期，血室所指代的具体部位应当不同。

热入血室后最终表现为少阳之证，用药上也要顺应病势，助病从少阳而解，选用小柴胡汤。若病者未在月经期，或是处于无病症表现期间，我们可以用小柴胡汤加入血分的药物，如《医宗金鉴》加味小柴胡汤中加入当归、生地黄、丹皮打开血分通道，引邪外出。本条与《伤寒论》中第144条原文相同。

妇人伤寒发热，经水适来，昼日明了，暮则谵语，如见鬼状者，此为热入血室。治之无犯胃气及上二焦，必自愈。（2）

【提问】如何理解本条所描述的“热入血室”的病机及证治？

【回答】本条有两种情况，一是由于感受外邪，直入血室，从而出现一系列的症状表现；二是由于感受外邪，身体内本有伏邪，内外感召后出现一系列的症状表现。前一种情况较为简单，而后一种情况较为复杂。此处“经水适来”在上一条中已阐述，是指可借由月经通道排除邪气。“治之无犯胃气及上二焦，必自愈”一句中似有矛盾之处，又说治之，又说自愈，究竟是经过治疗还是未经治疗？个人偏向于经过治疗之后好转。“无犯胃气及上二焦”指慎用汗法及下法，因条文中提及“谵语”是热入血室的特殊症状，而阳明病的血分证也有此表现，很容易让医者联想到下法。而汗、下之法皆不可用的时候，只能选择和法，与第一条中治法相同，选用小柴胡汤作为主方，同时加用入血分的药物，也可合用桂枝茯苓丸。本条与《伤寒论》第145条原文相同。

妇人中风，发热恶寒，经水适来，得七八日，热除，脉迟，身凉和，胸胁满，如结胸状，谵语者，此为热入血室也，当刺期门，随其实而取之。(3)

【提问】如何理解本条所描述的热入血室病机及证治？与前两条有何区别？

【回答】本条与第1条有类似的地方，皆是中风起病（第2条为伤寒起病），但也有不同之处。此处主要表现为胸胁满，属少阳经证。第1条主要表现为如疟状，即往来寒热，属少阳腑证。在讲解《伤寒论》时，笔者曾对六经用方做了简单的分析，少阳经证的主方应为四逆散，而小柴胡汤则是经腑同病用方。“当刺期门”并不一定就是指刺期门来治疗这一疾病，更多的是提示可以用针刺之法，选穴可从肝经、胆经穴位中进行选择。当然本条仍可使用小柴胡汤。不同之处还有两点，一是本条经水适来，而第1条经水适断；二是本条“热除，脉迟，身凉和”，无太明显的寒热分化，第1条为往来寒热。本条与《伤寒论》第143条原文内容相同。

阳明病，下血谵语者，此为热入血室，但头汗出，当刺

期门，随其实而泻之，濈然汗出者愈。（4）

【提问】如何理解本条所描述的“热入血室”的病机及证治？

【回答】本条定为阳明病，治法中却刺期门，最后濈然汗出而解，阳明病却运用少阳治法，最后好转的情况也类似于前3条。所以此处阳明病不是单纯阳明病，而是少阳阳明合病，少阳为三阳之枢，与其他阳经合病时，须直取少阳，可选用大柴胡汤，在直取少阳的同时兼顾阳明。本条与《伤寒论》第216条的内容相同。

【提问】阳明蓄血与热入血室有何关系？热入血室仅限于妇科范畴吗？

【回答】条文讲“下血”，应归属于阳明蓄血之列，可选用抵当汤、桃核承气汤。而条文中讲，仍可通过当刺期门后濈然汗出而愈，是阳明血分之邪借少阳之道而出。笔者相信仲景不会妄言，阳明与血室之间似乎应有某种联系或是通道存在。笔者在临证中在用桃核承气汤的基础上常常合用小柴胡汤，兼顾少阳、阳明两经，取得较好疗效。

女子以血为先天，重气、重血；男子以精为先天，重气、重精，个人认为，“血室”这一概念非独用于女性，男性则可从精室考虑。笔者在临证中常用这一理论治疗男性血精证。

妇人咽中如有炙脔，半夏厚朴汤主之。（5）

半夏厚朴汤方（《千金》作胸满心下坚，咽中帖帖，如有炙肉，吐之不出，吞之不下）：

半夏一升，厚朴三两，茯苓四两，生姜五两，干苏叶二两。

上五味，以水七升，煮取四升，分温四服，日三、夜一服。

【提问】如何理解本条所描述的梅核气的病因病机及证治？

【回答】本条属于气结，在第8条妇人杂病总纲中有所提及。单纯的气结一般难以持久，而当痰与气结相合则可长期存在。临床上本方多用于慢性咽炎的治疗。个人认为，本方的作用范围并不限于咽喉，可理上、中二焦之气。方中含有小半夏加茯苓汤在其中，可治中焦痰饮。方中苏叶是引药上行之用，若欲只治中焦，则可去苏叶，加藿香、豆蔻等。痰气相结后并非定于一处，常常变换位置，且咽喉有症状之人胃肠部多有相关症状表现，所以中上二焦必须兼顾。

妇人脏躁，喜悲伤，欲哭，象如神灵所作，数欠伸，甘麦大枣汤主之。(6)

甘草小麦大枣汤方：

甘草三两，小麦一斤，大枣十枚。

上三味，以水六升，煮取三升，温分三服。亦补脾气。

【提问】如何理解本条所描述的妇人脏躁的病机及证治？

【回答】“脏躁”如血室一般颇有争议，未有定论，尤在泾认为此“脏”为胞宫，吴谦认为指的是心，曹颖甫认为是肺，陈修园认为“不拘脏”。此处参考《本经疏证》：“妇人脏躁悲伤，欲哭数欠伸，用甘麦大枣汤，是入肺而其用在心。”方中小麦为主，用了一斤的量，远远超过甘草、大枣，而小麦之用在于心，故而此“脏躁”应指心。本方主要用于治疗心气虚而出现的脏躁，临床上心气心阳同出一源，只养气不养阳，非长久之计也！可与桂甘龙牡汤合用，做到心阳、心气同养。

妇人吐涎沫，医反下之，心下即痞，当先治其吐涎沫，小青龙汤主之；涎沫止，乃治痞，泻心汤主之。(7)

小青龙汤方：见痰饮中。

泻心汤方：见惊悸中。

【提问】如何理解本条所描述的病证及治法方剂?

【回答】本条的机理在第8条妇人杂病总纲中阐述得非常清楚，是“虚、积冷、气结”在上焦时的表现。医者误用了下法伤及脾阳，使患者出现既吐涎沫又心下痞的表现，继而改用泻心汤治疗。此处涉及表里同病先后治疗顺序的问题。当里证三阴之虚不甚，一般先表而后里，也可把小青龙汤进行加减兼顾痞证进行治疗，如方中麻黄有抑制胃肠的不良反应，可以去麻黄变为桂苓五味姜辛夏汤，重用干姜以复脾阳。

妇人之病，因虚、积冷、结气，为诸经水断绝。至有历年，血寒积结胞门。寒伤经络，凝坚在上。呕吐涎唾，久成肺痈，形体损分；在中盘结，绕脐寒疝，或两胁疼痛，与脏相连；或结热中，痛在关元，脉数无疮，肌若鱼鳞，时着男子，非止女身；在下未多，经候不匀，冷阴掣痛，少腹恶寒，或引腰脊，下根气街，气冲急痛，膝胫疼烦。

奄忽眩冒，状如厥癫，或有忧惨，悲伤多嗔，此皆带下，非有鬼神。久则羸瘦，脉虚多寒。

三十六病，千变万端，审脉阴阳，虚实紧弦，行其针药，治危得安，其虽同病，脉各异源，子当辨记，勿谓不然。(8)

【提问】如何理解本条所描述的妇人杂病病因、病机及常见妇科杂病的变现形式?

【回答】本条是妇人杂病总纲，是整篇的灵魂、核心。

妇人杂病大部分的源头都在于“虚、积冷、结气”，“为诸经水断绝”指因病导致月经或断或绝。“寒伤经络，凝坚在上；呕吐痰涎，久成肺痈”描述的就是第7条使用小青龙汤的情况。“在中盘结，绕脐寒疝，或两胁疼痛，与脏相连”中绕脐寒疝的病脏是指太阴脾，两胁疼痛的病脏（腑）是指少阳肝胆。“或结热中，痛在关元”是指前几条讲述的热入血室，表现为关元穴处疼痛。“时着男子”指这些疾病、症状并非妇人独得，男人也可能会有，只是相较于妇人偏少，包括我们前面讲的气结、吐涎沫等亦是如此。“在下未多，经候不匀，冷阴掣痛，少腹恶寒”是指在下部时表现为掣痛、少腹恶寒，主因为寒邪。“气冲急痛”可看作剧烈痛经时的表现。“膝胫疼烦”更像一个更年期患者的相关表现。“此皆带下”的带下并非平时所讲述的带下病，而是带脉之下，也通指妇女之病。至于“三十六病”，秦伯未先生将《金匮要略》妇人三篇所讲述之病及方剂做了简单统计，正好为三十六病，并记载于《金匮要略简释》之中。

问曰：妇人年五十，所病下利数十日不止，暮即发热，少腹里急，腹满，手掌烦热，唇口干燥，何也？师曰：此病属带下。何以故？曾经半产，瘀血在少腹不去，何以知之？其证唇口干燥，故知之。当以温经汤主之。（9）

温经汤方：

吴茱萸三两，当归二两，芎䓖二两，芍药二两，人参二两，桂枝二两，阿胶二两，生姜二两，牡丹皮二两（去心），甘草二两，半夏半升，麦门冬一升（去心）。

上十二味，以水一斗，煮取三升，分温三服，亦主妇人少腹寒，久不受胎，兼取崩中去血，或月水来过多，及至期不来。

【提问】如何理解本条所描述的崩漏病机、治法及方剂？如何理解温经汤的方义？

【回答】条文中提到的下利非寻常之下利，而是指下血。“暮即发热”是夜间发热，是阴虚或瘀血的发热特点。“手掌烦热”亦是阴虚发热的特点。“唇口干燥”既可能是阴虚也可能是瘀血所致。“带下”同前一条之意。“半产”在前两篇中讲过，指前三月流产，尚未形成胎体。“瘀血在少腹不去”半产后瘀血并未完全排出体外。本病虚实夹杂，病机为冲任虚寒的同时兼有瘀血。寒邪常常伏于三阴，与瘀血相合而为病，若伏于太阴多用桂枝茯苓丸，伏于少阴则多用胶艾汤，伏于厥阴则多用温经汤。温经汤中包含了吴茱萸汤、当归四逆汤、胶艾汤、麦门冬汤，三阴同治。治法为温经养血，散寒行瘀。本方应用范围较为广泛，从煎服法最后一句中可得知，不孕、崩漏、经量多、闭经等皆可用此方。

带下经水不利，少腹满痛，经一月再见者，土瓜根散主之。（10）

土瓜根散方（阴㿗肿亦主之）：

土瓜根、芍药、桂枝、䗪虫各三两。

上四味，杵为散，酒服方寸匕，日三服。

【提问】如何理解本条文所描述经水不利的病机？如何理解土瓜根散的方义？

【回答】此处带下同前两条带下之意，非指妇人带下病。“一月再见”古文中“再”字多表示第二次的含义，意为一月行经两次。本条中的一月行经两次主要原因在于瘀血，一次量的月经因瘀血阻隔后行而不畅，反复行经，治疗上宜采用通因通用的治法。从药物组成来分析，土瓜根散与桂枝茯苓丸相类似，临床上我们也可以用桂枝茯苓丸加土鳖虫来代替。从方药反推之，本条所述瘀血多在太阴。

寸口脉弦而大，弦则为减，大则为芤，减则为寒，芤则为虚，寒虚相搏，此名曰革。妇人则半产漏下，旋覆花汤主之。(11)

旋覆花汤方：

旋覆花三两，葱十四茎，新绛少许。

上三味，以水三升，煮取一升，顿服之。

【提问】如何理解本条文所描述的病证的病机及治法方剂?

【回答】旋覆花汤在“五脏风寒积聚病脉证治”篇的肝着条文中出现过一次，而条文中的脉象内容在“血痹虚劳病脉证并治”篇、“惊悸吐衄下血胸满瘀血病脉证治”篇都曾出现过。弦减属于厥阴之脉，大芤属于太阴虚劳之脉。妇人半产漏下，根据前面的条文推导多有瘀血停留于内，治疗上可以用温经汤合桂枝茯苓丸治疗两经瘀血。条文末给出的方剂为旋覆花汤，“五脏风寒积聚病脉证治”篇中将旋覆花汤定于少阳经，于此处似乎不合医理，个人猜想应是三阴之瘀如伏邪一般转出三阳，从三阳而出。这只是猜想，暂未能得到临床证据支持。方中新绛就是茜草，为血分之药物。

妇人陷经漏下，黑不解，胶姜汤主之。(12)

【提问】如何理解本条所描述病证的病机及治法方剂?

【回答】胶艾汤在前篇中已作分析，主治漏下、腹痛。“妇人陷经漏下，黑不解”说明是一个瘀血漏下。前文中提到过胶艾汤是少阴瘀血的主方。本条虚实夹杂，病机为冲任虚寒、瘀血漏下。

妇人少腹满，如敦状，小便微难而不渴，生后者，此为水与血，俱结在血室也，大黄甘遂汤主之。(13)

大黄甘遂汤方：

大黄四两，甘遂二两，阿胶二两。

上三味，以水三升，煮取一升，顿服之，其血当下。

【提问】如何理解本条所描述的妇人水血互结血室的病机及证治？

【回答】“妇人少腹满，如敦状”，见此情形，首先要分辨腹满是由水导致的还是由血导致的。“小便微难而不渴”，可以分析出此处腹满既有水分的问题又有血分的问题。条文末选用了大黄甘遂汤，从用方及患者表现来分析，应该是妇科肿瘤疾病，病机为瘀水互结，也可称为痰瘀互结。方中加入了阿胶，考虑到患者病久体质多虚的问题。治疗妇科肿瘤的经方中，最为峻猛的应是抵当汤，次之为大黄甘遂汤，最弱的为桂枝茯苓丸。

妇人经水不利下，抵当汤主之（亦治男子膀胱满急有瘀血者）。（14）

抵当汤方：

水蛭三十个（熬），虻虫三十个（熬，去翅、足），桃仁二十个（去皮、尖），大黄三两（酒浸）。

上四味，为末，以水五升，煮取三升，去滓，温服一升。

【提问】如何理解本条所描述的经水不利的病机及方剂？

【回答】“妇人经水不利下”不是月经行而不畅之意，而是闭经之意，是一个纯实无虚的瘀血闭经证。病机属阳明瘀血，故选用抵当汤。可参阅《伤寒论》第124条、125条抵当汤证。

妇人经水闭不利，脏坚癖不止，中有干血，下白物，矾石丸主之。（15）

矾石丸方：

矾石三分（烧），杏仁一分。

上二味，末之，炼蜜和丸枣核大，内脏中，剧者再内之。

【提问】如何理解本条所描述的带下证病机及矾石丸的方义？

【回答】矾石之功在于水分，可分清浊；杏仁之功在于血分，整方作用于水分、血分之间的关系转换。《本经疏证》中记载："矾石丸中用杏仁，乃为矾石直通血脉之气。"本条妇人不行经，却下白物，即是常说的妇女带下之病。带下为水，月经为血，但两者同出一源，有带则无经，有经则无带，所以本条病机多为痰瘀互结。矾石丸可使水分与血分互相转换，止带而开经。此类不行经而多带下的患者还常常易出现褐色分泌物，笔者常选用清肝止淋汤进行治疗。

妇人六十二种风，及腹中血气刺痛，红蓝花酒主之。（16）

红蓝花酒方（疑非仲景方）：

红蓝花一两。

上一味，以酒一大升，煎减半，顿服一半，未止，再服。

【提问】本条有何临床意义？

【回答】红蓝花就是我们现在常用的活血药物——红花。此条并非指六十二种风病都可使用红花酒治疗，而是告知我们风气致病的治疗原则是"治风先治血，血行风自灭"，所以可用红花酒来配合治疗。

妇人腹中诸疾痛，当归芍药散主之。（17）

当归芍药散方：见前妊娠中。

【提问】如何理解当归芍药散的方义？

【回答】当归芍药散方中一半在血，一半在水、在气，是气血水同治、肝脾同调的方子，在“妇人妊娠病脉证治”篇中已做详细讲解，此处不再赘述。

妇人腹中痛，小建中汤主之。（18）

小建中汤：见前虚劳中。

【**提问**】本条所用小建中汤与上一条的当归芍药散有何区别？

【**回答**】本条与上条都主治妇人腹痛，小建中汤也是调理肝脾的方剂，但对比当归芍药散，方中缺乏血分及水分用药，重点还是在治脾。若想以小建中汤进入血分，可以加减变为归芪建中汤。

问曰：妇人病，饮食如故，烦热不得卧，而反倚息者，何也？

师曰：此名转胞，不得溺也。以胞系了戾，故致此病，但利小便则愈，宜肾气丸主之。（19）

肾气丸方：

干地黄八两，薯蓣四两，山茱萸四两，泽泻三两，茯苓三两，牡丹皮三两，桂枝一两，附子（炮）一两。

上八味，末之，炼蜜和丸，梧子大，酒下十五丸，加至二十五丸，日再服。

【**提问**】本条与前两篇中当归贝母苦参丸、葵子茯苓丸有何区别？

【**回答**】本条与前两篇中当归贝母苦参丸、葵子茯苓丸均治妇人小便不利，但前两者偏于实证或是虚中夹实，本条属于肾虚小便不利。另一种说法则是妇人因胎位、胎气压迫膀胱而导致小便不利，以肾气丸解之。依此说法来看，可以做一个研究，探索一下肾气丸能否帮助胎位不正的妊娠患者转变胎位。

蛇床子散方：温阴中坐药。（20）

蛇床子仁。

上一味，末之，以白粉少许，和令相得，如枣大，绵裹内之，自然温。

【提问】如何理解本条所描述的带下病病机？

【回答】本条讲带下病的外治法，本方为矾石丸的对方，专用于寒湿带下的患者。现在科技发达，有自动煎药机、中药熏蒸器，为中药的内服外用带来不少便利。方中的白粉尚有争议，部分学者认为是铅粉。

少阴脉滑而数者，阴中即生疮，阴中蚀疮烂者，狼牙汤洗之。（21）

狼牙汤方：

狼牙三两。

上一味，以水四升，煮取半升，以绵缠筋如茧，浸汤沥阴中，日四遍。

【提问】如何理解本条所描述的阴疮的病机？

【回答】本条所描述的病证在现实临床中仍能看到，笔者于妇科查房的过程中见过一实际病例，患者诊断为前庭大腺囊肿伴感染，阴中溃烂生疮，因患者本有糖尿病史，溃烂之处久不愈合，病机多为湿毒蕴结于阴部所致，临证多半虚实夹杂。条文中给出的狼牙亦是有争议药物，暂不讲析。

胃气下泄，阴吹而正喧，此谷气之实也，膏发煎导之。（22）

膏发煎方：见黄疸中。

【提问】如何理解本条所描述的阴吹症状？

【回答】阴吹一病实在是不好理解。从现代医学角度来看很难让人相信这样的事情，个人怀疑为阴道与肠道之间有瘘管相通，从而导致矢气自阴道而出。

小儿疳虫蚀齿方（疑非仲景方）:（23）

雄黄、葶苈。

上二味，末之，取腊月猪脂，熔，以槐枝绵裹头四五枚，点药烙之。

【提问】如何理解本条所描述的小儿疳虫蚀齿的症状?

【回答】本篇为妇人杂病，最后却讲述小儿，应是错简所致。牙疳一病多发于小儿，是麻疹逆证中一种并发症，预后不佳，较为剧烈者会发为走马牙疳，最终唇腐齿落，甚至波及鼻咽，凶多吉少!

本篇中关于瘀血之处颇多，现以六经之法进行分类。见表6。

表6 瘀血的六经分类用药

分经	方剂
少阳瘀血	旋覆花汤
阳明瘀血	抵当汤
太阴瘀血	桂枝茯苓丸
少阴瘀血	胶艾汤
厥阴瘀血	温经汤

经方实践病案示例

病案一　围绝经期综合征

刘某，女，54岁，于2022年2月24日前来就诊。患者数月前无明显诱因出现夜间盗汗，出汗以上半身为主，伴晨起关节疼痛不适，自觉发热，咽喉不适，有黏痰，胃部不适，反酸恶心，失眠。大便不成形，小便正常。舌淡，苔薄白，寸关尺三部脉皆沉细，且右脉大于左脉。已绝经3年。西医诊断为围绝经期综合征，中医辨证为肝肾亏虚，拟用桂枝加龙骨牡蛎汤加减：

牡蛎 30g	肉桂 10g	附片 12g	白芍 30g
甘草片 6g	生姜 6g	大枣 10g	五味子 12g
酸枣仁 30g	阿胶 10g	龙骨 30g	黄连 6g
补骨脂 20g			

7剂，水煎服，日一剂，分早中晚三次，饭后温服。

随访：患者服药后盗汗症状明显好转。

【学生按语】

更年期女性因体内雌激素水平随生理规律自然下降，本体呈“阳浮阴弱”状态，阳浮则有潮热、烦躁易怒，阴弱则表现为绝经、盗汗、脱发等。万师常以二加龙牡汤合黄连阿胶汤加减，治疗此类女性以“阳浮阴弱”为主要特点的多种病症。

【教师批语】

患者主要表现为阵发性潮热、盗汗、失眠，其脉象为右脉大于左脉，寸关尺三部脉皆沉细。右脉虽大于左脉，但总体上仍偏细，所以结合患者症状可考虑为阴虚基础上夹有阳虚（汗出过多导致），推测应该有畏寒。选方以桂枝加龙骨牡蛎汤使阴阳和合，从而使阴阳失调的症状得到改善，再以附片温阳，阿胶滋阴，阴阳双补。

本案所述的桂枝加龙骨牡蛎汤是桂枝汤类方。桂枝汤是一个兼顾太阳、太阴两经的方剂，在组方结构上是一个阴阳同调的方剂，可以从刚、柔两个方向上进行加减化裁。其中桂枝甘草龙骨牡蛎汤去掉白芍是为救阳，所以去阴药；而桂枝加龙骨牡蛎汤是调和阴阳营卫的基础方，可与小柴胡汤、乌梅丸等合用调表里上下之阴阳不和。

病案二　前庭大腺囊肿

刘某，女，47岁，于2022年4月18日就诊。患者1年前无明显诱因感小便灼热疼痛，遂至我院妇产科就诊，完善相关辅助检查后诊断为“前庭大腺囊肿”。经西医治疗数月（具体不详）后自觉肿势减小。2周前患者再次出现小便灼热疼痛，疼痛影响生活，伴肛门坠胀，排便困难，前庭大腺可扪及黄豆样大小硬块，局部红肿、触痛。既往有糖尿病病史。西医诊断为前庭大腺囊肿伴感染，中医辨证为湿热内蕴，拟用薏苡附子败酱散、大黄牡丹汤合排脓散加减：

薏苡仁 30g	桃仁 10g	枳实 15g	土鳖虫 15g
败酱草 30g	炒冬瓜子 30g	赤芍 15g	蒲公英 20g
鸡血藤 15g	酒大黄 6g	黄芪 30g	牡丹皮 15g
皂角刺 15g	桔梗 10g		

7剂，水煎服，日一剂，分早中晚三次，饭后温服。

随访：小便灼热疼痛基本消失，大便正常，前庭大腺处红肿亦有明显改善。原方加附片6克，继续服用1周。

【学生按语】

吾师常将此方用于阳虚而有脓者，即急慢性化脓性疾病，如阑尾脓肿、慢性阑尾炎等，也可用于腹壁、腹腔、盆腔内的多种慢性化脓性炎症，如慢性盆腔炎、慢性附件炎、卵巢囊肿、前列腺炎、精囊炎等。有时亦可将本方运用到腹部以外的痈脓，如急性化脓性扁桃体炎、肺痈等。吾师认为此类“慢性病”病程迁延，反复发作，难以成脓，故不发热，多见于阳虚体质。遇此类疾病时可以此方调动体内阳气，使正邪斗争，以期病愈。

【教师批语】

前庭大腺囊肿是妇科常见疾病，本病是由于特殊解剖位置前庭大腺管阻塞，分泌物聚集而成的急性病症，所以本病属于妇科感染性疾病。由于本病与妇科体内化脓性疾病病因、病位、病程大致相同，所以我常用薏苡附子败酱散合大黄牡丹汤来治疗，如果在急性期可合用排脓散。只是治疗本病时考虑病灶在外，可少用或不用大黄。

《金匮要略·疮痈肠痈浸淫病脉证并治》云：“肠痈之为病，其身甲错，腹皮急，按之濡，如肿状，腹无积聚，身无热，脉数，此为腹内有痈脓，薏苡附子败酱散主之。”此条文探讨慢性肠痈的证治，以慢性阑尾炎为例，其病程迁延，反复发作常伤人体根基，脓未成则不发热，常见于阳虚体质的患者。临床治疗慢性盆腔炎、慢性肠道疾病以及住院无手术指征、抗生素使用效果不佳时可用此方。它可以调动患者体内阳气促使正邪斗争，使疾病向愈。

病案三　经期感冒

陈某，女，22岁，于2021年11月9日前来就诊。患者近两年每月逢经期出现发热，伴见鼻塞流涕、头昏头痛等症状。每次持续约3天后自行消失。1周前患者月经来潮，行经期1周。此次月经量中，色暗红，夹少量血块，行经第1天痛经。经期反复发热，最高体温38.7℃，伴咳嗽，咽痒，自行服用“连花清瘟颗粒、肺力咳、蒲地蓝”及解热镇痛药等药物后体温恢复正常。现咳嗽，咽干少痰。纳食欠佳，睡眠可，大小便正常。舌红，苔白厚腻，脉弦。西医诊断为经期上呼吸道感染，中医辨证为热入血室，拟用小柴胡汤加减：

北柴胡24g　黄芩10g　姜半夏12g　甘草6g
连翘10g　薄荷10g　蝉蜕20g　滑石30g
牡丹皮10g　桃仁10g　薏苡仁30g　芦根30g
诃子15g

4剂，水煎服，日一剂，分早中晚三次饭后温服。

二诊（2021年11月12日）：患者自诉未再发热，咳嗽，咽干少痰症状好转。纳食可，睡眠可，大小便正常。舌淡，苔薄白，脉弦。拟用小柴胡汤合桂枝茯苓丸加减：

北柴胡15g　黄芩10g　生姜6g　大枣10g
姜半夏12g　甘草6g　党参10g　桂枝12g
茯苓30g　赤芍12g　牡丹皮10g　桃仁12g

10剂，水煎服，日一剂，分早中晚三次，饭后温服。

三诊（2021年11月23日）：现呼吸系统症状已消失，纳食可，睡眠可，大小便正常。舌淡，苔薄白，脉弦。守方加减：

黄芩10g　生姜6g　大枣10g　姜半夏12g

甘草 6g　　党参 10g　　桂枝 12g　　茯苓 30g
赤芍 12g　　牡丹皮 10g　　桃仁 12g　　青蒿 15g

10 剂，水煎服，日一剂，分早中晚三次，饭后温服。

四诊（2021 年 12 月 7 日）：已停药 4 天。患者于 3 天前月经再次来潮，此次经期未出现鼻塞流涕等呼吸系统症状。但晨起头昏头痛，持续片刻后可自行消失。纳食可，睡眠可，大小便正常。舌淡，苔白，脉弦。守方加减：

黄芩 10g　　生姜 6g　　大枣 10g　　姜半夏 12g
甘草 6g　　党参 10g　　桂枝 12g　　茯苓 30g
赤芍 12g　　牡丹皮 10g　　桃仁 12g　　红花 10g
青蒿 20g

15 剂，水煎服，日一剂，分早中晚三次饭后温服。

五诊（2022 年 1 月 11 日）：已停药 20 天。患者于 2 日前月经再次来潮，此次月经未出现鼻塞流涕、头昏头痛等呼吸系统症状。纳食可，睡眠可，大小便正常。舌淡，苔薄，脉弦。守方 15 剂善后。

【学生按语】

患者于月经前已感风热表邪，恰逢经期，风热之邪顺月经而入血室。单纯热邪不可久伏于血室，常循他道而发，少阳经便为其中之一，因而邪入少阳。邪入少阳，故经期反复发热；热入血室，与血相搏，结而不行，故见经期七日而断；风热犯肺，故咳嗽、咳痰；热结咽喉，故咽干、咽痒。

热入血室而表现为少阳之证，为助病从少阳经而解，方选小柴胡汤加减。患者咳嗽，故去人参、大枣、生姜以加强驱邪作用。患者咳痰，故薏苡仁、芦根、桃仁合用而成苇茎汤，以清热化痰。病因本属风热袭表，故加连翘、薄荷、蝉蜕、滑石，疏散风热。邪入血分，故加牡丹皮、桃仁入血分而逐邪外出。咽干、咽痒，故加诃子敛肺利咽。

【教师批语】

《金匮要略》《伤寒论》均提到“热入血室”的概念，我认为热入血室有两种情况：第一种为外邪在经期侵入胞宫，可运用小柴胡汤或用刺期门的方法排邪外出即可；第二种情况与“伏邪”相关，因为外感后而发。此患者多次出现经期发热，考虑是由胞室伏邪外达所致。而血室与少阳相通，因而可以小柴胡汤为基础方，加入血分药物或方剂引邪外出，以达到治未病的作用。而二诊用小柴胡汤加桂枝茯苓丸的目的是开少阳、太阳以透外邪。

《伤寒论》指出：使用小柴胡汤时若咳者，去人参、大枣、生姜。人参、大枣、生姜本属扶正之品，扶正药物可使方剂驱邪作用变缓。临床治病顺序常为先驱邪而后扶正，因而初诊去人参、大枣、生姜，以加强驱邪作用。另外，保留扶正药物可使不良反应减弱，临床亦可根据患者病情辨证施治。初诊之时加入连翘、薄荷、蝉蜕、滑石，一方面此为我临床验之有效的辛凉解表药对；另一方面结合患者此时病情而使用此等轻宣之品，若病情加重才可考虑使用黄芩、黄连等效用更强之品。另外，方中桃仁、薏苡仁、芦根合用为苇茎汤，以清热化痰。二诊时减少柴胡用量。三诊加入青蒿一方面是由于青蒿可托邪外出，如青蒿鳖甲汤可治疗温病后期，邪伏阴分；另一方面含有替代疗法之义。患者多次出现经期感冒，考虑为胞室伏邪外达所致。故临床症状消失后仍需持续服药，以加强疗效，达到治未病的作用。

病案四　女性神经源性膀胱案

刘某，女性，56岁，2021年5月28日初诊。患者自述

3个月前无明显诱因，出现反复尿频（大约每小时1次）、尿急，伴下腹部隐痛，自觉站立时下腹隐痛症状加重。起病后曾求治于多家三甲医院，经完善相关检查未见明显异常，口服药物治疗，症状无缓解，遂求治于我处。刻下：神志清，精神焦虑，尿频、尿急不分昼夜，伴下腹部隐痛，站立时症状加重。患者无尿痛，无排尿梗阻感，尿色黄，大便正常，饮食正常。舌淡红，苔略黄腻，脉弦。拟用五苓散加当归贝母苦参丸：

桂枝 12g	茯苓 10g	猪苓 10g	泽泻 10g
白术 15g	柴胡 15g	枳壳 12g	白芍 20g
甘草 6g	当归 10g	浙贝母 20g	苦参 10g
蒲黄 10g	滑石 20g	升麻 10g	葛根 30g

7剂，水煎服，日一剂。

患者诉服药后尿频、尿急大为好转，站立后无下腹部隐痛感，大便正常，饮食睡眠可。效不更方，守方7剂。

后再次随访，患者上述症状完全消除，偶可因饮食过于辛辣复发，但症状较前明显减轻。

【学生按语】

根据主要症状，本案中医辨病属于淋证范畴，结合患者尿色黄、舌淡红，苔略黄腻，脉弦，辨证为热淋。热蕴膀胱，气化不利，则有尿频、尿急；若水道涩滞，不通则小腹痛；久病中气虚，则久站症状加重。《金匮要略·妇人妊娠病脉证并治》篇言：“妊娠小便难，饮食如故，当归贝母苦参丸主之。”故治疗上以五苓散助膀胱气化，当归贝母苦参丸清热，柴胡、枳壳、白芍意取四逆散，缓下腹疼痛，再入蒲灰散利小便，升麻、葛根升阳举陷，合用则切中病机，药到病缓。

【教师批语】

尿频是女性泌尿系统疾病中的常见症状。其原因多样，常与女性尿路感染、神经源性膀胱等相关。相当一部分妇女因老年性盆底肌松弛及雌激素减退，出现尿频症状。目前西医尚无明确治疗方案，效果不佳。

中医以症为病，在古籍中对此症状多有提及。《金匮要略·妇人妊娠病脉证并治》便有“妊娠小便难，饮食如故，当归贝母苦参丸主之”，《金匮要略·消渴小便不利淋病脉证并治》言“小便不利，蒲灰散主之”。该患者尿频经西医相关检查未见明显器质性病变，其症状与焦虑情绪相关，所以属功能性疾病，与更年期有关。此患者小便频数，又伴下腹隐痛，考虑水蓄下焦，与热相结，病久有入血分可能。故以四逆散疏肝行气，五苓散气化下焦水液，当归贝母苦参丸宣上通下兼以清润膀胱尿道，蒲灰散入下焦血分组方。

我在临床治疗功能性尿频，常将四逆散或五苓散与上述两方合用，能更好兼顾痰湿瘀郁引起的尿路症状。

病案五　过敏性鼻炎案

冯某，女，32岁。2021年7月27日初诊。患者反复鼻塞、流涕、喷嚏多年，遇冷空气、刺激性气体后症状复发，经抗过敏及吸入激素治疗后效果不佳。平素易感冒，lmp7月26日，经期6天，平时经期延长，行经期约13天，无痛经。拟用小青龙汤合过敏煎加蝉蜕、茜草：

麻黄 10g	白芍 20g	干姜 6g	细辛 6g
桂枝 12g	五味子 6g	炙甘草 6g	姜半夏 12g
乌梅 10g	防风 10g	北柴胡 15g	苍耳子 10g
蝉蜕 20g	茜草 20g		

7剂，水煎服，日一剂。

二诊（2021年8月6日）：现基本无流涕、打喷嚏症状，平素易感冒。上方去麻黄。

杏仁 15g	白芍 20g	干姜 6g	细辛 6g
桂枝 12g	五味子 6g	炙甘草 6g	姜半夏 12g
乌梅 10g	防风 10g	北柴胡 15g	苍耳子 10g
蝉蜕 20g	茜草 20g		

14剂，水煎服，日一剂。

随访：患者上述症状已尽数缓解。

【学生按语】

过敏性鼻炎又称变态反应性鼻炎，本病是因吸入外界过敏性抗原，如花粉、灰尘，或因寒冷等刺激鼻腔而引起，以突然鼻痒、喷嚏、流清涕为主要临床症状。过敏性鼻炎属中医“鼻鼽”范畴，常可引起头昏、头痛、嗅觉减退等并发症。

该病案为常年鼻塞流涕患者，肺为鼻之窍，肺脏受邪则会出现鼻部症状，加之流清涕，考虑为痰饮内伏，且平素易感冒，外邪引动内伏之痰饮而发病。小青龙汤主治风寒客表、水饮内停，为辛散温化之剂，方中麻黄、桂枝通阳宣肺，干姜、细辛温肺化饮，五味子、白芍敛肺降气，半夏燥湿化痰，炙甘草健脾益气；其中干姜、细辛、五味子是方中核心用药，吾师以此三味为“化饮金三角”，其他药可变但姜辛味恒定不可减；方中麻黄不可久用，久用可拔肾根而出现冲气上逆的奔豚之象，故复诊症减而去麻黄。合用过敏煎，其专为治疗各种过敏性疾病而设；加用苍耳子通鼻窍以治标，蝉蜕疏散风邪。患者正值经期，长期行经期延长，故加茜草活血化瘀，以使血行瘀散而经止。

【教师批语】

患者主要表现为反复晨起鼻塞、流涕、喷嚏，在外经多家医院诊断为过敏性鼻炎，经口服抗过敏西药以及吸入激素等多种治疗，效果不佳。中医认为本病属“伏邪”致病，为寒饮内伏太阴，当外有寒邪而内外感召，则容易出现鼻炎的急性发作，所以我们的治疗策略就是“治未病”。在未发鼻炎之时，给予小青龙汤祛“伏饮”，加用过敏煎的目的是开厥阴少阳之表里，透邪外出。厥阴也有奔豚，加过敏煎同时也是防止厥阴奔豚的出现，当然小青龙汤也可以合用真武汤，以防少阴奔豚发作。

病案六　小腿发软、气窜案

靳某，女，53岁。2021年7月20日初诊。患者反复小腿发软、胁肋部气窜2年，期间反复多次于他处治疗，但病情仍反复发作。现自觉胁肋部有气窜感，夜间小腿发软症状显著，口干欲饮、口苦，饮水较少时解小便有疼痛感，大便质较干，纳食尚可，日间嗜睡。查体见患者腰腹部有脂肪堆积。拟用加味肾着汤：

茯苓30g	白术30g	甘草6g	干姜9g
苍术12g	附片12g	狗脊10g	续断10g
桑寄生10g	牛膝10g	杜仲10g	北柴胡24g
黄芩10g	巴戟天30g	牡蛎30g	青皮15g

7剂，水煎服，日一剂。

二诊（2021年8月3日）：诉小腿发软明显改善，胁肋部气窜感减轻。

处方：上方加鹿角胶、茴香7剂。

三诊（2021年8月30日）：自诉气窜症状进一步改善。

处方：续方加葛根 7 剂。

【学生按语】

本案患者以小腿酸软、胁肋部气窜为主症，与《金匮要略》中所描述的肾着汤证的症状似乎无太大的相关性，为何此处却用了肾着汤治疗？

首先，肾着汤的针对的病邪是寒湿，寒湿侵袭腰府，则腰部冷重。这里患者虽然没有明显的腰部症状，但观察患者体胖，腰间脂肪堆积，也属于水湿停于腰腹的表现；而腰为肾之府，寒湿聚于此处，则会出现腰膝酸软疼痛。再从肾着汤的药物组成来分析，从六经属性来看，此方为太阴病的用方。以方测证，此病应当是太阴病寒湿之邪聚集，影响中焦正常运化水湿，则水湿聚于腰府为病。

此外，方中还加入了狗脊、桑寄生、续断等补益肝肾的药物；又因水液的代谢与三焦是密不可分的，所以方中有柴胡、黄芩，取小柴胡汤之意，开少阳三焦之枢，使得水道畅通，如此水湿之邪就得以外出。从复诊情况来看，患者症状也得到明显改善，说明此方的效果是明显的。

肾着汤，即干姜苓术汤，出自《金匮要略·五脏风寒积聚病脉证并治》："肾着之病，其人身体重，腰中冷，如坐水中，形如水状，反不渴，小便自利，饮食如故，病属下焦，身劳汗出，衣里冷湿，久久得之，腰以下冷痛，腰重如带五千钱，甘姜苓术汤主之。"从六经辨证来看，此方主治太阴寒湿之证。

【教师批语】

《金匮要略·五脏风寒积聚病脉证并治》论肾着病"其人身体重，腰中冷……病属下焦，身劳汗出……久久得之，腰以下冷痛，腹重如带去五千钱，甘姜苓术汤主之"。甘姜苓术汤即本例中使用的肾着汤。从条文中我们看出，肾着汤的基本病机是寒湿外袭，从六经辨证而论，本病病位在太阴，因寒湿日久藏于带脉，其循行之处腰为肾之府，所以肾着汤的病机实为太阴寒湿聚于带脉，继而可出现带下、腰膝酸软等症状。故在临床上，我常以此为底方，加用续断、牛膝等补肾之品，脾肾同治。加小柴胡汤的意义在于打通三焦，以利水湿外透，加用牡蛎、青皮为缓解胁肋部气窜之专药。二诊加鹿角胶、茴香为通督补肾之品，对于缓解下肢酸软起到一定作用。

病案七　奔豚气病案

田某，女，43岁。2021年6月15日初诊。患者反复胸闷、气短、心悸2个月。诉2个多月前，受惊吓后出现胸闷、气短、手脚麻木，于多处就诊后未见明显改善，遂于我处就诊。现诉胸闷、心悸、气短，平时易出汗，恐惧时自觉有气往胸部、背部上冲，全身乏力，饮食差，舌质淡，苔微滑。拟用苓桂甘枣汤：

桂枝12g	茯苓30g	炙甘草6g	牡蛎30g
大枣10g	龙骨30g	浮小麦20g	

7剂，水煎服，日一剂。

二诊（2021年6月21日）：诸症好转，汗出减少，现偶感心慌不适。续用苓桂甘枣汤加郁金。

随访：15剂后，患者自觉有气往胸部、背部上冲症状基本消失，无胸闷、乏力等症状。

【学生按语】

本案患者以自觉有气往胸部、背部上冲以及全身乏力为主要特点，中医辨病为奔豚。奔豚之意，即水气上冲，顶胸抬肺，临床上可表现为胸闷心悸、憋闷窒息等症状。病机主要责之于心阳不足，《黄帝内经》云“汗为心之液”，汗出太过，阴损及阳，则现心阳不足；心阳不足，无以下温肾水，则肾水过寒；肾气夹水上冲，水气相搏于脐下，欲作奔豚。故本病的治疗应温心阳、伐肾水，平冲降逆，奔豚乃治。

苓桂甘枣汤，见于《伤寒论·辨太阳病脉证并治》篇第65条：“发汗后，其人脐下悸者，欲作奔豚，茯苓桂枝甘草大枣汤主之。”亦见于《金匮要略·奔豚气病脉证治》篇第4条：“发汗后，脐下悸者，欲作奔豚，茯苓桂枝甘草大枣汤主之。”

苓桂甘枣汤属于苓桂类方剂，可治疗气上冲所致的多种疑难杂症，对于心脏神经官能症及眩晕、心悸等疾病都有显著疗效。

【教师批语】

苓桂甘枣汤出自《金匮要略·奔豚气病脉证治》，原文是：“发汗后，其人心下悸者，欲作奔豚，茯苓桂枝甘草大枣汤主之。”“发汗后”通常指用了小青龙汤一类拔肾根之剂，常见如麻黄等药，发汗过多导致肾水上逆，冲出脐下，即文中所言“欲作奔豚”。方中重用茯苓半斤主伐肾水，桂枝四两温心阳、平冲降逆。

此案中为何不用苓桂术甘汤而用苓桂甘枣汤？区别在于苓桂术甘汤证表现为汗后心阳已虚，气夹水饮而上，水饮停胃，则心下逆满，痰饮上蒙清窍，则目眩；水饮漫于四肢，则身振振摇。故方中以茯苓、白术加大健脾利水之效。而苓桂甘枣汤证主要表现为汗后心阳已虚，水饮逆上，与气搏结于脐下，方中茯苓为伐肾水，提前截断水饮上犯。此外，在《本草求真》中有“肾间动气筑筑忌用白术”的古训，这也是本案不用白术的重要原因之一。

病案八　慢性荨麻疹案

王某，女，47岁，于2022年3月18日就诊。患者诉10年前无明显诱因出现全身散在多发红色丘疹，疹部皮肤发红，反复发作，在多家医院诊断为慢性荨麻疹。口服氯雷他定等抗过敏药物可缓解。近3年来口服上述药物逐渐无效，每次发作需使用糖皮质激素方可缓解，病情愈发严重。其间曾因喉头水肿经急诊抢救一次，后已康复。反复出现尿路感染及霉菌性阴道炎，长期自行服用匹多莫德等药物，仍控制不佳。症状常年存在，时轻时重。平素不能接受阳光直射，常年衣帽裹体。1年前上述症状经静脉滴注地塞米松无效，后自行停止所有西药治疗，症状发作程度反而减轻，但仍有间断发作。1个月前因接触花粉病情再次加重，全身散在多发红色丘疹，疹部皮肤发红，颜面部及上半身严重，局部皮温增高，瘙痒明显，以夜间为甚，抓后皮下有瘀点，常因冷热刺激、情绪激动而加重。伴腹部畏寒，饮冷水后腹部不适加重。潮热汗出，口干舌燥。失眠，心烦，纳差，大便稀溏，小便可。lmp 2月21日，月经量少，色暗，行经期2天，轻微痛经，经期腰腹寒冷，出疹症状每于行经前加重。舌红，苔厚腻，脉沉细。拟用温经汤加减：

吴茱萸6g	当归10g	白芍20g	川芎6g
桂枝10g	牡丹皮10g	生姜6g	甘草6g
麦冬15g	法半夏10g	龟甲胶10g	牛膝20g
防风10g	地肤子15g	浮萍10g	苍术15g
广藿香20g	党参10g		

7剂，水煎服，日一剂。

随访：患者服药后皮疹及瘙痒消失，续方服用3周，随访至3个月后皮疹未发作。

【学生按语】

患者临近经期出现皮疹，有反复发作病史，目前西医诊断为慢性荨麻疹，中医诊断为隐疹是明确的。该患者的发病特点有以下几项：①与月经相关。②患者有更年期症状。③患者舌苔微厚腻。综合以上特点，考虑患者病机为冲任不调、血虚风燥，所以选用温经汤为主方治疗。方中用四物汤取“治风先治血，血行风自灭”之意，用藿香、苍术、防风兼治湿热夹风。方中所含的麦门冬汤主降，川芎、桂枝主升，共以调理升降；此外加入牛膝，引火下行，也有与桂枝共调升降之意。正所谓“升降相随”，可促进一气周流，患者在气机通畅的前提下，气血阴阳寒热之间相互协调融合，最终达到阴平阳秘而病愈。

【教师批语】

此患者苦于患慢性荨麻疹多年，既往服用中、西药控制欠佳，近年来无论寒热等刺激均可加重，病机复杂。结合患者病情加重多在月经前，且有腹部畏寒、惧冷，夜间发作为甚的特点，故从三阴病诊治。慢性荨麻疹多因血虚风燥而起，但该患者还有下焦寒凝，整体呈上热下寒的态势。

温经汤在《金匮要略》多篇中均有涉及如“妇人杂病脉证并治”云：“妇人年五十所……暮即发热，少腹里急，腹满，手掌烦热，唇口干燥。”文中所述温经汤主要针对的是厥阴瘀血所致的病症。其可温经养血，散寒祛瘀，临床中常广泛运用于不孕症、崩漏、闭经等。然方中含当归四逆汤、胶艾汤、麦门冬汤及吴茱萸汤等，所以温经汤所宜病机既有血虚，又有血瘀，还有血燥津枯；既有下冷之寒，又有上火之热。从方意来看，治疗范围不仅包括妇科寒凝血瘀证，也能用于治疗相关病机引起的燥热之邪伤及肺卫之病，是故可用于治疗寒热错杂之隐疹，还可用于治疗更年期支气管扩张、更年期血虚头痛等。

病案九　风水伴喘案

患者申某，女，77 岁，2022 年 3 月 3 日初诊。患者诉面部浮肿数月，头昏，眼泪汪汪，活动后喘累，双下肢轻度水肿，于外院住院治疗后仍反复发作，纳眠可，二便调。舌质淡，苔黄腻，寸脉浮，尺脉弱。既往有糖尿病史 10 年，现服 3 种西药控制血糖。拟用小柴胡汤合真武汤、越婢汤：

柴胡 24g	黄芩 10g	生姜 6g	大枣 10g
姜半夏 12g	甘草 6g	党参 10g	附片 12g
茯苓 30g	白术 12g	白芍 15g	桂枝 15g
麻黄 15g	石膏 20g	黄芪 60g	知母 10g

7 剂，水煎服，日一剂。

二诊：患者服药后面部浮肿明显改善，仍旧流眼泪，活动后喘累较前改善显著，双下肢轻度水肿，纳眠可，饮食可。舌质淡，苔黄腻，寸脉浮，尺脉弱。

处方：上方续方 7 剂。

三诊：患者诉面部浮肿消失，双下肢无水肿，活动后喘累进一步好转，小便量多，伴见大量泡沫，纳眠尚可，舌淡苔白腻，寸脉浮，尺脉弱。拟用小柴胡汤合真武汤：

柴胡 24g	黄芩 10g	生姜 6g	大枣 10g
姜半夏 12g	甘草 6g	党参 10g	附片 12g
茯苓 30g	白芍 15g	桂枝 15g	玄参 15g
地黄 15g			

7剂，水煎服，日一剂。

随访：面部浮肿消失，双下肢无水肿，喘累症状基本消失。

【学生按语】

患者有糖尿病史10余年，病久损伤肾阳，阳虚寒盛，制水无权，导致水气不化，泛溢为患。水泛肌表，则见面部浮肿，眼泪汪汪，饮停胸中，故见活动后喘累，其病机为肾阳虚衰，三焦气化不利，水邪泛溢所致，故可用真武汤温补肾阳，化气行水，真武汤中的白芍也有防止利水过度的作用。患者舌苔黄腻，伴见口干、口渴，可见内有郁热，故可加用越婢汤利水，兼清郁热。方中桂枝与麻黄同用，可发汗，使水饮从汗而走；二诊患者面部浮肿较前明显缓解，故继用前方。本病以三焦气化不利，致水饮泛溢，手少阳三焦经从手入胸中，胸中是小柴胡汤的主治范围所在；且小柴胡汤能通调三焦气道、水道，所以以小柴胡汤作为底方开通三焦；加用真武汤温肾利水，共奏温补肾阳、通调三焦气道及水道之功。

【教师批语】

《金匮要略·水气病脉证并治》云："风水，恶风，一身悉肿，脉浮不渴，续自汗出，无大热，越婢汤主之。"本条论述的是风水挟热的论治，由于风邪袭于肌表，故恶风；肺治节不利，决渎失司，水溢皮肤，故一身悉肿；风客于表，气血向外，故脉浮；病在表，故不渴；风性疏泄，汗出则阳郁不甚，故无大热。治以越婢汤，发散风湿，清解郁热。方中麻黄、生姜发越阳气，宣散水湿；石膏清郁热；甘草、大枣调和脾胃荣卫；恶风者为卫阳虚，则加附子以温之；风水加白术补脾以化湿。

本案患者主要表现为面部及双下肢肿，在当地医院经相关检查排除肾炎相关性疾病。水肿为中医病名，其病机多与肺、脾、肾相关，同时三焦为气道、水道，所以水肿还与三焦阻滞、水饮代谢失常相关。我在临床中常以小柴胡汤通调三焦水道，越婢汤通水之上源（肺），真武汤行水之下源（肾与膀胱），取得较好疗效。

病案十　内寒外饮咳嗽案

雷某，女，40岁，2022年7月4日初诊。患者2个月前开始自觉吸入冷空气后出现咳嗽，咯少量白痰，伴胸闷气短，余无不适。于外院诊断为咳嗽变异性哮喘，予吸入舒利迭、口服盐酸氨茶碱片后症状稍有改善，但不能停药。服药期间仍有反复发作性咳嗽、咳痰，伴胸闷气短。刻下面色萎黄，形体适中，舌质淡，苔白，舌边有齿痕，脉弦滑。拟用小青龙汤加减：

干姜 6g	细辛 6g	肉桂 10g	醋五味子 6g
炙甘草 6g	姜半夏 15g	炒莱菔子 15g	炒紫苏子 15g
生石膏 20g	苦杏仁 15g	炒葶苈子 15g	茯苓 20g

7剂，水煎服，日一剂。

二诊：患者自诉胸闷明显好转，咳嗽症状改善，停用舒利迭，间断服用氨茶碱片，述偶有口干、口苦。拟方如下：

干姜 6g	炙甘草 6g	焯苦杏仁 15g	酒黄芩 10g
细辛 6g	天花粉 15g	炒葶苈子 15g	肉桂 10g
炒莱菔子 15g	茯苓 30g	醋五味子 6g	紫苏子 15g
北柴胡 20g			

7剂，水煎服，日一剂

三诊：患者胸闷已除，咳嗽基本消失，咽中有少量黏痰。停用氨茶碱，前方加浙贝母15g，栝楼皮15g，桔梗15g，地龙15g。7剂。

【学生按语】

患者经西医诊断为咳嗽变异性哮喘，予吸入激素等相关治疗后症状改善，但仍有反复，为求摆脱西药依赖，寻求中医治疗。初诊时患者以发作性咳嗽为主要症状，诱发因素为冷空气，伴胸闷气短、咳白痰，此为外感风寒、内有水饮的典型表现。患者素有水饮内停，外有风寒袭表，内外感召而肺失清肃，故见咳嗽、胸闷、咳白痰。治疗上以小青龙汤为底方，加紫苏子、莱菔子、葶苈子祛痰，茯苓健脾化痰以杜生痰之源。二诊患者症状好转大半，乃顺势跟进，加用柴、芩仿小柴胡之意，开通三焦气道、水道。

【教师批语】

小青龙汤常用于临床所见哮喘、过敏性鼻炎、慢性阻塞性肺疾病等属“外寒内饮证”者，选方依据大致可归纳为以下几点：①听音，即听咳嗽声音，患者咳嗽大多声音重浊。②辨色，患者咳痰清稀色白，苔白滑。③辨时，多有遇冷史，晨起或夜间加重。患者主要表现为吸入冷空气后出现咳嗽、喘息、胸闷，在西医院诊断为咳嗽变异性哮喘，予舒迭利吸入后好转，但仍有间歇性发作，在中医介入前不能停用吸入药物。中医认为本病为伏邪致病，外寒感召内饮，常反复发作为本病特点。治疗上，我常选用小青龙汤。如痰饮较重，则合用三子养亲汤；若伴有伏热，则加用石膏。

经方学生心得示例

学生心得一　以乌梅丸为例，探讨和法的双向治疗作用

《伤寒论》为东汉张仲景所著的汉医经典著作，是一部阐述外感热病治疗规律的专著。其中对和法的论述，体现于六经辨证之理、法、方、药中。仲景和法之确立，以调和为基础，以和为法度，进行调和机体之阴阳表里、营卫气血、寒热虚实，使人体机能处于阴阳动态平衡之正常生理状态。《伤寒论》中的乌梅丸寒温并用，体现了治疗厥阴病的和法原则；桂枝汤调和营卫，体现的是治疗太阳病的和法；小柴胡汤疏通三焦，体现的是治疗少阳病的和法；半夏泻心汤，辛开苦降，体现的是治疗太阴阳明合病的和法。这些体现和法的方剂常可合方使用，解决临床中的疑难问题。本文以乌梅丸为例，探讨和法的双向治疗作用。

乌梅丸见于《伤寒论·辨厥阴病脉证并治》和《金匮要略·趺蹶手指臂肿转筋阴狐疝蛔虫病脉证治》，为治疗厥阴病的主方。其主治出自原文："厥阴之为病，消渴，气上撞心，心中疼热，饥而不欲食，食则吐蛔，下之利不止，乌梅丸主之。"又云："蛔厥者，乌梅丸主之，又主久痢。"后人对其临床证治的理解易拘于蛔厥、下利，而临床上乌梅丸不仅可治疗久利，亦可治疗便秘，具有双向调节作用。这体现了治疗厥阴病的和法原则。具体表现如下：

1. 厥阴病的寒热错杂与下利、便秘的症候演变关系

厥阴病出现便秘、下利等相反症状，原因当责之于厥阴经寒热错杂的生理、病理特点。厥阴病寒热错杂的寒与热是相互牵制的，虽有消渴之候，不可误认为阳明实热而错投清泻之剂。既然出现消渴、饮水自救的症状，无疑表明了机体阴虚有热的证候特点，阴液处于相对不足的状态。肠道失于津液的濡润，便会出现大便秘结。至于寒热错杂，多理解为胃热肠寒。厥阴病的关键是膈下已隐伏着无形之寒。此处之寒，一是寒在脾胃；二是寒在肠间；三是寒在少阴肾，因肾寒而四肢厥冷。寒在肠胃，可能出现寒凝，津液代谢失常，水湿不运，湿盛则濡泻，出现下利的症状；亦或寒凝气滞，肠道失于蠕动，阳气虚弱，推动无力，导致糟粕停留肠道，形成大便秘结。

2. 乌梅丸组方分析

该方具有寒温并用、酸甘生津、补泻兼施、升降脾胃、调和阴阳的特点，其方药组成主要涵盖了大建中汤、四逆汤等温中下焦的方剂，补阳同时又通阳。故在治疗脾胃病中因寒热错杂、阴阳两虚而引起的便秘、泄泻时，应用乌梅丸以调和寒热、通畅气机，邪去则正安。

乌梅丸这种既可止利、又可通便的双向调节作用，与厥阴病本身特点具有很大的关系。厥阴病寒热错杂，可出现偏于寒或偏于热两种不同的转归，必然会影响到相应表现的寒热两端，或下利，或便秘。在经方临证中，这种和法双向调节的情况不是个例，如桂枝汤调和阴阳，既可发汗解表，治疗太阳中风证；又可以用于固表止汗，用于更年期盗汗的治疗。中医治病，贵在审证求因，审因论治，病证千变万化而病机不离其宗，便可异病同治。

通过以上论述，可以看出乌梅丸实为和解剂，其和解的关键在于恢复气机的有序升降、机体的阴阳和合。无论是从体质的角度，还是方证对应的角度，我们都不应拘于单方单证，应不断探究经方的核心病机，在临床实践中掌握和法的双向调节作用。

【教师评语】

乌梅丸属《伤寒论》治疗厥阴病的主方，从条文中看出本方可用于“消渴”及“下利”的治疗。从本方组成结构看来，可以调阴阳、调寒热、调表里、调升降。学生以乌梅丸治疗下利与便秘交替的事实，说明本方实有双向调节作用，这里也可简单地理解为热偏重则便秘、寒偏重则下利。所以本方亦可拓展运用于心律失常中的快慢综合征、神经内分泌系统中的失眠与嗜睡的治疗。

学生心得二　从病、证、症结合探讨肺结节的诊治规律心得

肺结节被认为是慢性肉芽肿病在肺部的表现，其发病隐匿，其诊断主要依据胸部影像学检查，其临床症状多以咳嗽、胸痛、胸闷为主，但大部分患者也可无明显症状。因其存在一定的癌变可能，目前受到医患双方的高度重视。中医将其归纳为“息贲”“肺积”等范畴，认为其成因与外感六淫邪气、内伤饮食、情志不畅、先天禀赋不足等相关。因肺结节属于癌前病变，因此需要早期干预，发挥中医治未病特色，又因其大部分患者缺乏临床症状，治疗上则需思考如何病、症、证结合。

1. 何谓病、症、证

病，是指疾病，即由于内外之邪作用于人体，破坏了人

体动态平衡而产生特殊的本质变化，构成不同的病机及有规律的演变过程，具体表现出若干固定的症状及相应的证候。病的根本矛盾贯穿证、症演变的始终，是证、症总体的归纳和全局的表达结果。

症，是指症状，是患者体内病变的具体表现，包括了患者自身感觉到的不适及客观的外在表现，是疾病和证候的外在标识。

证，又称证候，属中医术语范畴，是疾病演变过程不同阶段的本质反映，是疾病不同阶段总结表现的抽象归纳。

2. 从病、症、证看待肺结节

肺结节的核心病机为正气亏虚、痰瘀互结，其病的形成是因为外感六淫邪毒，或饮食失宜，或先天不足，导致正气亏虚，邪气伏留于肺，日久则痰湿瘀毒丛生，逐渐入血分，形成肺结节。痰瘀阻塞气道，则出现咳嗽、咳痰；气机、血络不通，则出现胸部闷痛不适；若化热灼烧脉络，更可出现咳血等症，甚至渐成癌毒。吾师认为临床上依据影像学动态变化，肺结节可分为进展期与静止期。在进展期正不胜邪或正邪相争剧烈，患者多出现明显的临床症状，此时主要以痰凝血瘀证为主；在静止期，正邪相持或者正邪不争，患者可无任何临床表现，医者处于无证可辨的尴尬处境。对于肺结节的治疗，一是要面对进展期的有病有证，二是要面对静止期的有病无证，三是因为干预目标在于防其成毒癌变，因此要注意治未病思想的运用。

3. 如何论治肺结节

（1）静止期：静止期肺结节大多无证可辨，目前中医界多采用体质辨证，研究认为阴虚质、气虚质、阳虚质等为结节好发体质，可以采用体质干预。吾师则认为静止期肺结节的治疗重在运用治未病思想，其目标是防邪成毒，转邪外出，可以运用伤寒六经思维辨治肺结节。肺结节随其病程进展邪入三阴，结节方成。静止期肺结节主要病在太阴，太阴脾虚是正邪不争的主要原因，而少阳既为三阳之枢，在肺结节由阳入阴的过程中扮演枢机角色。又因少阳为脾胃之枢，太阴功能的运转也依赖少阳的转枢，因此治疗静止期肺结节的重点应在少阳、太阴的环节截断病程。临床上吾师用柴胡桂姜汤为底方，太阴少阳同治，并在此基础上随症加减，对于一部分肺结节患者取得较好的疗效。

（2）进展期：进展期肺结节多因感触外邪，引动伏邪，其痰瘀互结更甚，可见咳嗽、胸闷、胸痛等症状，在影像学上表现为结节增大。此时治疗目标是以改善症状为主，兼以截断病程或延迟其成毒时间，吾师选用柴胡桂枝汤和半夏厚朴汤为底方，并在此基础上随症加减，控制症状后再转原方继续治疗。

肺结节日益受到医疗界的关注，中医论治方法尚不统一，但总体不离脏腑辨证、气血津液辨证、体质辨证。吾师依据临床观察结合中医经典，将其分为静止期与进展期，治疗过程中贯彻治未病思想，对静止期有病无症者采用六经辨证，选在太阴少阳截断病程，对活动期有病有症者则辨证采取化痰散结消瘀治疗的同时，继续辅以开少阳、调太阴之法，防病邪成毒。这种思路对我们治疗其他癌前病变也有重要的启发。

【教师评语】

对肺结节的干预，亦属于重大慢性疾病早期防治的研究领域。中医药在这方面应该存在潜在优势，从六经截断病程，防止肺结节进一步恶化发展，属于“中医治未病”研究领域。目前中医治疗肺结节大多根据脏腑辨证，以活血化瘀祛痰为思路拟方。但对于大多数医生来说，由于影响辨证的不确定性因素较多，且大部分肺结节患者无症状可辨，因而脏腑辨证之法难以推广。如果从伤寒六经辨证角度来认识本病，可起到化简驭繁的效果。

我在临证中反复观察，发现本病当属本虚标实之证，肺结节的形成和转化与少阳有重要的联系。少阳是三焦枢纽，体内气、津、液经过三焦循环，才能完成正常新陈代谢。少阳亦是为表里之门户，外邪从太阳侵入，或经少阳热化入阳明之里，使疾病呈急性加重趋势，或经少阳湿化入太阴而呈慢性迁延，最终形成痰瘀互结的结局。因此本病治疗可从少阳截断病势，使三焦通畅，使疾病既免于热化急性加重，又免于湿化迁延病程。

学生心得三　从六经辨证探讨慢性萎缩性胃炎治疗策略

1. 概述

现代研究表明，慢性胃炎的转归包括逆转、持续稳定和病变加重状态，医学界广泛认可病理学家 Pelayo Correa 提出的“浅表性胃炎 – 萎缩性胃炎 – 肠上皮化生 – 异型增生 – 胃癌”这一假说为发病模式。慢性萎缩性胃炎是一种癌前病变，如果不加以干预，任其发展，胃癌是其不可避免的转归，严重影响患者后期生活的质量。而中医治未病有三个原则：未病先防，已病防变，愈后防复。多数医家认为，慢性萎缩性胃炎癌前病变的病因病机多以虚、瘀、毒为主，遵从“未病先防，既病防变”的思想，以整体观念的辨证论治为核心，均取得良好疗效。在我跟师学习的过程中，吾师以

"开太阴以调理免疫力"为诊疗思想，临床中也取得了较好的疗效。

2. 开太阴以调理免疫力

（1）治疗慢性萎缩性胃炎为何要"开太阴"：中医没有慢性萎缩性胃炎的病名，以其胃脘部疼痛、胀满为主要临床表现，可归属于中医"胃痞""虚痞""痞满""胃痛""心下痞""嘈杂""反酸""嗳气"等范畴。现代研究统计，该病的临床高频证型有脾胃虚弱证、胃络瘀血证、胃阴不足证，病位都在脾胃。《伤寒论》云："太阴之为病，腹满而吐，自利益甚，时腹自痛。"这符合慢性萎缩性胃炎的基本特点，故该病归属于太阴病的范畴，治当从太阴脾胃论治。

（2）开太阴如何调理免疫力：《金匮要略》提出："四季脾旺不受邪。"脾作为后天之本，对先天之本有补充、补给作用。《素问·玉机真脏论》提出："脾为孤脏，中央土以灌四旁。"脾位于人体中央，对各个脏器有灌溉、滋养作用。百病皆生于气，脾虚则运化功能受阻，气机升降不利，则易于生病。结合临床实际，脾虚患者的免疫系统功能普遍低下。主要表现为：①免疫器官重量（脾、胸腺指数）下降。②细胞免疫功能下降。T 细胞亚群研究提示：脾虚时 T 细胞总数、Th 细胞数目明显减少，Ts 细胞数目不变，但与总数相比相对增加。③体液免疫功能下降。血清中 IgA、IgG、IgM 降低，唾液 SIgA 水平明显低于正常。④非特异性免疫功能下降。其中 RBC–C3bR 花环率、RBC–IC 花环率明显低于正常，NK 细胞活性下降，TNF 明显升高。而通过健脾等方法治疗后，各免疫指标都能有所恢复。现代科学研究表明，中医脾胃功能在大脑及下丘脑、垂体的主导下，由神经–内分泌–免疫系统从中调节，其消化代谢产物可进行反馈，形成一个完整的系统。这对人体的生命活动至关重要。脾是人体最大的淋巴器官，具有储血、造血、清除衰老红细胞和进行免疫应答的功能。综上，不管是从中医“脾”的角度还是西医生理之脾角度来说，补养脾胃都能增强免疫力。

【教师评语】

开太阴是补脾、调中焦之意，受《黄帝内经》“四季脾王不受邪”之启发。百病生于气，我们在临床上应一边补益脾气，一边调理气机升降。气机顺畅则代谢旺盛，则邪气不能内流。在临床中，应把西医的免疫概念与中医理论的脾气亏虚、升降不调联系起来。

学生心得四　当归四逆汤的运用心得

当归四逆汤源于汉代张仲景的《伤寒论》厥阴篇，原文为:“手足厥寒，脉细欲绝者，当归四逆汤主之。当归三两，桂枝三两（去皮），芍药三两，细辛三两，甘草二两（炙），通草二两，大枣二十五（擘）。上七味，以水八升，煮取三升，去滓，温服一升，日三服。”

“脉细欲绝”提示营血不足，血少无力鼓动，也说明寒气盛，寒性收引，故脉细微，甚者欲绝。

“手足”是人体的末端，属表，四肢百骸皆属于表。太阳少阴共主一身之表，太阳主阳之表，少阴主阴之表；当归四逆汤主治病证的病位在表，即四末；病性属寒，病态为虚，合为表虚寒，是少阴表证。

“凡厥者，阴阳之气不相顺接，便为厥。厥者，手足逆冷者是也”。“厥”者，寒也。从手足冷，到指头寒、手足厥寒、四肢厥逆，逐渐加重。

本方温经散寒，养血通脉，方用桂枝之辛温以温肝阳，细辛之辛以通肝阳，当归之辛以补肝阳，草、枣之甘以暖肝，白芍之酸以泻肝；复以通草之淡寒，利阴阳之气，开厥阴之络。当归四逆汤之所以不用附子、干姜者，是因为患者阴血虚微，恐重竭其阴也。凡伤寒手足厥冷、脉细欲厥者，此寒伤厥阴之经，但当温散其表，不可温其里。盖厥阴相火所寄，脏气本热，寒邪每多外伤于经，而少内伤于脏，故用桂枝以解其外邪，当归以和肝血，细辛以散寒，大枣以和营，通草以通阴阳，则表邪散而营卫行，手足温而脉自不厥矣。

临床上，所见“脉细欲绝者”或手足厥寒，均可使用当归四逆汤治疗。常用于妇科痛经、不孕、月经不调等，内科的痹证、癌病也可用之。

【教师评语】

当归四逆汤为桂枝汤化裁而来，从其中的药物组成来看，治法属于六经中三阴同治的范畴。当归四逆汤治疗血虚寒凝经脉的时候，可适当加入黄芪、附片等兼顾脾肾之药，往往收到更好的疗效。如果单用此方后，厥冷缓解不明显，可加用吴茱萸、生姜，从而经脏同治（经寒与脏寒）。

学生心得五　奔豚病诸方在临床上的运用心得

苓桂甘枣汤出自《金匮要略·奔豚气病脉证治》，原文为：“发汗后，脐下悸者，欲作奔豚，茯苓桂枝甘草大枣汤主之。茯苓桂枝甘草大枣汤方：茯苓半斤，甘草二两（炙），大枣十五枚，桂枝四两。”

因“汗为心之液”，发汗太过，阴损及阳，以致心阳不足；心阳不足，无以下温肾水，则肾水过寒；肾气夹水上冲，水气相搏于脐下，欲作奔豚。奔豚即水气上冲，顶胸抬肺，临床上可表现为胸闷心悸、憋闷窒息等症状。本条亦在《伤寒论》第65条出现，“发汗后”多见于麻黄发汗太过导致“拔肾根”；肾气（阴寒之气）夹水上行，水气搏于脐下，则欲作奔豚。其中桂枝温心阳，平冲降逆；重用茯苓伐肾水；“甘澜水”属于真水，不助水邪；甘草、大枣培土制水。

吾师强调临证中当细细体会奔豚治疗诸方的鉴别要点。①奔豚汤证属于肝气奔豚（血虚奔豚），肝郁克脾，临床上可表现寒热往来、腹痛、呕吐等症状，故奔豚汤为小柴胡汤去柴胡、加葛根，再加当归、芍药、川芎等入血分之药而成；②桂枝加桂汤证同属过汗导致心阳不足，肾气上逆，但未夹饮，发病位置更高，气上冲心，为已作奔豚。方中无茯苓，主以桂枝平冲降逆。③苓桂术甘汤证表现为汗后心阳已虚，气夹水饮而上，水饮停胃，则心下逆满，痰饮上蒙清窍，则目眩；水饮漫于四肢，则身振振摇。故方中茯苓、白术加大健脾利水之效。④苓桂甘枣汤表现为汗后，心阳已虚，水饮逆上，与气搏结于脐下。方中茯苓为伐肾水，提前截断水饮上犯。

【教师评语】

苓桂甘枣汤出自《金匮要略·奔豚气病脉证治》，原文为：“发汗后，脐下悸者，欲作奔豚，茯苓桂枝甘草大枣汤主之。”“发汗后”通常是用过小青龙汤一类拔肾根的方剂，或是麻黄类药物，发汗过多导致肾水上逆，冲出脐下，即文中所言“欲作奔豚”。方中重用茯苓半斤，主伐肾水；桂枝四两，温心阳、平冲降逆。为何不用白术？这是因为“肾间动气筑筑”忌用白术”的古训（《本草求真》），也是本方与苓桂术甘汤的差异之处。

学生心得六　习惯性便秘治疗心得

《伤寒论》第247条："趺阳脉浮而涩，浮则胃气强，涩则小便数，浮涩相搏，大便则难，其脾为约，麻子仁丸主之。"趺阳脉专候胃气强弱，趺阳脉浮而涩说明胃中有热而津血亏虚，小便数则消耗津液，浮涩相搏阳绝于里，大便则硬。古人云脾为胃行津液，故而胃强脾弱，成为脾约，用麻子仁丸治疗。

吾师认为"阳浮而阴弱"并非只是描述脉象这么简单，仲景在这里所指应当是一种病势，书中"阳微阴弦"也是此义。临床上桂枝汤的应用范围很广泛，绝非一个太阳中风能涵盖。凡是涉及阴阳不和之疾，桂枝汤皆可用，但前提就是要满足"阳浮而阴弱"的条件，在临床上往往体现为虚性疾病。"脉浮"为有热，阳气有余，"脉涩"为阴液不足。阴虚而有热是本证的基本病机表现。便秘是胃气生热之肠道表现。因阴阳不和，阳热有余，局限于胃肠，则胃气生热，脾不能为胃行其津液，大便就见干结。

关于桂枝汤的脉证与麻子仁丸有何异同，吾师认为两者病机都是阳浮而阴弱。《伤寒论》中述桂枝汤证脉浮，其病在表；麻仁丸证趺阳脉浮而涩，是胃肠阳热上浮而阴血不足。两者都有浮脉的表现，虽然仲景未说桂枝汤证有涩脉，但结合其病机也应常见。

临证时常见患者长期便秘，先干后溏，乃肝郁脾虚之象，可用桂枝汤调理体内气机，扶助太阴脾气，与麻子仁丸相合，润肠通便，清肠中郁火。肺与大肠相表里，桂枝汤还可开通肺气，促进肠道排便正常。

【教师评语】

桂枝汤治太阳又治太阴，《伤寒论》中有用桂枝加芍药汤以及桂枝加大黄汤来治疗太阴便秘。麻子仁丸为脾约专方，其组成为桂枝加厚朴杏子汤与小承气汤合方，所以也是太阴便秘的专方。太阴便秘的特点是数日不大便而无便意，所以我在临床上用其治疗慢性便秘，把两方合用，效果不错。桂枝汤与麻子仁丸合用，方小效宏，适用于儿童长期便秘。且从麻子仁丸的药物组成来看，有桂枝加厚朴杏子汤的基础在，主要治疗喘证。仔细分析，麻子仁丸其实为桂枝加厚朴杏子汤合小承气汤加减化裁而得。所以，按理说麻子仁丸也是可以治疗喘证的。麻子仁丸中加一味桂枝，通腑同时还可平喘，方效等同于宣白承气汤。